Kohlhammer
Urban Taschenbücher

Band 469

Thomas Köhler

Psychische Störungen

Symptomatologie, Erklärungsansätze, Therapie

2., überarbeitete und erweiterte Auflage

Verlag W. Kohlhammer

2., überarbeitete und erweiterte Auflage 2012

Gesamtherstellung:
W. Kohlhammer Druckerei GmbH + Co. KG, Stuttgart
Printed in Germany

ISBN 978-3-17-022037-9

Vorwort zur zweiten Auflage

Endlich, nach langer Zeit, ergibt sich die Gelegenheit zu einer überfälligen Bearbeitung und Aktualisierung. Zwar haben die diagnostisch-klassifikatorischen Systeme inzwischen keine Revision erfahren, und man hat auch nicht den Eindruck, dass die psychologische Theoriebildung und die therapeutischen Ansätze einschneidende Neuerungen erfuhren; bezüglich biologischer Grundlagen und insbesondere pharmakologischer Behandlung sind jedoch einige bemerkenswerte Fortschritte zu berichten, etwa was die therapeutischen Möglichkeiten bei funktionellen Sexualstörungen wie erektiler Dysfunktion und Ejaculatio praecox angeht.

Eine Revision hat dem Buch auch insofern gut getan, als einige Tabellen eingefügt wurden und das Layout professioneller gestaltet werden konnte. Im Sinne besserer Lesbarkeit wurde auch die Zahl der Quellenangaben im Text (nicht im Literaturverzeichnis) verringert und gerade hinsichtlich der biologischen Grundlagen nicht immer jeder Einzelbefund belegt; wer solche Belege sucht, kann im Wesentlichen auf mein Buch *Biologische Grundlagen psychischer Störungen* verwiesen werden.

Herrn Dr. Poensgen vom Kohlhammer-Verlag bin ich für eine mittlerweile mehr als ein Jahrzehnt umfassende angenehmste Zusammenarbeit verbunden, Frau Merkel für die wertvollen gestalterischen Veränderungen und Frau Campisi für das gründliche Lektorat. Wie immer, hat meine liebe Frau Carmen herzliche Anteilnahme an der Arbeit gezeigt.

Hamburg, im Juni 2011 — Thomas Köhler

Inhalt

1 Grundlagen

1.1 Definition, Diagnostik und Klassifikation psychischer Störungen

Hier Definitionen von „psychischer Störung" zu diskutieren, wäre wenig sinnvoll. Daher sei an dieser Stelle nur die Definition in ICD-10 (S. 23) angeführt: „klinisch erkennbarer Komplex von Symptomen oder Verhaltensauffälligkeiten", die „immer auf der individuellen und oft auch auf der Gruppen- oder sozialen Ebene mit Belastung und mit Beeinträchtigung von Funktionen verbunden sind". Hinzugefügt wird, dass „soziale Abweichungen oder soziale Konflikte allein, ohne persönliche Beeinträchtigungen" nicht als „psychische Störung im hier definierten Sinne" angesehen werden sollten. Zweifellos müssten einige der Begriffe genauer reflektiert werden (insbesondere: „Belastung" und „Beeinträchtigung von Funktionen"); der erforderliche Aufwand dürfte das zu erwartende Ergebnis nicht rechtfertigen. Dass solche Abgrenzungen historischen Korrekturen unterworfen sind, lässt sich wohl am deutlichsten an der Homosexualität zeigen, die in früheren diagnostisch-klassifikatorischen Systemen noch als Störung (beziehungsweise Krankheit) auftaucht, nicht aber in den aktuellen Ausgaben – wie sie bekanntlich auch aus dem Gesetzbuch als Straftat verschwunden ist. Diese historische Vorläufigkeit rechtfertigt jedoch nicht, den Versuch einer Beschreibung und Systematisierung psychischer Störungen ganz zu unterlassen. Im Gegensatz zu den (heute zunehmend weniger populären) Auffassungen der Anti-Psychiatrie wird im Weiteren davon ausgegangen, dass es bei allen erwähnten Schwierigkeiten prinzipiell möglich ist, Empfinden oder Verhalten von Personen einigermaßen verbindlich als gestört zu bezeichnen und dass mit dieser Zuschreibung *Erkenntnisgewinn* verbunden ist, der letztlich den Betroffenen zugutekommt; die Ansicht der sogenannten Labeling-Theorie, dass durch eine solche „Etikettierung" automatisch Schaden entstehe, ist schwer zu teilen; gleichwohl mag es sinnvoll sein, diese Möglichkeit gelegentlich zu überdenken.

Diagnosestellung einer psychischen Störung erfolgt in der Praxis zumeist durch die Befunderhebung im Gespräch; mittlerweile werden zunehmend strukturierte Interviews entwickelt, mit denen das Vorgehen systematischer erfolgen kann. Hinzu kommt die Anamnese (griech.: Rückerinnerung), die Erforschung der Vorgeschichte der jetzigen und eventuell früher durchgemachter psychischer Störungen; hier ist man oft auf die Hilfe anderer Personen angewiesen, insbesondere Angehöriger. Weitere Informationen können hilfreich sein, so die Familienanamnese (Erfassung psychischer Störungen in der Familie der Betroffenen) und Information über den körperlichen Status, insbesondere die mittels neuroradiologischer Untersuchungen (Computertomogramm [CT], Kernspintomographie [MRT], Positronenemissionstomographie) erhaltenen Befunde zu strukturellen oder funktionellen Besonderheiten von Hirnregionen. Zunehmend mehr eingesetzt werden auch psychodiagnostische Verfahren zur Erhebung der klinischen Symptomatik. Letztere lassen sich in Fremd- und Selbstbeurteilungsverfahren einteilen. Bei den ersteren, beispielsweise der Hamilton-Depressionsskala, befragt und beurteilt ein geschulter Beobachter den Patienten hinsichtlich verschiedener Symptome der betreffenden Störung (hier u. a. bezüglich Stimmung, Suizidneigung, Schlafstörungen) und protokolliert auf einer mehrstufigen Skala deren Ausprägung; die gefundenen Ausprägungen werden mit Zahlen versehen (gescort), die üblicherweise über alle Fragen (Items) zu einem Gesamtmaß der Depressivität summiert werden. Bei den Selbstbeurteilungsverfahren, zu denen etwa das Beck-Depressions-Inventar gehört, kreuzen die Patienten das Ausmaß ihrer Beschwerden an. Auch Persönlichkeitsfragebogen kommen zum Einsatz, meist jedoch nicht zur Diagnosestellung, sondern zu anderen Zwecken, z. B. zur Beurteilung der (prämorbiden) Persönlichkeit. Zu nennen sind schließlich auch Leistungstests, etwa Intelligenztests und speziellere neuropsychologische Untersuchungsverfahren.

Gleichwohl erfolgt die Diagnose einer Störung (und damit üblicherweise die Einleitung einer Behandlung) im Allg. allein aufgrund der klinischen Befunderhebung ohne Zuhilfenahme der genannten Verfahren; eine Ausnahme bildet lediglich die Intelligenzminderung (s. 9.2), deren Schweregrad anhand von Testergebnissen festgelegt wird. Jedoch wird für Forschungszwecke zunehmend der Einsatz standardisierter psychodiagnostischer Verfahren üblich, da angesichts der damit möglichen Quantifizierung der Symptomatik Verlauf und Wirksamkeit von Interventionen genauer betrachtet werden können.

Stellung einer Diagnose ist bekanntlich bei psychischen Störungen mit erheblich größeren Schwierigkeiten verbunden als bei organischen Erkrankungen. Die Übereinstimmung der Diagnosen, welche an denselben Personen von zwei unabhängigen Untersuchern gestellt werden (Objektivität oder Interrater-Reliabilität), wurde in älteren Studien vielfach niedrig gefunden; allerdings waren damals die Kriterien nur unzureichend festgelegt oder wurden nicht genügend berücksichtigt. Die neueren Ausgaben der klassifikatorisch-diagnostischen Systeme ICD (International Classification of Diseases) und DSM (Diagnostic and Statistical Manual of Mental Disorders) versuchen, diesen Schwierigkeiten durch die Angabe genauer Kriterien und Ausschlusskriterien (operationalisierte Diagnostik) Rechnung zu tragen; wie sich gezeigt hat, lässt sich dadurch die Interrater-Reliabilität deutlich verbessern. Es ist zu erwarten, dass mit zunehmendem Einsatz der Systeme die diagnostischen Kriterien weitere Präzisierung erfahren.

Auch die *Klassifikation psychischer Störungen* stellt größere Probleme als die organischer Erkrankungen und zeigt sich u. a. darin, dass die erwähnten diagnostisch-klassifikatorischen Systeme sehr gründlichen Veränderungen unterworfen wurden. Erfolgte die Gliederung früher weitgehend unter nosologischen Aspekten, wurden Störungen also weniger aufgrund von Ähnlichkeiten der Symptomatik als vielmehr angenommener Gemeinsamkeiten hinsichtlich Ursache (Ätiologie) und zugrunde liegender Prozesse (Pathogenese) zusammengefasst, zeichnen sich die neuesten Versionen durch einen deskriptiven, weitgehend atheoretischen Ansatz aus: Zusammenfassung der Störungsbilder erfolgt nun vornehmlich nach Ähnlichkeit der Einzelsymptome oder Symptomenkomplexe (Syndrome), auch wenn sie möglicherweise gänzlich verschiedene Entstehungsbedingungen aufweisen. So wird heute ein depressives Syndrom, unabhängig welche Vorstellung der Untersucher über die Entstehung hat, einheitlich in die Rubrik „affektive Störungen“ von ICD-10 eingeordnet, während es noch in der vorletzten Ausgabe dieses Klassifikationssystems entweder in die Gruppe der „affektiven Psychosen“ einzureihen war oder – unter der Annahme einer gänzlich anderen Entstehung – in die der „Neurosen“. Im ersten Fall wurde es damit in die Nähe zu anderen „Psychosen“, beispielsweise den schizophrenen, gerückt, im zweiten sah man eine Verwandtschaft zu neurotischen Störungen wie Zwangsneurose oder Phobien. Nicht zuletzt die mehr und mehr deutlich werdenden unterschiedlichen Genesevorstellungen psychischer Störungen in den einzelnen wissenschaftlichen Schulen legen eine zunächst syndromatologisch-deskriptive Zusammenfassung nahe.

1.2 Die diagnostisch-klassifikatorischen Systeme DSM-IV und ICD-10

Die gängigen diagnostisch-klassifikatorischen Systeme für psychische Störungen, DSM-IV und ICD-10, haben beide eine interessante Geschichte, die bei Davison, Neale und Hautzinger (2007, S. 58 ff.) dargestellt ist und das Verständnis ihres gegenwärtigen Aufbaus erleichtert. Die International Classification of Diseases der World Health Organisation (WHO) ist der Versuch, einheitliche Bezeichnungen und Diagnosekriterien für Krankheiten zu schaffen: Bemühungen, die in die Zeit vor dem 2. Weltkrieg reichen. Nachdem das Kapitel über psychische Störungen jedoch auf Widerstand einflussreicher amerikanischer Psychiater gestoßen war, veröffentlichte die American Psychiatric Association 1952 ein eigenes Manual, DSM-I (Diagnostic and Statistical Manual of Mental Disorders); diesem folgten weitere Ausgaben (DSM-II, DSM-III, DSM-III-R) und schließlich 1994 DSM-IV (hier zitiert als DSM-IV). Ähnliche Revisionen erfuhr die International Classification of Diseases, die einschließlich des Kapitels V über psychische Störungen nun in 10. Revision vorliegt; 1991 ist auch die deutsche Version der letzten Fassung dieses Kapitels erschienen, die in wiederholt korrigierter Neuauflage vorgelegt wurde (Dilling et al., 2010); etwas ungenau wird sie im Weiteren mit „ICD-10" bezeichnet. Die beiden konkurrierenden Klassifikationssysteme dürften noch für Jahrzehnte nebeneinander bestehen bleiben. In grober Näherung kann man konstatieren, dass sich in der europäischen Psychiatrie weitgehend ICD-10 durchgesetzt hat, in der amerikanischen DSM-IV bevorzugt wird. In Psychologenkreisen scheint weltweit eher DSM-IV favorisiert zu werden; man findet jedoch zunehmend die Tendenz, Störungen nach beiden Systemen gegenüberstellend zu klassifizieren. Dies ist in der Regel ohne große Schwierigkeiten und Zusatzerläuterungen möglich, da beide Systeme im Laufe ihrer Entwicklung den erwähnten Übergang von einer nosologischen (auf die Entstehungsbedingungen der Krankheit ausgerichteten) Betrachtungsweise zu einer stärker syndromatologischen vollzogen haben (also Bezeichnung und Gruppierung der Störungen weitgehend anhand der Symptome vornehmen). Auch die einzelnen Störungsbilder entsprechen sich, oft bei unterschiedlicher Namensgebung, weitgehend von der Definition her (etwa hinsichtlich Ein- und Ausschlusskriterien); die einzelnen Kategorien sind jedoch deutlich verschieden, so in DSM-IV zahlreicher.

Die Darstellung der psychischen Störungen in den folgenden Kapiteln orientiert sich an der handlicheren ICD-10; zuweilen schien es sinnvoll, zusätzlich kurz die Diagnostik und Klassifikation nach DSM-IV zu erwähnen. Beide seien knapp in ihrem Aufbau skizziert.

Das Diagnostic and Statistical Manual of Mental Disorders ist bereits seit seiner dritten Auflage durch eine multiaxiale Klassifikationsweise charakterisiert; das gestörte Verhalten einer Person soll also (möglichst) mehrdimensional, nämlich auf bis zu fünf Achsen, beschrieben werden. Achsen I und II sind Oberkategorien psychischer Störungen, wobei auf Achse I jene zu nennen sind, die in der Regel bei der Diagnostik zuerst auffallen, also im Allg. die Klinikeinweisung oder den therapeutischen

Kontakt begründen, z. B. eine affektive Störung; Achse I umfasst 15 Kategorien psychischer Störungen, etwa „Störungen im Zusammenhang mit psychotropen Substanzen", „Angststörungen", „Schizophrenie und andere psychotische Störungen" oder „Affektive Störungen", wobei Subkategorien möglich sind, im letzten Fall beispielsweise „Depressive Störungen" und „Bipolare Störungen" (welche dann weiter unterteilt werden). Störungen von Achse II sind solche längerer Dauer, die allein oft nicht zu Diagnose und Therapie führen würden, wie geistige Behinderungen oder Persönlichkeitsstörungen. So könnte eine Person, welche wegen Alkoholabhängigkeit eingewiesen wird, auf Achse I diese Diagnose erhalten, auf Achse II zusätzlich die einer Persönlichkeitsstörung (z. B. „antisoziale Persönlichkeit"). Auf Achse III sind körperliche Besonderheiten (wie Krankheiten) aufzuführen, die Bezug zu den psychischen Störungen haben, etwa ein alkoholbedingter Leberschaden; auf Achse IV sollen eventuelle psychosoziale Probleme genannt werden, welche in Zusammenhang mit den Störungen von Bedeutung sein könnten (etwa Trennung von der Partnerin); auf Achse V ist der Grad der sozialen und beruflichen Anpassung zu protokollieren. Die auf den letzten drei Achsen gegebenen Informationen gehen also weit über die eigentliche psychiatrische Diagnose hinaus, könnten aber therapeutische Hinweise geben. Die einzelnen Diagnosen sind, wie in ICD-10, mit Zahlen zu verschlüsseln, sodass im genannten Beispiel mit fünf Codenummern das Störungsbild in all seinen Aspekten wiedergegeben wäre.

In ICD-10 findet man keine Unterteilung in Achsen, sondern zehn Kategorien psychischer Störungen, die mit Ausnahme der beiden ersten („Organische, einschließlich symptomatischer psychischer Störungen" und „Psychische und Verhaltensstörungen durch psychotrope Substanzen") nicht nosologisch, sondern syndromatologisch ausgerichtet sind, sich also aufgrund des Erscheinungsbildes der in ihnen genannten Störungen definieren; eine Ausnahme bildet die letzte Kategorie „Verhaltens- und emotionale Störungen mit Beginn in der Kindheit und Jugend", in der Störungen in erster Linie aufgrund ihres frühen Erstmanifestationsalters zusammengefasst sind. Die Verschlüsselung geschieht durch Angabe des Buchstabens F (entsprechend dem Kapitel F für psychische Störungen), die Nummer der Kategorie, beispielsweise 3 für „Affektive Störungen“ und an weiteren Stellen die für die entsprechende Subkategorie, fakultativ weiterer für Schweregrad oder Begleitsymptomatik; so wäre mit F32.01 eine leichte depressive Episode mit „somatischem Syndrom“ kodiert. Die Vorgehensweise wird in den folgenden Kapiteln illustriert. Doppeldiagnosen durch Angabe zweier Codenummern, etwa zusätzlich für eine Persönlichkeitsstörung, sind möglich, werden jedoch nicht so herausgefordert wie im Achsensystem von DSM-IV.

1.3 Ansätze zur Erforschung psychischer Störungen

Frühe Theorien psychischer Störungen, so die Säftelehre des Hippokrates, Platons psychogenetische Theorie der Hysterie oder die dämonologischen Auffassungen des Mittelalters sind lediglich von historischem Interesse. Ansätze, die heute noch Einfluss auf die Theoriebildung haben, gehen auf die zweite Hälfte des 19. Jahrhunderts zurück. Dazu gehören im Wesentlichen die nosographischen Bemühungen Kraepelins und Charcots, weiter die Rückführung psychischer Symptomatik im Rahmen der Progressiven Paralyse auf den organischen Faktor einer Spirochäteninfektion, schließlich die erbbiologischen Degenerationstheorien der französischen Psychiatrie um J. M. Charcot. Bei letzterem und seinem Schüler Janet zeigen sich erste Ansätze psychologischer Herangehensweisen, so die Rückführung der Hysterie auf seelische Traumen, die Erforschung der Anlässe der Symptombildung in Hypnose sowie die Beseitigung der Symptome mittels hypnotischer Suggestion. Gleichwohl sind beide – anders als oft dargestellt – noch weit von eigentlichen psychogenetischen Theorien entfernt. Als Anlässe werden psychische Traumen in einer Reihe mit Infektionen, konsumierenden Erkrankungen und körperlichen Überforderungen genannt, welche eine Schwächung des Nervensystems mit dem Resultat hysterischer Symptomatik bewirkten.

Das erste systematische psychogenetische Modell psychischer Störungen wurde gegen Ende des 19. Jahrhunderts von Sigmund

Freud im Rahmen seiner psychoanalytischen Theorie formuliert (s. dazu Kap. 6). Er fasste zunächst die Symptome als Ersatzbildungen auf, die aus der Verdrängung eines sexuellen Missbrauchs in der Kindheit resultierten, sah sich jedoch bald genötigt, diese „Verführungstheorie" aufzugeben und die Symptomatik über das Wirken weitgehend unbewusster sexueller Wünsche zu erklären. Die *Psychoanalyse*, eine auf diesen Annahmen basierende rationale Therapie, besteht demzufolge in der Aufhebung der Verdrängung, der Bewusstmachung des Unbewussten durch Überwindung von Widerständen und stellt somit die Umkehr der Pathogenese dar. Freud ist eine hinsichtlich des Differenzierungsgrads nie mehr erreichte Krankheitslehre zu verdanken: Verschiedenen psychischen Störungen legte er unterschiedliche Genesemodelle zugrunde, vertrat dabei jedoch im Wesentlichen die grundsätzliche Annahme, dass die Störungsursprünge auf die frühe Kindheit zurückgingen und mit der Entwicklung der Sexualfunktionen zu tun hätten. In späteren psychoanalytischen Krankheitsmodellen, etwa den objekttheoretischen oder ichpsychologischen, rückt man mehr und mehr von dieser triebtheoretischen Betrachtungsweise ab und sieht die Ursachen vornehmlich in der defizitären Ausbildung von Beziehungen zu anderen Personen, insbesondere den Eltern. Anders als bei Freud ist das Interesse dort weniger auf die klassischen neurotischen Störungen wie Zwangsneurose, Hysterie oder Phobien gerichtet, sondern vielmehr auf die von Freud für psychoanalytisch untherapierbar erachteten narzisstischen Neurosen (etwa Schizophrenie) und die in der frühen Psychoanalyse wenig beachteten Persönlichkeitsstörungen. Auch die Therapie wandelt sich insofern, als die Aufhebung von Verdrängung relativ zur Durcharbeitung oft bewusster Konflikte und Verhaltensweisen in den Hintergrund tritt; die Behandlung ist häufig auch sehr viel direktiver als in der klassischen Psychoanalyse, schließt etwa Hilfe bei der Lebensgestaltung ein.

Nicht zuletzt der spekulative Charakter der psychoanalytischen Theoriebildung begünstigte die Entwicklung des *Behaviorismus*, der mit einer geringen Zahl von Annahmen, die auch tierexperimentell überprüft werden konnten, Verhaltensabweichungen zu erklären versuchte; berühmt ist der Versuch John

Watsons, eine Phobie durch gleichzeitige Präsentation eines neutralen Objekts mit einem unangenehmen Reiz *klassisch zu konditionieren* (s. 6.2). Später kam als behavioristisches Erklärungsprinzip das der Verstärkung hinzu, demzufolge sich gestörtes Verhalten als Konsequenz von Belohnung oder Bestrafung ausformen und aufrechterhalten sollte (*operante Konditionierung*). Aus diesen Annahmen abgeleitete Therapieverfahren strebten konsequent ein Rückgängigmachen der Lernprozesse an, etwa die Neuverknüpfung eines phobischen Stimulus mit einem nichtaversiven Eindruck (Gegenkonditionierung) oder die Aufhebung von Konsequenzen, die das gestörte Verhalten aufrechterhalten sollten.

Spätere *verhaltenstheoretische* oder *verhaltenstherapeutische* Modelle psychischer Störungen sind von den rein lerntheoretischen im Sinne des Behaviorismus weit entfernt und dürfen keineswegs mit ihnen gleichgesetzt werden. Insbesondere wird die Bedeutung von inneren Variablen wie Einstellungen, Erwartungen, Denkmustern für Genese und Aufrechterhaltung gestörten Verhaltens nachdrücklich anerkannt, während der Behaviorismus Watsons gerade den Versuch darstellte, Verhalten ohne solche mentalen Konstrukte zu erklären. Auch die Rolle biologischer, z. B. genetischer Faktoren, die im frühen, extrem milieutheoretisch ausgerichteten Behaviorismus ausgesprochen minimalisiert worden war, wird nun gewürdigt. Gleichzeitig hat sich der Charakter der Therapie von simplen mechanistischen Interventionen zu komplexeren Programmen wie Selbstbehauptungstrainings oder Üben sozialer Fertigkeiten gewandelt; auch werden nun nicht mehr Veränderungen ausschließlich von offenem Verhalten versucht, sondern ebenso von Einstellungen und Denkschemata (kognitive Verhaltenstherapie). Damit ist es aber auch schwieriger geworden, Verhaltenstherapie zu definieren und eindeutig von anderen Verfahren abzugrenzen.

Die *biologische Richtung* der Psychiatrie, die auf die weitgehend organischen Genesevorstellungen Kraepelins zurückgeht, erhielt eine beeindruckende Stützung, als es gelang, die Progressive Paralyse mit weitgehend psychischer Symptomatik (Größenwahn, Demenz) als Spätstadium der Syphilis nachzuweisen und auf eine Infektion mit dem Erreger Treponema pallidum zurückzuführen. Eine hirnorganische Genesetheorie psychischer Störungen liegt auch den psychochirurgischen Interventionen zugrunde, die – wenn auch unter Inkaufnahme ernster Nebenwirkungen – häufig das pathologische Verhalten (Halluzinationen, Zwangsverhalten, deviante Sexualpraktiken) im gewünschten Sinne beeinflussten. Die 1938 eingeführte Elektrokrampftherapie, die Induktion eines epileptischen Anfalls mittels kurzer Stromstöße, ist bei psychischen Störungen, speziell Depressionen, therapeutisch zweifellos erfolgreich; sie brachte aber wenig Grundlagenkenntnisse, da ihre Wirkweise bis heute nur bedingt geklärt ist.

Größter therapeutischer Fortschritt der biologischen Psychiatrie war zweifellos die Entwicklung wirksamer *Pharmaka*, so der Neuroleptika, der Antidepressiva, der phasenprophylaktischen Lithiumpräparate und der Tranquilizer, speziell jener vom Benzodiazepintyp. Nicht selten waren erste Entdeckungen einem Zufall zu verdanken. So wurde die neuroleptische Wirkung von Chlorpromazin 1952 bei der Suche nach Antihistaminika entdeckt und der stimmungsaufhellende Effekt der MAO-Hemmer bei der Behandlung mit Tuberkulostatika beobachtet. Auch die psychotrope Wirkung von Lithiumsalzen war eine Zufallsentdeckung. Trotzdem hat man heute sehr viel genauere Vorstellungen vom Wirkmechanismus dieser Pharmaka, die gleichzeitig Modelle der den psychischen Störungen zugrunde liegenden biochemischen Prozesse nahelegen, nämlich als Veränderungen der *Neurotransmission*: Verkürzt ausgedrückt, wird die elektrische Erregung einer Nervenzelle (eines Neurons) auf die nächste auf chemisch-physikalischem Weg übertragen; die erste Nervenzelle schüttet an ihren Enden *Transmitter* aus, die durch den synaptischen Spalt zum anschließenden Neuron diffundieren und sich dort an *Rezeptoren* anlagern. Diese Anlagerung verändert die elektrischen Eigenschaften der zweiten (postsynaptischen) Zellmembran, zumeist in Richtung Erregung (Depolarisation). Summieren sich die dort ausgelösten Veränderungen – sei es durch verstärktes Feuern oder durch gleichzeitige Impulse vieler anderer, angrenzender Neuronen –, so kann eine intensive Erregung der postsynaptischen Nervenzelle entstehen (Aktionspotential), welche sich nun längst der Zelle (genauer:

ihres Axons) fortpflanzt. Neben den erregenden Transmittern gibt es hemmende (wichtigster GABA), deren Ausschüttung eine Hyperpolarisation der postsynaptischen Nervenzelle bewirkt; diese neutralisiert die Wirkung erregender Transmitter zu gewissem Grade und wirkt so der Ausbildung eines Aktionspotentials entgegen, erschwert damit die Informationsübertragung. Nachdem jedes Neuron mit Tausenden anderer in Verbindung steht, ergeben sich komplizierte Formen von gegenseitiger Erregung und Hemmung. Die Grundlage der Symptomatik einiger Störungen wird nun darin gesehen, dass die Transmitterausschüttung oder Wirkung verändert ist, beispielsweise bei der Schizophrenie eine Dopaminüberaktivität angenommen wird, wahrscheinlich aufgrund erhöhter Rezeptorendichte an der postsynaptischen Membran (s. 4.2.7). Auch wenn diese Transmittertheorien im Laufe der Zeit im Detail Korrekturen erfahren werden, ist in jedem Fall mit ihnen eine höchst fruchtbare Betrachtungsweise – ein „Paradigma“, um den etwas überstrapazierten Begriff zu verwenden – geschaffen worden.

Während man früher erwartete, bei psychisch gestörten Personen spezifische strukturelle Hirnveränderungen nachweisen zu können (etwa vergrößerte oder verkleinerte Areale), mutmaßt man mittlerweile vornehmlich *funktionelle Abnormitäten* als biologische Äquivalente, etwa verstärkte oder verminderte Erregbarkeit einzelner Hirnregionen oder ihrer Verbindungen. So wird bei der in Abschnitt 6.4 besprochenen Basalganglienhypothese von Zwangsstörungen angenommen, dass der Symptomatik Überaktivität eines Funktionskreises zugrunde liegt, der u. a. die Basalganglien, den orbitofrontalen Kortex und den Gyrus cinguli umfasst. Wie die auf solchen Modellvorstellungen basierenden psychochirurgischen Eingriffe quantitativ eine sehr geringe Rolle als Interventionsmöglichkeit spielen, so treten diese funktionell-anatomischen Annahmen als Erklärungsansätze gegenüber den angenommenen synaptischen Veränderungen deutlich in den Hintergrund.

2 Demenzen

2.1 Vorbemerkungen; Allgemeines zur ICD-10-Kategorie F0

Die erste diagnostische Kategorie F0 in ICD-10 umfasst „psychische Krankheiten mit nachweisbarer Ätiologie in einer zerebralen Krankheit, einer Hirnverletzung oder einer anderen Schädigung, die zu einer Hirnfunktionsstörung führt" (ICD 10, S. 59). Zunächst wird dort die *Demenz* aufgeführt. Ein dem dementiellen Syndrom ähnliches, das *amnestische Syndrom*, wie es besonders als Folge chronischen Alkoholismus vorkommt, wird der Abgrenzung halber ebenfalls schon an dieser Stelle besprochen, in Kapitel 3 (Störungen im Zusammenhang mit der Einnahme psychotroper Substanzen) jedoch noch einmal kurz skizziert. *Delir*, obwohl ebenfalls unter F0 rubriziert, soll am Beispiel des Alkoholdelirs in 3.2.4 behandelt werden. Andere Störungen, die unter der ätiologisch-diagnostischen Kategorie F0 angeführt sind, nämlich diverse psychotische, affektive und ängstlich-zwanghafte Symptombilder mit ebenfalls nachweisbarer organischer Ursache, kommen in späteren Kapiteln zur Sprache. **Tabelle 2.1** gibt einen verkürzten Überblick über die unter F0 subsumierten Störungen.

2.2 Dementielles Syndrom und amnestisches Syndrom

Bei der *Demenz* handelt es sich um ein Syndrom, welches bei verschiedenen Krankheiten beobachtet wird. Insofern ist Demenz keine Diagnose. Ein Arzt, der einen Patienten mit dieser entlässt, hat seine Aufgaben nicht erfüllt. Auch die Feststellung einer „Altersdemenz" ist keine bemerkenswerte diagnostische

Leistung; hier muss zumindest zwischen den dabei wahrscheinlichsten Grundkrankheiten, der Alzheimer-Krankheit und der vaskulären Demenz, unterschieden werden. Beobachtet wird dieses Syndrom bei verschiedenen Krankheiten, die eines gemeinsam haben: Sie führen zu einer mehr oder weniger ausgeprägten Hirnatrophie mit Degeneration von Kortexzellen. Häufig finden sich neben dem dementiellen Syndrom andere, zumeist neurologische Symptome oder Störungen der Affekte, welche die Diagnosestellung üblicherweise erleichtern; die Demenzsymptomatik ist hingegen bei den verschiedenen Grundkrankheiten oft recht einheitlich.

Tab. 2.1: Amnestisches, dementielles und delirantes Syndrom (nach Köhler, 2005, S. 37)

Syndrom	Hauptcharakteristika	Vorkommen
amnestisches Syndrom (entspricht etwa F04)	– Beeinträchtigung der Speicherung von Neuem – teilweise auch Störung der Reproduktion alter Inhalte – Konfabulationen	– als Folge von chronischem Alkoholabusus (Korsakow-Syndrom) – auch von Barbituraten und anderen Sedativa
dementielles Syndrom (entspricht F00–F03)	– Gedächtnisstörungen wie bei amnestischem Syndrom – weitere kognitive Störungen (z. B. von Konzentration, Urteilsfähigkeit) – affektive Störungen	– Alzheimer-Krankheit – vaskuläre Demenz – bei Huntington-Krankheit – bei Parkinson-Krankheit – bei Pick-Krankheit – bei HIV-Infektion
delirantes Syndrom (F05)	– Bewusstseinsstörungen – Verkennungen der Realität – Halluzinationen, Wahn – Unruhe und Angst – vegetative Symptome	– Entzug von Alkohol, Benzodiazepinen und Barbituraten – Fieber – Einnahme bestimmter Medikamente und Drogen

Beim *dementiellen Syndrom* findet sich eine mehr oder große Anzahl von Beeinträchtigungen kognitiver Funktionen, die – anders als bei der Intelligenzminderung (s. 9.2) – sich zuvor auf normalem Niveau befunden haben. An erster Stelle stehen Störungen des Gedächtnisses; typischerweise zeigen sich zunächst

Beeinträchtigungen der Merkfähigkeit, also Defizite in der längerfristigen Speicherung neuen Materials; Eindrücke durchaus intensiver Natur werden wenig später vergessen; bei der Untersuchung kann der Ablauf des Tages, besonders wenn er vom Gewohnten abweicht, nur sehr unzulänglich wiedergegeben werden. Weniger beeinträchtigt ist hingegen das Erlernen neuer motorischer Abläufe. Das Immediatgedächtnis, die Fähigkeit zur unmittelbaren (nach Sekunden erfolgenden) Wiedergabe soeben erfolgter Eindrücke, etwa das kurzfristige Behalten von Telefonnummern, ist ebenfalls intakt. Gleichfalls, wenigstens zu Beginn der Erkrankung, nicht gestört ist die Wiedergabe von Eindrücken, die vor der Erkrankung gespeichert wurden, etwa Jugenderlebnissen; auch hier finden sich mit der Krankheitsdauer zunehmende Einschränkungen der Reproduktion; die häufig zu Beginn beobachteten Wortfindungsschwierigkeit lassen sich als beginnende Abrufstörungen interpretieren. Daneben sind andere kognitive Fähigkeiten wie Denk- und Urteilsvermögen, Konzentration und Aufmerksamkeit beeinträchtigt sowie die Verarbeitung neuer Informationen erschwert, besonders wenn diese gleichzeitig von verschiedenen Seiten vermittelt werden. Weiter finden sich Störungen im affektiven und motivationalen Bereich (u. a. Verlust emotionaler Kontrolle, oft Aggressivität, extremes Misstrauen bis hin zu paranoid-psychotischer Symptomatik). Jedoch sind, anders als beim Delir, die betroffenen Personen bewusstseinsklar; Störungen der Wahrnehmung im Sinne von Halluzinationen und Realitätsverkennungen werden bei Demenz (ohne gleichzeitiges delirantes Syndrom) nicht beobachtet.

Vom dementiellen ist das *amnestische* Syndrom (Korsakow-Syndrom) abzugrenzen, welches besonders als Folge von Alkoholabusus zu beobachten ist und vornehmlich eine Störung des Gedächtnisses, weniger der anderen kognitiven Funktionen und der Emotionalität, darstellt. Die sehr beliebte Diagnose „Alkoholdemenz" ist, obwohl es sie tatsächlich gibt, meistens unrichtig; typischerweise handelt es sich um ein amnestisches Syndrom, das andere pathologisch-anatomische Grundlagen hat (Veränderungen vornehmlich im Zwischenhirn, nicht im Hippocampus). Bei intaktem Immediatgedächtnis ist wie bei der Demenz die Fähigkeit, neues Material zu speichern, erheblich reduziert;

auch bei der Wiedergabe bereits länger gespeicherter Inhalte kann in zeitlich wechselnder Intensität eine Störung auftreten. Anders als beim dementiellen Syndrom findet sich hier eine Neigung, die Gedächtnislücken durch erfundene Sachverhalte zu kaschieren (Konfabulationen).

Die geschilderten dementiellen Syndrome bei verschiedenen Krankheiten sowie das amnestische Syndrom wurden und werden teils heute noch in psychiatrischen Lehrbüchern als organisches oder hirnorganisches Psychosyndrom zusammengefasst, eine Bezeichnung, welche angesichts ihrer Unbestimmtheit aufgegeben werden sollte. ICD-10 ordnet die Demenzen in die große Rubrik F0: „Organische, einschließlich symptomatischer psychischer Störungen" ein. Alzheimer-Demenz wird mit der Codenummer F00 verschlüsselt, vaskuläre Demenz mit F01, dementielle Syndrome im Rahmen anderer Erkrankungen mit F02 und einer weiteren Zahl für die jeweilige Grundkrankheit, so F02.0 für die Demenz bei Pick-Krankheit. Bei der Alzheimer- und der vaskulären Demenz gibt es Unterformen, etwa hinsichtlich des Verlaufs, die mittels einer weiteren Zahl zu kodieren sind. Dementielle Syndrome als Folge von Substanzmissbrauch wären hingegen in die Kategorie F1 (Psychische und Verhaltensstörungen durch psychotrope Substanzen) einzureihen.

Die Diagnosestellung geschieht vornehmlich anhand der Beeinträchtigung intellektueller Funktionen, speziell der Gedächtnisleistungen. Zuordnung zu den Unterformen erfolgt teils nach der Begleitsymptomatik, teils anhand der Anamnese und anderer Befunde (z. B. HIV-Nachweis). Die Diagnose Alzheimer-Krankheit ist oft erst posthum durch Autopsie mit Nachweis der vermehrten Plaques und der charakteristischen Alzheimerschen Fibrillen eindeutig zu sichern; nicht immer leicht gelingt klinisch die Abgrenzung gegenüber der vaskulären Demenz und der Pick-Krankheit (allgemeiner: der frontotemporalen Demenz).

Merke

► Demenz ist keine eigene Krankheit, sondern ein Syndrom mit unterschiedlichsten Ursachen. Demenz ist auch nicht identisch mit „Alzheimer"; letzteres ist eine von verschiedenen Demenzformen. ◄◄

2.3 Ätiologie, Pathogenese und Therapie verschiedener Demenzformen

2.3.1 Demenz bei Alzheimer-Krankheit

Bei dieser Erkrankung steht das Symptombild eines dementiellen Syndroms im Vordergrund. Der Beginn fällt meist ins höhere Lebensalter, zuweilen auch schon ins mittlere und sogar noch davor (Alzheimer-Krankheit mit präsenilem Beginn oder präsenile Demenz vom Alzheimer-Typ). Die Entwicklung ist, wenigstens bei den senilen Formen, im Allg. schleichend, ohne wesentliche Sprünge im Verlauf, und führt üblicherweise erst im Laufe mehrerer Jahre zum klinischen Vollbild; neurologische Einschränkungen finden sich anfangs in aller Regel nicht, treten aber nicht selten später hinzu und können Todesursache sein.

Vergleichsweise typisch und geradezu beweisend für diese Demenzform ist das Vorliegen neuropathologischer Veränderungen in Form intrazellulär lokalisierter Alzheimer Fibrillen und gehäufter seniler Plaques (Amyloidplaques); diese Veränderungen sind sicher erst bei Autopsien erkennbar. Bis heute ist es nicht gelungen, Alzheimer-Demenz sicher anhand neuroradiologischer oder biochemischer Befunde (z. B. aus dem Liquor cerebrospinalis) zu diagnostizieren (s. etwa Mattson et al., 2009). Zwar gibt es Kennwerte, hinsichtlich deren sich Gruppen von Alzheimer-Patienten von anderen Demenzkranken unterscheiden; diese sind jedoch nicht spezifisch genug, um eine Individualdiagnose zu leisten (s. andererseits Eschweiler, Leyhe, Klöppel & Hüll, 2010). Die auch bei anderen Demenzformen zu beobachtende Neuronendegeneration ist eher diffus lokalisiert, betrifft jedoch stärker den frontalen und temporo-parietalen Kortex sowie speziell die Hippocampusregion. Als weitgehend charakteristisch wird eine beeinträchtigte Übertragung an cholinergen Synapsen betrachtet, Folge insbesondere einer Abnahme des zur Acetylcholinsynthese notwendigen Enzyms Cholinacetyltransferase, eine Erkenntnis, die man therapeutisch zu nutzen versucht (s. u.). Dieses Genesemodell stimmt gut mit Befunden überein, nach denen das Behalten neuer Information durch die Blockade bestimmter (muskarinerger) Acetylcholinrezeptoren beeinträchtigt, durch deren Stimulation jedoch erleichtert wird (s. Köhler, 2010b, S. 189 und die dort angeführte Literatur).

Zum Verständnis der Ätiopathogenese ist von zentraler Bedeutung, dass die Amyloid-Plaques *nicht* – wie lange gedacht – lediglich ein *Abfallprodukt des Neuronenuntergangs*, sondern umgekehrt eher deren *Ursache* darstellen. Warum es zur Bildung dieser „toxischen" Plaques kommt, steht noch in Diskussion. Eine Hypothese ist, dass in den Neuronenmembranen schon immer ein pathologisches Eiweiß vorhanden war (das Amyloid-Präkursor-Protein = APP), welches zwangsläufig zu Amyloid mit der Folge von Plaque-Bildung abgebaut wird. Anderen Annahmen zufolge sind bestimmte eiweißabbauende Enzyme verändert, sodass Amyloid als Abbauprodukt entsteht (s. dazu Köhler, 2010c und die dort angeführten Quellen).

Andererseits finden sich bei Autopsien immer wieder Gehirne, welche Amyloid-Plaques in großer Zahl enthalten, wobei die Betreffenden keine dementielle Symptomatik gezeigt hatten. Jedoch findet man bei Personen mit Symptomatik einer Alzheimer-Demenz stets gehäuft Plaques. Der Sachverhalt ist also alles andere als geklärt.

Entgegen früheren Ansichten spielen bei der Entwicklung der Alzheimer-Demenz genetische Faktoren sicher keine unbeträchtliche Rolle, welche den Aufbau des APP determinieren oder für die veränderten abbauenden Enzyme verantwortlich sein dürften. Auffällig ist nämlich u.a., dass Personen mit Trisomie 21 (Down-Syndrom) schon in sehr frühem Alter eine hohe Dichte von Amyloid-Plaques im Gehirn aufweisen. Sie haben bekanntlich das Chromosom 21 in dreifacher Zahl, auf dem nachgewiesenermaßen das APP-Gen (genauer: das APP-Allel) lokalisiert ist. Diese Genvariante ist für die Synthese eines bestimmten Eiweißes verantwortlich, das beim Abbau zur Amyloidbildung führt. Die nur 50-prozentige Konkordanz von eineiigen Zwillingen hinsichtlich der Entwicklung der Alzheimer-Krankheit sowie das oft deutlich unterschiedliche Erstmanifestationsalter in diesen Fällen sprechen für eine wichtige Mitbeteiligung noch weitgehend unbekannter Umweltfaktoren; die früher vertretene Hypothese einer vermehrten Aufnahme von Aluminium (etwa in Form der säurebindenden „Magenmittel“) hat allerdings mittlerweile an Popularität verloren.

Nach dem Gesagten sollte eine kausale Therapie in Verhinderung der Plaquebildung bestehen bzw. in vollständiger Beseitigung vorhandener Amyloidplaques. Nachdem entzündliche Prozesse bei der Bildung eine Rolle zu spielen scheinen, wäre ein Alzheimer-prophylaktischer Effekt bei längerer Einnahme entzündungshemmender Medikamente zu erwarten, speziell der nichtsteroidalen Antirheumatika wie Ibuprofen, Diclofenac oder Indomethacin, wofür es tatsächlich Hinweise gibt. Weiter sollten antioxidative Agentien hier positiv wirken, etwa die reichlich in Rotwein und roten Traubensäften enthaltenen Flavonoide; mäßiger Rotweingenuss würde demnach in gewissem Maße der Ausbildung vorbeugen.

Entgegen früheren Auffassungen beugt Rauchen übrigens eher nicht der Entstehung einer Alzheimer-Demenz vor, fördert aber in jedem Fall die Ausbildung einer vaskulären Demenz beträchtlich. Andererseits ist es wohl nicht hilfreich, Alzheimer-Patienten zum Aufhören des Rauchens anzuhalten, da dann die stimulierende Wirkung auf die nikotinergen Acetylcholinrezeptoren wegfällt.

Weiter sind Versuche im Gange, durch eine Art Impfung den Organismus zu veranlassen, gebildete Plaques sofort als Fremdkörper (Antigene) zu erkennen und sie mittels immunologischer Mechanismen abzubauen.

Bei der Behandlung der Alzheimer-Krankheit sind unspezifisch die Hirnaktivität fördernde Medikamente mit den Inhaltsstoffen Piracetam (etwa Nootrop®, Normabrain®), Pyritinol (Encephabol®), Dihydroergotoxin (Hydergin®), Nimodipin (Nimotop®) oder Extrakte aus Ginkgo biloba (etwa Tebonin®) sicher nicht von Schaden, allerdings ohne nachgewiesenen Nutzen. Ihr Wirkmechanismus dürfte teils auf Verbesserung der Durchblutung, teils auf verbesserter Verwertung des dem Hirn angebotenen Zuckers (Glukoseutilisation), zudem auf weiteren Prinzipien beruhen; dass sie in Vorstadien des geistigen Abbaus gewissen Nutzen bieten ist nicht auszuschließen, sogar eher wahrscheinlich.

Medikamente mit nachgewiesener Wirksamkeit bei bestehender dementieller Symptomatik werden mittlerweile zunehmend deutlicher als Antidementiva aus der großen Gruppe der Nootropika (generell auf den Verstand wirkender Substanzen) herausgehoben. Zu den Antidementiva gehören zum einen die Acetylcholinesterasehemmer (Cholinesterasehemmer), welche Gruppe durch Donepezil (Aricept®), Rivastigmin (Exelon®) und Galantamin (Reminyl®) vertreten ist. Diese Substanzen erhöhen die synaptische Konzentration des verminderten Neurotransmitters Acetylcholin durch Hemmung des abbauenden Enzyms und sind zugelassen für die Behandlung leichter und mittelschwerer Demenzen vom Alzheimer-Typus. Auch wenn damit weder eine echte Besserung, geschweige denn eine Heilung erzielt wird, kann die Progredienz des geistigen Abbaus verlangsamt werden, und zwar je früher mit der Behandlung begonnen wird, umso effizienter. Insofern sind rechtzeitige Diagnosestellung und baldiger Behandlungsbeginn von entscheidender Bedeutung.

Zu den Antidementiva gehören auch NMDA-Antagonisten wie Memantine (Axura®, Ebixa®). Dies ist insofern zunächst überraschend, als die Blockade des NMDA-Rezeptors für Glutamat (beispielsweise durch Alkohol) die Einspeicherung erschwert (s. 3.2.2 zum „Filmriss"). Man muss aber zwischen einer phasischen (intermittierenden, auf Reize hin erfolgenden) Stimulation des NMDA-Rezeptors und einer permanenten („tonischen") Aktivierung dieser Bindungsstelle unterscheiden, wie sie der Theorie nach durch im Rahmen der Alzheimer-Krankheit vermehrtes Glutamat zustande kommt und kognitiven Prozessen abträglich ist. Diese NMDA-Antagonisten sind nicht nur für die Behandlung leichter und mittelschwerer, sondern auch schwerer Formen der Alzheimer-Demenz zugelassen und können unter Steigerung der Wirksamkeit mit Acetylcholinesterasehemmern kombiniert werden (Benkert & Hippius, 2011).

Die Möglichkeit, mit psychologischen Methoden, etwa Gedächtnistrainings, die kognitiven Defizite bei Alzheimer-Demenz – generell bei dementieller Symptomatik – positiv zu beeinflussen, dürfte eher begrenzt oder wenn überhaupt, so nur im Frühstadium von gewissem Erfolg sein. Sinnvoll ist es jedoch in jedem Fall, die Umgebung entsprechend zu instruieren, sodass die Einschränkungen der Patienten möglichst wenig zum Tragen kommen.

Die affektive Symptomatik erfordert oft den Einsatz von Psychopharmaka, wobei speziell die Unruhezustände ein erhebliches Problem darstellen. Häufig reagieren die Patienten auf sedierende Medikamente wie Benzodiazepine „paradox", werden also erst recht erregt; deswegen ist es in Heimen nicht selten Praxis, Sedierung mit Neuroleptika vorzunehmen. Letztere kommen speziell dann häufig zum Einsatz, wenn zusätzlich psychotische Symptomatik vorliegt.

2.3.2 Vaskuläre Demenz

Diese Form ist nach der Alzheimer-Demenz die häufigste und geht in der Regel schon früh mit neurologischen Symptomen einher, die sich auf *Durchblutungsstörungen* bei arteriosklerotischen Veränderungen der Hirngefäße zurückführen lassen. Oft setzt die Symptomatik im Anschluss an eine ischämische Attacke (akute Durchblutungsstörung) mit Bewusstseinstrübungen, Sehstörungen, Lähmungen oder Beeinträchtigungen höherer Sprachfunktionen (Aphasien) ein; der eher fluktuierende Verlauf der Erkrankung mit abrupt einsetzenden Verschlechterungen und neurologischen Herdsymptomen erleichtert die Abgrenzung von der Alzheimer-Demenz. Bei der neuroradiologischen Untersuchung zeigen sich häufig Gewebsschädigungen als Folge akuter Minderdurchblutung. Bei vielen Betroffenen lassen sich in der Vorgeschichte Rauchen, Hypertonie oder Diabetes finden. Alzheimer- und vaskuläre Demenz kommen häufig vergesellschaftet vor.

Die Therapie besteht in der Ausschaltung von Risikofaktoren, Einstellung von Blutdruck und Blutzuckerspiegel, weiter eventuell in der Gabe durchblutungsfördernder Medikamente, unter Umständen auch in Behandlung mit Substanzen, welche die Gerinnungsfähigkeit des Blutes herabsetzen (z. B. ASS = Acetylsalicylsäure, wie etwa im altbekannten Aspirin®). Acetylcholinesterasehemmer dürften – entgegen früheren Ansichten – bei dieser Demenzform zumindest in einer Reihe von Fällen wirksam sein, sind aber nach wie vor für die Indikation „vaskuläre Demenz" nicht zugelassen.

2.3.3 Demenzen im Rahmen anderer Erkrankungen

Hier ist zunächst die *Pick-Krankheit* zu nennen, bei der sich oft schon vor den typischen Einschränkungen intellektueller Funktionen eine ausgesprochene Frontalhirnsymptomatik mit Veränderungen speziell im sozialen Verhalten (Taktlosigkeit, Enthemmung) und emotionaler Symptomatik findet; die Erkrankung beginnt im Allg. im 6. Lebensjahrzehnt und führt binnen einiger Jahre zum Tod. Mittlerweile wird in der Literatur – noch nicht in ICD-10 – die größere Gruppe der frontotemporalen Demenzen angeführt, bei denen generell die Beeinträchtigung des Stirnhirns eine deutliche Störung von Affektivität und Motivation bedingt, was die dementielle Symptomatik zunächst in den Hintergrund treten lässt. Die Ätiologie ist unklar; es dürfte sich um eine neurogenerative Erbkrankheit handeln, wobei weder die betroffenen Gene noch der Erbgang geklärt sind. Therapeutisch ist wenig gegen das rasche Fortschreiten dieser Demenzform zu tun; gegen die affektiven und motivationalen Symptome ist der Einsatz diverser Psychopharmaka in Erwägung zu ziehen.

Einen noch rascheren Verlauf nimmt die (seltene) *Creutzfeldt-Jakob-Krankheit* (engl. abgekürzt CJD), die mit etwas veränderter Symptomatik (vCJD; v für „variant"), wenn auch seltener als befürchtet, durch den auf den Menschen übertragenen Erreger der Rinderkrankheit BSE (bovine spongiöse Enzephalopathie) ausgelöst werden kann. CJD ist neben einem rasch progredienten dementiellen Syndrom durch eine Vielzahl neurologischer Symptome gekennzeichnet. Typisch sind schwammartig-löcherige Gehirnveränderungen. Die Ätiologie wird im Wirken eines übertragbaren Agens mit langer Inkubationszeit gesehen, welches aber nach augenblicklichen Erkenntnissen weder einer (typischen) Virus- noch Bakterienart zuzuordnen ist, sondern zu den Prionen gehört: äußerst hitzeresistente Eiweißkörperchen, die in die Zellteilung eingreifen. Die Übertragung geschieht üblicherweise im Rahmen von Hirnoperationen mit nichtsterilen Instrumenten oder durch Transplantation von Gewebe (z. B. Hornhaut des Auges, Hirnhäuten). Therapeutische Möglichkeiten existieren nicht, sodass die Betroffenen meist binnen weniger Monate versterben.

Weiter findet man Demenzen im Rahmen der *Huntington-Krankheit* (Chorea Huntington), wo neben dem vorherrschenden Symptombild der extrapyramidalen hyperkinetischen Störungen psychische Veränderungen auftreten, darunter ein dementielles Syndrom, welches ähnlich wie bei der Pick-Krankheit sich zunächst häufig in verändertem emotionalen Verhalten manifestiert und erst später mit Defiziten im Gedächtnisbereich einhergeht. Hier ist die Ätiologie bekannt: Es handelt sich um eine autosomale dominante Erkrankung mit sehr hoher Penetranz. Somit haben Kinder eines Elternteils mit dieser Krankheit eine Erkrankungswahrscheinlichkeit von 50 %. Da die Symptome typischerweise erst im höheren zeugungsfähigen Alter auftreten, ist die Genomanalyse von Personen mit Chorea Huntington in der Familienanamnese diagnostisch von zentraler Bedeutung. Bedingte therapeutische Möglichkeiten bestehen für die motorische Symptomatik, während die Behandlung des dementiellen Syndroms kaum gelingt; Acetylcholinesterasehemmer sind für diese Indikation nicht zugelassen und dürften auch kaum wirksam sein.

Bei der *Parkinson-Krankheit* (Morbus Parkinson, auch als idiopathisches Parkinson-Syndrom bezeichnet) handelt es sich um eine degenerative Erkrankung der Substantia nigra des Mittelhirns mit Untergang der davon ausgehenden, das Striatum anregenden dopaminergen Neurone. Eine (wohl eher seltene) Unterform der Parkinson-Krankheit ist streng genetisch determiniert; für die meisten Fälle werden jedoch – recht unbestimmt – äußere ätiologische Faktoren angenommen (u. a. Schädel-Hirn-Traumen). Bei Parkinson-Patienten tritt überdurchschnittlich häufig ein dementielles Syndrom auf. Kontrovers wird diskutiert, ob es sich dabei tatsächlich um eine eigenständige Demenzform oder um eine gleichzeitig mit der Parkinson-Symptomatik auftretende Alzheimer- oder vaskuläre Demenz handelt. Reichlich unklar ist die Beziehung zu der erst in den letzten Jahren zunehmend als eigene Unterform (und in ICD-10 noch nicht explizit) angesehenen Demenz bei der Lewy-Körperchen-Krankheit. Bei dieser zeigen sich im Kortex sogenannte Lewy-Körperchen (Lewy bodies), welche typischerweise auch in Gehirnen von Parkinson-Kranken gefunden werden, dort aber vorwiegend oder ausschließlich im Mittelhirn lokalisiert sind. Es handelt sich um kugelförmige Proteineinschlüsse im Zytoplasma – im Gegensatz zu den bei Alzheimer-Krankheit typischen, zwischen den Neuronen gelegenen Amyloid-Plaques. Lewy-Körperchen finden sich auch in etwa 20–30 % der Fälle von Patienten mit Alzheimer-Krankheit, sodass hier eine spezielle Unterform vermutet wird; dafür spricht auch, dass ähnlich wie bei Alzheimer-Demenz eine stark beeinträchtigte Übertragung an cholinergen Synapsen vorliegt (s. dazu Köhler, 2010c und die dort angeführte Literatur; im genannten Beitrag auch weitere Befunde zu anderen Demenzformen). Andere Autoren sehen die Krankheit eher als eine Variante des Morbus Parkinson an, mit wenig auffälliger motorischer Symptomatik, jedoch deutlichen neuropsychologischen und psychiatrischen Symptomen, speziell dementieller Symptomatik und oft ausgeprägt psychotischen Symptomen.

Die klinische Symptomatik ähnelt der Alzheimer-Demenz; allerdings ist der Verlauf rascher progredient und sind psychotische Symptome häufiger (Folge möglicherweise der direkt oder indirekt das dopaminerge System anregenden Parkinson-Mittel wie L-Dopa und Anticholinergika).

Die Behandlung ist insofern schwierig, als kognitive, psychotische und Parkinson-Symptome nebeneinander bestehen und Anti-Parkinson-Mittel wie L-Dopa psychotische Symptome auslösen können, andere wie die Anticholinergika die dementielle Symptomatik verschlechtern. die Acetylcholinesterasehemmer wiederum das bei der Parkinson-Krankheit ohnehin überaktive cholinerge System aktivieren. Jedoch ist der Acetylcholinesterasehemmer Rivastigmin (Exelon®) explizit zur Behandlung der Demenz bei Parkinson-Krankheit zugelassen.

Auch die *AIDS-Demenz* (oder allgemeiner: HIV-Demenz) ist von gewisser Bedeutung. Möglicherweise liegen bereits in einem frühen Stadium der Infektion – wo die Patienten zwar seropositiv sind, jedoch keine der üblichen AIDS-Symptome zeigen – psychische Auffälligkeiten vor (etwa depressive Verstimmungen, psychomotorische Verlangsamung, Störungen des verbalen Gedächtnisses). Unstrittig ist, dass bei Personen im AIDS-Stadium – neben diversen anderen psychiatrischen Symptomen – eine deutliche dementielle Symptomatik auftreten kann (HIV-1-Associated Dementia Complex, etwa synonym: AIDS-Demenz). Diese (welche nicht selten der Entwicklung der anderen AIDS-Symptome vorausgeht) macht sich nach ICD-10 (S. 71) zunächst u. a. durch Vergesslichkeit, Verlangsamung, Konzentrationsstörungen und Schwierigkeiten beim Problemlösen bemerkbar und entwickelt sich im Allg. relativ rasch zum Vollbild einer „schweren, umfassenden Demenz“.

Bei der *HIV-Infektion* handelt es sich bekanntlich um eine Viruserkrankung, wobei die Übertragung mittels Körperflüssigkeiten (v. a. Blut und Sperma), besonders bei ungeschütztem Geschlechtsverkehr, gemeinsamer Benutzung von Spritzen sowie Behandlung mit infizierten Blut- und Plasmaprodukten geschieht. Von der Infektion bzw. ihren Sekundärmanifestationen betroffen sind nicht nur das Immunsystem, sondern u. a. auch sowohl die graue wie die weiße Hirnsubstanz, bei der ersteren vornehmlich die Frontallappen. Therapeutisch gelingt es mit virostatischen Medikamenten mittlerweile, die Progredienz (und damit mutmaßlich auch das Fortschreiten der dementiellen Symptomatik) aufzuhalten.

Tab. 2.2: Ursachen dementieller Syndrome (modifiziert nach Köhler, 2005)

Ursache (Grundkrankheit)	**Symptomatik**	**Besonderheiten**
Alzheimer-Krankheit	– eher schleichend einsetzendes, chronisch-progredientes dementielles Syndrom – zu Beginn selten neurologische Störungen	– sichere Diagnose durch Nachweis von Alzheimer-Fibrillen u. gehäufter seniler Plaques
vaskuläre Demenz	– oft plötzlich beginnendes dementielles Syndrom – wechselhafter Verlauf – neurologische Symptome schon früh	– häufig Diabetes u. Hypertonie in der Anamnese
Pick-Krankheit	– dementielles S. mit ausgeprägt affektiver Symptomatik	– zumindest zu Beginn v. a. affektive Symptome

Ursache (Grundkrankheit)	**Symptomatik**	**Besonderheiten**
frontotemporale Demenz	– dementielles S. mit ausgeprägt affektiver Symptomatik (wie bei Pick-Krankheit)	– in ICD-10 nicht als besondere Form aufgeführt
Creutzfeldt-Jakob-Krankheit	– dementielles S. bei ausgeprägt neurologischer Symptomatik	– rasch progredient – typische spongioforme Veränderungen
Huntington-Krankheit	– dementielles S. bei deutlicher extrapyramidaler Symptomatik (hyperkinetisch)	– Nachweis des veränderten Gens möglich
Parkinson-Krankheit	– dementielles S. bei ausgeprägt extrapyramidaler Symptomatik (hypokinetisch)	– fraglich, ob eigenständiges Krankheitsbild – Beziehung zur Alzheimer- u. Lewy-Körperchen-D. unklar
Lewy-Körperchen-Demenz	– Symptome ähnlich wie bei der Alzheimer-Demenz – zusätzlich Nachweis von Lewy-Körperchen im Kortex	– in ICD-10 nicht als besondere Form aufgeführt
Demenz bei HIV-Erkrankung	– dementielles S. bei Aids	– Nachweis der HIV-Infektion

3 Störungen im Zusammenhang mit der Einnahme psychotroper Substanzen

3.1 Allgemeine Bemerkungen und Überblick

Psychotrop, also auf Empfinden und Verhalten wirkend, sind eine Vielzahl von Substanzen, zu denen laufend neue, im Labor synthetisierte hinzukommen. In ICD-10 werden neun Hauptgruppen aufgezählt, welche die wesentliche Eigenschaft teilen, dass die unter ihnen subsumierten Stoffe üblicherweise eine angenehme Wirkung entfalten und so, oft unter Inkaufnahme körperlicher und psychischer Beeinträchtigungen, von vielen Personen mit gewisser Häufigkeit eingenommen werden; im Extremfall resultiert eine *Abhängigkeit*. Diese Hauptgruppen sind: Alkohol, Opioide (Opiate), Cannabinoide (Haschisch, Marihuana), Sedativa oder Hypnotika, Kokain, sonstige Stimulantien einschließlich Koffein, Halluzinogene, Tabak, flüchtige Lösungsmittel („Schnüffelstoffe").

Einige Substanzen passen nicht ins Schema, etwa das in der Betelnuss enthaltene Arecolin; von seiner Wirkung dürfte es am ehesten Nikotin vergleichbar sein, ebenso bezüglich des Mechanismus: Anregung von Acetylcholinrezeptoren, hier aber der muskarinergen (nicht der nikotinergen). Auch Gamma-Hydroxy-Buttersäure (GHB, als „Liquid Ecstasy" bekannt), eine mittlerweile beliebte Partydroge, kann nicht bruchlos in dieses Kategoriensystem eingeordnet werden. Von der Wirkung entspricht sie teilweise dem Ecstasy (MDMA), nicht aber hinsichtlich des Wirkmechanismus. Im Übrigen geschieht die Einteilung der psychotropen Substanzen in DSM-IV etwas anders. So werden Kokain und die Psychostimulantien zu einer Gruppe zusammengefasst, während Phencyclidin nicht unter Halluzinogenen subsumiert wird, sondern eine eigene Kategorie bildet.

Die meisten dieser Stoffe werden in der Medizin jedoch gar nicht oder wenn, dann wenigstens nicht wegen ihres psychotropen Effekts eingesetzt. Nicht in diese Liste aufgenommen wurden andere deutlich psychotrope Stoffgruppen wie Neuroleptika,

Nootropika oder Antidepressiva, da diese im Allg. nicht zur wiederholten freiwilligen Einnahme und damit eventuell zur Abhängigkeit führen.

Der schlecht definierte Begriff „Droge" taucht in ICD-10 nicht auf. Droge, in der Pharmakologie üblicherweise als Synonym für ein Pflanzenprodukt verwendet, wird in Laienkreisen meist im Sinne von rauscherzeugender Substanz gebraucht, jedoch nicht auf die legalen Substanzen Alkohol und Nikotin angewendet. Droge ist daher meist eine Bezeichnung für illegale psychotrope Substanzen wie Heroin oder Kokain.

Merke

► Der Begriff „psychotrope Substanz" umfasst mehr als die Bezeichnung „Drogen" oder „illegale Drogen", sondern schließt Alkohol, Nikotin und sedierende Medikamente mit ein. ◄◄

Von den psychischen Störungen, die im Zusammenhang mit der Einnahme dieser Stoffe auftreten können, ist zunächst die *akute Intoxikation* („Rausch") zu nennen, die üblicherweise reversiblen Veränderungen unmittelbar nach Einnahme. Kodiert wird dieses Symptombild in ICD-10 mit F1x.0 (beispielsweise die Alkoholintoxikation mit F10.0, die nach Opiateinnahme F11.0, nach Konsum von Kokain F14.0). *Schädlicher Gebrauch* (F1x.1), ebenfalls ein als psychische Störung aufgefasstes Verhaltensmuster, wird dann diagnostiziert, wenn eine seelische oder körperliche Gesundheitsschädigung resultiert; schädlicher Gebrauch ist eines von mehreren Symptomen des *Abhängigkeitssyndroms* (F1x.2), zu dessen Diagnose weitere Kriterien erfüllt sein müssen: u. a. starker Konsumzwang, Toleranzentwicklung und Entzugserscheinungen. Ein weiteres Störungsbild sind die eventuell auftretenden psychischen und körperlichen Veränderungen bei fehlender Zufuhr der Substanz, zusammengefasst als *Entzugssyndrom* (F1x.3); das oft ausgesprochen schwere Alkoholentzugssyndrom nach langjährigem Abusus ist hier am bekanntesten. Schließlich sind psychische Störungen, etwa der kognitiven Funktionen und der Affekte zu nennen, welche als direkte Folge längerer Einnahme auftreten können und weder auf eine akute Intoxikation noch auf Entzug zurückzuführen sind; Beispiele wären *psychotische Störungen* (F1x.5) oder das *amnestische Syndrom* im Rahmen des chronischen Alkoholismus (F10.6).

Im Folgenden werden die wichtigsten psychotropen Substanzen kurz beschrieben und entsprechend obigem Gliederungsschema die dabei zu beobachtenden psychischen Syndrome dargestellt. Um die Zahl der Belege gering zu halten und die Lesbarkeit zu verbessern, sei generell diesbezüglich auf die entsprechenden Abschnitte in Köhler (2000b) verwiesen; lediglich einige neuere Studien werden hier explizit angeführt.

Die Kodierung nach ICD-10 wird exemplarisch am Beispiel der alkoholbedingten Störungen illustriert. Bei psychischen Störungen durch andere Substanzen geschieht sie analog; statt der Codenummer für Alkohol an dritter Stelle ist die der entsprechenden psychotropen Substanz zu setzen, also etwa Entzugssyndrom ohne Delir bei Alkohol F10.3, bei Opioiden F11.3, bei Sedativa F13.3.

3.2 Alkohol

3.2.1 Allgemeines

Der Begriff „Alkohol" bezeichnet streng genommen eine Klasse chemischer Substanzen, die mindestens eine OH-(Hydroxyl-) Gruppe aufweisen. In diesem Zusammenhang einzig relevanter Repräsentant ist der Äthylalkohol (Äthanol oder zunehmend gebräuchlicher: Ethanol mit der Summenformel: C_2H_5OH), sodass im Weiteren mit Alkohol nur dieser gemeint ist. Ethanol liegt bei Raumtemperatur in flüssiger Form vor und ist in alkoholischen Getränken in unterschiedlicher Konzentration enthalten (ungefähr 4 % Volumenprozent in Bier, 11 % in Wein, bis zu 60 % und mehr in Schnaps oder Rum). Da Alkohol eine spezifische Dichte von nur 0,79 hat, liegen die Gewichtsprozente entsprechend um circa 20 % niedriger; ein Liter Wein enthält also etwa 90–110 g Ethylalkohol.

Alkohol wird rasch resorbiert, teils schon im Magen, zum größeren Anteil im Dünndarm (im Fall hochprozentiger Spirituosen in nennenswertem Maße bereits in der Mundhöhle); die

Resorptionsgeschwindigkeit ist bekanntermaßen vom Füllungszustand dieser Organe abhängig; insbesondere fettreiche Speisen verzögern die Aufnahme. Der Abbau geschieht im Wesentlichen in der Leber mittels des Enzyms Alkoholdehydrogenase (ADH) zu Acetaldehyd und von da weiter mittels ALDH (Aldehyddehydrogenase) zur Essigsäure, die in die energieliefernden Zyklen (etwa Citratzyklus) eingeschleust wird; ein Gramm Alkohol liefert 7,1 kcal.

Der für die kurzfristige Wirkung entscheidende Blutalkoholspiegel hängt von der konsumierten Menge und der nach Konsumende abgelaufenen Zeitspanne, dem Körpergewicht und dem Verteilungsverhältnis ab; dieser Quotient ist bei Frauen und fettleibigen Personen niedriger, somit bei gleichem Konsum der Blutalkoholspiegel höher. Bei einem circa 70 kg schweren, nicht fettleibigen Mann wird ein Spiegel von 0,8 Promille etwa dann erreicht, wenn er binnen einer Stunde 50 g Alkohol, entsprechend zwei Gläser Wein zu 0,25 l oder 1 l Bier, trinkt; in jeder Stunde nach Beendigung des Konsums sinkt der Spiegel linear um circa 0,1–0,15 Promille. Bei Frauen wäre diese kritische Menge etwa um 20 % geringer anzusetzen.

Es gibt gute Hinweise, dass der Alkoholabbau bereits im Magen mittels ADH einsetzt, was u. a. die unvollständige Resorption der Substanz erklären würde (sogenannte präsystemische Elimination; s. dazu Köhler, 2000b, S. 35 ff.), ein Effekt, der speziell bei gut gefülltem Magen und entsprechend längerer Verweildauer zutage tritt. Möglicherweise besitzen Frauen weniger von dieser Magen-ADH, sodass bei gleicher aufgenommener Alkoholmenge mehr in den Blutkreislauf gerät als bei Männern.

Betont sei, dass erhebliche interindividuelle Schwankungen vorliegen, die von den diesbezüglichen Erfahrungen der Konsumenten (Gewöhnung) und ihrem körperlichen Zustand abhängen, speziell dem Füllungsgrad des Magens. Die gegebenen Mengen sind bestenfalls als sehr grobe Anhaltspunkte zu verstehen, da bekanntlich auch die Alkoholkonzentration verschiedener Wein- und Biersorten unterschiedlich ist.

3.2.2 Unmittelbare Wirkungen

Diese sind *vielfältig* und hängen nicht nur von der konsumierten Menge, sondern auch von der Ausgangssituation der Konsumenten (etwa Stimmung oder gesundheitlicher Verfassung) sowie körperlichen und psychischen Charakteristika ab. Nicht richtig ist es, Alkohol eine ausschließlich sedierende Eigenschaft zuzuschreiben; seine anregende Wirkung, wenigstens in kleinen bis mittleren Dosen, ist evident. Wahrscheinlich wirkt Ethanol *zentralnervös hemmend* und zwar einerseits durch Eingriff an Synapsen mit dem Transmitter Glutamat (Hemmung der NMDA-Rezeptoren), andererseits durch Verstärkung der GABAergen Hemmung, hinsichtlich des letztgenannten Wirkmechanismus ähnlich den Benzodiazepinen (s. 3.4). Die erschwerte synaptische Übertragung an inhibitorischen Bahnen führt jedoch zur Aktivierung, womit sich die enthemmende Funktion von Alkoholaufnahme erklären ließe. Angesichts der Bedeutung von Alkohol und der Tragweite der damit verbundenen Probleme ist unsere Kenntnis seiner neurochemischen Wirkung nach wie vor recht beschränkt. So ist wenig geklärt, ob sich Ethanol, ähnlich wie die Opiate (s. 3.3), an Rezeptoren anlagert – wahrscheinlicher: direkt an die Zellmembranen – und in welchen Teilen des Gehirns die Wirkung ansetzt.

Die sedierende Wirkung von Ethanol führt zur *Reduktion von Unruhe und Angst* (Anxiolyse, hierin ähnlich den Benzodiazepinen); bei höheren Blutspiegeln kommt es zur Schläfrigkeit, zuweilen zur Bewusstlosigkeit und in Extremfällen zum Tod; der dazu oft notwendige Spiegel von über 3 Promille wird allerdings üblicherweise nicht erreicht, da schon vorher Schlaf oder Bewusstseinsverlust einsetzen. Reaktionsvermögen und Feinmotorik sind bereits bei nur mäßig erhöhtem Spiegel (etwa ab 0,5 Promille) gestört, sodass speziell die Fahrtüchtigkeit deutlich eingeschränkt ist. Bei Blutalkoholkonzentrationen von etwa 1 Promille zeigen sich Störungen des Gleichgewichtssinns und des räumlichen Sehens sowie erste Einschränkungen der Feinmotorik. Im leichten bis mittelschweren Rausch (1–2 Promille) findet sich oft Enthemmung, weitere Beeinträchtigung von Aufmerksamkeit und Reaktionsvermögen sowie neurologische Symptomatik wie Gangunsicherheit und lallende Sprache. Im schweren Rausch (über 2 Promille) kann die Euphorie in depressive Stimmung umschlagen. Tiefer Schlaf bis hin zur Bewusstlosigkeit ist alles andere als ungewöhnlich („Komasaufen“).

Eine weitere Wirkung ist die euphorisierende, die nach gegenwärtigem Kenntnisstand über verstärkte Ausschüttung an Synapsen bestimmter dopaminerger Bahnen zustande kommt;

als bedeutendste dieser Bahnen sieht man jene an, die vom ventralen Tegmentum (einer Struktur des Mittelhirns) zum Nucleus accumbens (einer Region im Endhirn) verlaufen (s. dazu Köhler 2010b, S. 269 ff.). Der euphorisierende Effekt des Alkohols trägt neben dem sedierenden wesentlich zur Suchtbildung bei. Mit der Euphorisierung geht meist eine gewisse Selbstüberschätzung ein, so bezüglich der Fähigkeiten am Steuer.

Dabei hat Alkohol auch eine Reihe körperlicher Effekte, die keineswegs ausschließlich nachteilig sind. Der relevanteste ist sicher die Erhöhung der Serumkonzentrationen von HDL (High-density-Lipoproteinen) und des an sie gebundenen HDL-Cholesterins. Hohe Konzentrationen dieses Cholesterinanteils haben einen koronarprotektiven Effekt (im Gegensatz zum schädlichen LDL-Cholesterin). Offensichtlich ist Ethanol selbst und nicht andere Inhaltsstoffe der Getränke (etwa Antioxidantien) für diesen Effekt verantwortlich, da er in ähnlichem Maße bei Wein- und Biertrinkern sowie Konsumenten anderer Spirituosen beschrieben wird. Ein weiterer unmittelbar nach Genuss auftretender Effekt, der gleichfalls gewissen Schutz gegen Herzinfarkt bietet, ist Hemmung der Thrombozytenaggregation (des Zusammenballens von Blutplättchen).

Ethylalkohol hat verschiedene Effekte auf das kardiovaskuläre System: An peripheren Gefäßen wirkt er erweiternd (mit erhöhtem Wärmeverlust); in anderen Körperregionen dürfte er über Vasokonstriktion eher blutdrucksteigernd wirken. Weiter führen bereits kleine Mengen zu Abnahme der Herzleistung, speziell bei vorgeschädigtem Herzen, können zudem verschiedene Formen von Herzrhythmusstörungen auslösen. Wie sich Ethanol akut auf die Durchblutung der Koronarien auswirkt, ist nicht eindeutig geklärt. Das zuweilen beobachtete Nachlassen pektanginöser Beschwerden wird auf Veränderung der Schmerzwahrnehmung zurückgeführt. Aufnahme kleinerer Mengen regt die Atmung an; bei höheren Blutalkoholspiegeln beobachtet man hingegen Atemdepression, die bis zur tödlichen Atemlähmung gehen kann.

Im gastrointestinalen System werden Sekretion und Peristaltik eher angeregt; dabei kommt es zu vermehrter Säurebildung. Konsum höherprozentiger Spirituosen führt zu Entzündungen an der Schleimhaut von Speiseröhre und Magen (Ösophagitis und Gastritis). Erwähnenswert ist auch der keimtötende Effekt von Ethanol, was Ausbildung von Infektionen im Magen-Darm-Trakt erschwert.

An der Niere hat Ethanol einen diuretischen Effekt; dieser Wasserverlust ist u. a. für das nach stärkerem Konsum zu beobachtende Durstgefühl verantwortlich („Brand"). Weiter kommt es zu vermehrter Ausscheidung von Elektrolyten wie Natrium, Magnesium oder Calcium.

Akute Intoxikation mit Alkohol (F10.0) wird nach ICD-10 (S. 96 f.) als ein vorübergehendes Zustandsbild „mit Störungen des Bewusstseins, kognitiver Funktionen, der Wahrnehmung, des Affektes, des Verhaltens und anderer psychophysiologischer Funktionen und Reaktionen" definiert. Wird sie durch zusätzliche Symptome kompliziert wie Verletzungen, Bluterbrechen oder Krampfanfälle, ist dies mit einer weiteren Nummer zu vermerken, etwa F10.01 (Alkoholrausch mit Verletzung). Eine spezielle Komplikation ist der *pathologische Rausch* (F10.07), der oft schon bei geringer Menge eintritt und mit massiver, nicht durch die physiologische Alkoholwirkung zu erklärender Symptomatik einhergeht, beispielsweise ungewöhnlicher Aggressivität; er endet mit Schlaf, beim Aufwachen besteht Amnesie.

Eine spezifische Therapie der akuten Alkoholintoxikation besteht nicht; insbesondere liegt, anders als bei den Opiaten (s. 3.3) kein Antidot vor, mit dem sich die Wirkungen aufheben ließen. Bei schweren Rauschzuständen ist die Überwachung von Kreislauf und Atmung erforderlich, bei Verdacht auf zusätzliche Tabletteneinnahme u. a. eine Magenspülung.

3.2.3 Missbrauch und Abhängigkeit (Alkoholismus, Alkoholkrankheit)

Die Begriffe „Alkoholismus" und „Alkoholkrankheit" sind nicht eindeutig definiert und tauchen auch in ICD-10 nicht auf; manche Autoren verwenden diese im weiteren Sinne als Synonym für schädlichen Gebrauch (chronischer Abusus), andere im Sinne von Alkoholabhängigkeit, also enger; völlig unbestimmt bleiben die Begriffe des „Alkoholproblems" sowie der „Alkoholgefährdung" und sollten deshalb möglichst aus dem wissenschaftlichen Sprachschatz verschwinden.

„Schädlicher Gebrauch" von Alkohol (kodiert mit F10.1) beschreibt nach ICD-10 (S. 98) ein „Konsummuster psychotroper Substanzen" (hier beispielhaft Alkohol), das „zu einer Gesundheitsschädigung führt". Das Abhängigkeitssyndrom (allgemein mit F1x.2 verschlüsselt, als Alkohol-Abhängigkeitssyndrom folglich mit der Codenummer F10.2 zu versehen) definiert sich als „eine Gruppe körperlicher, Verhaltens- und kognitiver Phänomene, bei denen der Konsum einer Substanz oder einer Substanzklasse für die betroffene Person Vorrang hat gegenüber anderen Verhaltensweisen, die von ihr früher höher bewertet wurden". Ein „entscheidendes Charakteristikum der Abhängigkeit" sei „der oft starke, gelegentlich übermächtige Wunsch, psychotrope Substanzen oder Medikamente [...], Alkohol oder Tabak zu konsumieren".

Zur genaueren Charakterisierung werden sechs Kriterien angegeben, von denen innerhalb des Zeitraums von einem Jahr rückwirkend gleichzeitig wenigstens drei erfüllt sein müssen, um die Diagnose des Abhängigkeitssyndroms zu stellen. Diese sind in verkürzter Darstellung: 1. ein „starker Wunsch oder eine Art Zwang, psychotrope Substanzen zu konsumieren", 2. „verminderte Kontrollfähigkeit" des Konsums, 3. ein körperliches Entzugssyndrom bei Beendigung oder Reduktion des Konsums, 4. Nachweis einer Toleranz, also der Notwendigkeit, höhere Dosen zu konsumieren, um den gleichen Erfolg zu erzielen, 5. „fortschreitende Vernachlässigung anderer Vergnügen oder Interessen zugunsten des Substanzkonsums" und schließlich 6. „anhaltender Substanzkonsum trotz Nachweis eindeutiger schädlicher Folgen". Die Diagnose „Abhängigkeitssyndrom" impliziert die des schädlichen Gebrauchs; letztere Diagnose ist bei Vorliegen eines Abhängigkeitssyndroms nicht mehr gesondert zu stellen.

Die lange übliche Unterscheidung zwischen *physischer (körperlicher)* Abhängigkeit, definiert über Toleranzentwicklung und Entzugssymptomatik, und *psychischer* Abhängigkeit bei nur zwanghaftem, unkontrollierten Gebrauch ist hier also aufgegeben. Auch der *Suchtbegriff*, vielfach früher im Sinne körperlicher Abhängigkeit gebraucht, taucht in ICD-10 nicht mehr auf.

Epidemiologische Angaben sind nur von beschränktem Wert und schwer vergleichbar, weil meist nicht zwischen Missbrauch und regelrechter Abhängigkeit unterschieden wurde; zudem existiert eine beträchtliche Dunkelziffer (für Frauen besonders hoch). Es ist sicher nicht unrealistisch anzunehmen, dass etwa 10 % der Erwachsenen Alkoholmissbrauch treiben oder sogar regelrechte Abhängigkeit zeigen; die Lebenszeitprävalenz, also der Anteil an Personen, die im Laufe ihres Lebens mehr oder weniger lange das geschilderte Verhaltensmuster zeigen, dürfte bei 20–25 % liegen; Männer sind weitaus häufiger betroffen.

Erklärungsansätze des Alkoholmissbrauchs und der Abhängigkeit sind erheblich erschwert, da über deren physiologische und psychologische Grundlagen wenig bekannt ist.

Biologische Erklärungsansätze basieren im Wesentlichen auf der eindeutig nachgewiesenen *genetischen* (Mit-)Bedingtheit des Alkoholismus. Obwohl Umweltfaktoren (etwa Sozialisationsbedingungen, Umfeld mit mehr oder weniger ausgeprägtem Konsum) unzweifelhaft eine bedeutende Rolle spielen, ist der genetische Einfluss mindestens ebenso bedeutsam, vielleicht noch bedeutsamer: Sie dürften Alkoholismus zu 40–60 % erklären (Wernicke, 2005).

Am aussagekräftigsten sind diesbezüglich Studien, in denen durch systematische Kreuzung Tierstämme gezüchtet wurden, die – entgegen speziesüblichen Verhaltensweisen – Alkohol anderen Getränken vorzogen.

Mittlerweile konnten auch für Alkoholismus verantwortliche veränderte Gene identifiziert werden. Hauptsächlich werden Besonderheiten der Ethanol abbauenden Enzyme sowie von Dopaminrezeptoren diskutiert (s. etwa Edenberg et al., 2006; Foll, Gallo, Strat, Lu & Gorword, 2009). Dabei dürften veränderte Genvarianten für die Enzymausbildung speziell die Verträglichkeit von Alkohol bestimmen und damit schädlichen Gebrauch begünstigen bzw. umgekehrt einem solchen vorbeugen. Sehr aufschlussreich sind Beobachtungen an der Bevölkerung Südostasiens (etwa Chinas und Japans): Dort findet sich sehr häufig eine bestimmte Enzymkonstellation mit verzögertem Abbau des Ethanolmetaboliten Acetaldehyd, aufgrund dessen der Konsum stark aversive Effekte hat. Unter Personen mit Missbrauch und Abhängigkeit von Alkohol ist diese Konstellation sehr selten (Enoch & Goldman, 2002). Als eine wesentliche Grundlage für Alkoholabhängigkeit (bzw. generell für Substanzabhängigkeit) gilt die unzureichende Ausbildung von Dopaminrezeptoren und damit die fehlende Spontanerregung des dopaminergen Belohnungssystems.

Versuche, eine prämorbide *Alkoholpersönlichkeit* (allgemeiner: *Suchtpersönlichkeit*) nachzuweisen und diese Persönlichkeitsmerkmale konzeptuell mit der Entwicklung von Alkoholmissbrauch oder Abhängigkeit zu verknüpfen, sind zwar sehr populär, bis jetzt allerdings nur bedingt erfolgreich: Am ehesten scheinen sich antisoziale Persönlichkeitszüge in der Jugend als Prädiktor späteren Abusus zu erweisen oder damit verknüpft eine frühe Impulsivität und kindliche Hyperaktivität. Denkbar wäre, dass diese Personen aufgrund veränderter Grundaktivität im Gehirn sich selbst besondere Stimulation verschaffen müssen. Psychoanalytische Forscher weisen auf eine Gefährdung bei oraler bzw. abhängiger Persönlichkeit hin; die empirischen Belege sind jedoch spärlich und selten methodisch überzeugend.

Lerntheoretische Erklärungsansätze des schädlichen Gebrauchs gehen von den unmittelbar angenehmen, verstärkenden Effekten des Konsums aus; zur Erklärung der Aufrechterhaltung bei Abhängigkeit wird zusätzlich der aversive Reiz des Alkoholmangelzustandes herangezogen. Dass Ethanol spannungsreduzierende und euphorisierende Wirkung hat, ist unbestritten; ungelöst bleibt die Frage, bei welchen Personen die unmittelbaren angenehmen gegenüber den aversiven Effekten (etwa Eintreten peinlicher sozialer Situationen) sowie den zu erwartenden langfristigen schädlichen Auswirkungen einen solch hohen Stellenwert einnehmen, dass der Konsum nicht unterbleibt. Genetische Faktoren und Persönlichkeitsvariablen dürften für die Ausbildung dieses operant konditionierten Verhaltens eine maßgebliche Rolle spielen. Auch Umweltbedingungen, welche die Notwendigkeit einer Spannungsreduktion begründen (Konfliktsituationen, Frustrationen), kommt eine wesentliche Bedeutung zu.

Therapien können sich schwerlich allein auf die Alkoholprobleme beschränken, sondern müssen zumeist auch die Bedingungen angehen, die zum Missbrauch beigetragen haben (Angstzustände, Depressionen). Von den speziell auf den Alkoholkonsum zentrierten Verfahren kommen meist im weitesten Sinne *verhaltenstherapeutisch* bzw. *kognitiv-verhaltenstherapeutisch* orientierte zur Anwendung und sind auch mit Abstand am besten evaluiert. Entgegen einer weit verbreiteten Meinung ist die verhaltenstherapeutische Behandlung von Substanzmissbrauch keineswegs mehr allein mit Aversionstherapie gleichzusetzen, sondern verwendet auch andere Techniken (z. B. Stimuluskontrolle, Selbstbehauptungstraining, Verfahren zur Spannungsreduktion ohne Alkohol, kognitive Umstrukturierung).

Eine *medikamentöse Rückfallprophylaxe* kann mit regelmäßiger Gabe von Disulfiram (Antabus®) versucht werden, welches bei abstinenten Personen wenig Wirkung hat, im Fall der Alkoholeinnahme aber zu unangenehmen körperlichen Reaktionen führt (Übelkeit und weitere vegetative Veränderungen, etwa im Herz-Kreislauf-System); es wird angenommen, dass Disulfiram u. a. den Abbau von Acetaldehyd hemmt und so zur Anhäufung dieses aversiven Metaboliten bei Alkoholeinnahme führt; dies ist nicht ungefährlich, sodass vielerseits Skepsis vorgebracht wird. Zudem setzt diese Therapie besondere Mitarbeit der Patienten in Form freiwilliger regelmäßiger Einnahme des Medikaments voraus. Diskutiert wird, ob die Gabe von Opiatantagonisten wie Naltrexon (s. 3.3) die positiven Alkoholwirkungen aufhebt, ohne direkte aversive Reaktionen hervorzurufen. Mittlerweile steht mit Acamprosat (Campral®) eine Substanz zur Verfügung, welche spezifisch die Gier nach Alkohol (Craving) wenigstens zu gewissem Grade dämpft.

3.2.4 Alkoholtoleranz, Alkoholentzugssyndrom und Delirium tremens

Toleranz, d. h. die nachlassende Wirkung bei längerer Einnahme, kann mindestens zwei Ursachen haben. Bei der *metabolischen Toleranz* wird die betreffende Substanz schneller verstoffwechselt; Beispiel dafür ist die rasch einsetzende Gewöhnung an Barbiturate durch Enzyminduktion in der Leber. Bei der (zuweilen auch zellulär genannten) *funktionellen Toleranz* erreicht die unverändert gleiche Substanzmenge den Zielort, entfaltet dort aber geringere Wirkung; die Verminderung der Zahl oder Empfindlichkeit von Opioidrezeptoren bei längerer Opiatgabe könnte als Beispiel dienen. Bei Alkohol tritt ebenfalls Gewöhnung ein, wenn auch nicht in solch ausgeprägtem Maße wie etwa bei Opiaten; die Toleranz wird dann wieder geringer, wenn schwerere Leberschäden eingetreten sind (Toleranzbruch). Dies zeigt, dass die Alkoholtoleranz wenigstens teilweise metabolischer Natur ist; auch eine funktionelle Toleranz ist sehr wahrscheinlich, nachdem viele Personen bei nachweislich hohen Blutalkoholkonzentrationen oft bemerkenswert geringe Leistungseinschränkungen zeigen.

Häufig, aber nicht zwingend, mit Toleranz verbunden ist die Entwicklung eines *Entzugssyndroms* bei fehlender Substanzzufuhr; es entspricht in der Regel Reaktionen, die physiologisch durch die Substanz unterbunden werden; da Alkohol Spannung und Unruhe vermindert, treten diese Beschwerden im Fall des Entzugs in Erscheinung. Das Entzugssyndrom beschränkt sich in vielen Fällen auf die geschilderte Symptomatik, hinzu kommen vegetative Reaktionen wie Zittern und Schweißausbrüche. Da Alkohol durch Verstärkung der GABAergen Hemmung hebt – ähnlich wie Benzodiazepine und Barbiturate – zudem die erregenden Glutamatrezeptoren blockiert (mit weiterem antikonvulsiven Effekt), wird die Entzugssymptomatik zuweilen durch epileptische Anfälle kompliziert. Der Code für Alkoholentzugssyndrom ohne Delir ist F10.3 bzw. F10.31, wenn es durch Krampfanfälle kompliziert wird.

Die klinisch auffälligste Form des Alkoholentzugssyndroms ist das *Delirium tremens* (von lateinisch „de lira" = aus der Spur). Unter *Delir* versteht man allgemein eine Bewusstseinstrübung, meist in der eher schwachen Ausprägung von Somnolenz (Schläfrigkeit bei erhaltener Ansprechbarkeit, wenn auch verlangsamten Reaktionen). Andere Bewusstseinsstörungen in Form von illusionären Verkennungen oder insbesondere optischen Halluzinationen können vorkommen und sind besonders auffällig, jedoch laut ICD-10 für die Diagnosestellung nicht erforderlich. Weiter für das Delir typische Symptome sind Affektstörungen wie Angst und Depression, psychomotorische Auffälligkeiten, etwa in Form zwanghaften Hin- und Herlaufens, Störungen im Schlaf-Wach-Rhythmus, räumliche und zeitliche Desorientiertheit. Delir wird häufig bei organischen Erkrankungen beobachtet – am bekanntesten ist das Fieberdelir – und wäre in diesem Fall mit F05 zu kodieren. Als Alkoholentzugsdelir muss es mit F10.4 (Entzugssyndrom mit Delir) verschlüsselt werden.

Das Delirium tremens tritt häufig nach Dosisverminderung oder Absetzen von Alkohol auf (etwa bei einem Krankenhausaufenthalt nach einem Unfall), kann sich aber auch bei fortwährendem Konsum einstellen (Kontinuitätsdelir), dann oft ausgelöst durch körperliche Erkrankung, etwa eine Infektion. Es dürfte bei mindestens 15 % der Alkoholiker auftreten, häufig nach jahrzehntelangem Abusus. Dem Delir geht zumeist ein schweres Entzugssyndrom mit Unruhe und vegetativen Reaktionen voraus; neben auffälligem Zittern (Tremor) bilden sich nach und nach die oben geschilderten Zeichen aus, wobei die optischen Halluzinationen (kleine bewegliche Objekte oder Tierchen) besonders eindrucksvoll und Laien als Charakteristikum am besten bekannt sind. Häufig wird in diesem Zustand eine erhöhte Suggestibilität gefunden, indem die Patienten etwa von einem vorgehaltenen leeren Blatt ablesen. Neben den psychiatrischen Symptomen finden sich starke Kreislaufreaktionen und können Infektionen auftreten; unbehandelt führt das Alkoholdelir in 15–30 % zum Tod, eine Rate, die bei sachgemäßer Therapie und Überwachung der Herz-Kreislauf-Funktionen deutlich niedriger ist. Die Dauer beträgt etwa 2–5 Tage. Bezüglich der Pathogenese geht man von einer vermehrten Aktivität der nun nicht mehr durch Ethanol blockierten NMDA-Rezeptoren und dem Wegfall GABAerger Hemmmechanismen aus; für die Kreislaufreaktionen wird eine verstärkte Feuerung noradrenerger Neurone verantwortlich gemacht, welche im Locus caeruleus des Hirnstamms ihren Ausgang nehmen.

Die *Therapie* des Delirs geschieht in der Regel mit Clomethiazol (Distraneurin®), einer sedierenden Substanz, die durch Verstärkung der GABAergen Hemmung eine ähnliche Wirkung wie Alkohol hat und ihn deshalb substituieren kann; da sie antikonvulsiv wirkt, sind epileptische Anfälle als gefürchtete Komplikationen damit gut zu beherrschen. Manche Autoren empfehlen Benzodiazepine, allerdings erst nach genauer Indikationsstellung. Ebenso werden bestimmte Neuroleptika zur Behandlung der Alkoholentzugssymptomatik verwendet, da bei ihnen – anders als bei Clomethiazol und Benzodiazepinen – die Gefahr einer Entwicklung von Abhängigkeit gering ist. Sie wirken jedoch nicht antikonvulsiv; einige erniedrigen sogar die Krampfschwelle und sind damit kontraindiziert. Auch das ursprünglich als Antikonvulsivum eingesetzte und zunehmend bei anderen Indikationen (etwa affektiven Störungen) zur Anwendung kommende Carbamazepin (Tegretal®, Timonil®) wird ebenso wie die antikonvulsiv wirkende Valproinsäure zuweilen zur Behandlung der Entzugssymptomatik verwendet. Die früher auch ärztlicherseits praktizierte Therapie, Delir durch Zufuhr hoher Alkoholdosen zu bekämpfen, ist obsolet; als Verfahren der Selbstbehandlung bei ersten Anzeichen jedoch nach wie vor in Gebrauch.

3.2.5 Mittel- und langfristige Folgen von Alkoholmissbrauch

Ethanol dringt wegen seiner Lipidlöslichkeit leicht durch Zellmembranen und wirkt als ausgesprochenes *Zellgift*; sein Einsatz zur Desinfektion wurde schon erwähnt. Von den körperlichen Veränderungen am bekanntesten, zudem zahlenmäßig am bedeutsamsten, ist die *Leberschädigung*. Üblicherweise kommt es bei längerem Abusus zunächst zur Einlagerung von Fett in die Zellen (alkoholische Fettleber), die sich dann leicht entzünden können (Fettleberhepatitis). Diese Alkoholhepatitis ähnelt in ihrer Symptomatik meist mild verlaufenden Virushepatitiden, wird aber bei rechtzeitiger Abstinenz nie chronisch und hat entsprechend an sich eine gute Prognose.

Bei Fortsetzung des Abusus entwickelt sich jedoch mit gewisser Wahrscheinlichkeit eine *Leberzirrhose*; mit Sicherheit gefährdet sind Personen, die über mehrere Jahrzehnte täglich 80 g oder mehr Alkohol zu sich nehmen. Neuere Forschungen gehen bereits von einer schädlichen Dosis von etwa 60 g aus – andere sogar von einer noch geringeren; zudem gelten diese kritischen Werte nur für Männer; bei Frauen sind die angegebenen Zahlen deutlich niedriger, wofür befriedigende Erklärungen ausstehen.

Bei der Zirrhose handelt es sich um einen Umbau der Leber mit Ersatz zerstörter Zellen durch Bindegewebe. Die Symptome erklären sich teils durch Ausfall wichtiger Funktionen wie Synthese und Abbau aufgrund des Untergangs normaler Leberzellen (Leberzellinsuffizienz), teils durch Veränderung der Durchblutung als Folge der bindegewebigen Verhärtung. So wird der Zufluss zur

Leber aus dem Magen-Darm-Bereich über die Pfortader verringert und es kommt zur Ausbildung von Umgehungskreisläufen, speziell in Form venöser Neubildungen in der Wand der Speiseröhre (Ösophagusvarizen). Diese sind sehr gefährdet für Rupturen; nicht wenige Personen mit Leberzirrhose sterben an einer Ösophagusvarizenblutung, wenn auch heute seltener als noch vor einigen Jahren. Aufgrund der verringerten Produktion von Gerinnungsfaktoren in der erkrankten Leber resultiert erhöhte Blutungsneigung; wegen der gestörten Eiweißsynthese kommt es zu Albuminmangel und damit vermindertem kolloidosmotischen Druck in den Gefäßen mit der Folge von Flüssigkeitsübertritt ins Gewebe (Aszites = Bauchwassersucht bei fortgeschrittener Leberzirrhose). Der reduzierte Abbau gegengeschlechtlicher Sexualhormone durch die zirrhotische Leber führt zu Vermehrung von Östrogenen beim Mann und damit zur Feminisierung (etwa Brustbildung); der bei Alkoholikern häufig zu beobachtende Verlust von Libido und Potenz ist teilweise auf hormonelle Veränderungen zurückzuführen.

Aufgrund der zunehmend eingeschränkten Entgiftungsleistung der Leber kommt es im Spätstadium zu Funktionsstörungen im Zentralnervensystem, die unter dem Begriff der *hepatischen Enzephalopathie* zusammengefasst werden und von rascher Ermüdbarkeit und Konzentrationsstörungen bis hin zum Koma reichen, zur tiefen Bewusstlosigkeit. Die Pathogenese der hepatischen Enzephalopathie ist nur bedingt geklärt; diskutiert wird die Wirkung unzureichend abgebauter Neurotoxine wie beispielsweise Ammoniak, daneben Veränderungen im Transmitterhaushalt, speziell Erhöhung der GABA-Konzentration. Auf der Grundlage einer Leberzirrhose, einschließlich der alkoholbedingten, entstehen zudem bevorzugt primäre Leberzellkarzinome. Zu betonen ist, dass der zirrhotische Umbau an sich irreversibel ist, jedoch bei Alkoholkarenz deutlich langsamer fortschreitet und über ein bis zwei Jahrzehnte kompensiert werden kann.

Weitere Organe, die bei chronischem Alkoholmissbrauch geschädigt werden, sind die Schleimhaut von *Speiseröhre* und *Magen* (alkoholische Ösophagitis und Gastritis) sowie die Bauchspeicheldrüse (akute und chronische Pankreatitis). Bei chronischem Abusus, besonders bei Genuss hochprozentiger Spirituosen, ist das Risiko für die Entwicklung von Karzinomen der Speiseröhre deutlich erhöht; vermehrt werden bei Alkoholikern, die stark rauchen, auch Karzinome der Mundhöhle beobachtet. Ob Ethanol ein Risiko für die Entwicklung von Tumoren des Magens und der Bauchspeicheldrüse darstellt, ist nicht geklärt. Weniger bekannt, jedoch sehr ernst zu nehmen, ist die Schädigung der *Herzmuskelzellen* bei langjährigem Abusus (alkoholische Myokardiopathie mit Entwicklung zunehmender Herzinsuffizienz); hingegen sind bei Alkoholikern die Herzkranzgefäße selten pathologisch verändert.

Auch *Nervenzellen* werden durch Alkohol angegriffen, und entsprechend finden sich sowohl typische Schädigungen im peripheren Nervensystem wie zentralnervöse Veränderungen. Die alkoholische Polyneuropathie beruht auf Zerstörungen sowohl der Myelinscheiden wie der Axone selbst. Die Symptome bestehen anfangs in *Gefühlsstörungen* (Taubheit, Missempfindungen und Schmerzen vorwiegend in den unteren Extremitäten), später können *motorische Beeinträchtigungen* hinzukommen, etwa eine Schwäche der Fußheber. Eine alkoholbedingte Erkrankung des Zentralnervensystems mit vorwiegend neurologischen Symptomen ist die *Wernickesche Enzephalopathie* (Encephalopathia haemorrhagica superior), bei der sich blutungsbedingte Gewebsnekrosen speziell im Bereich des Mittel- und Zwischenhirns finden; neurologisch werden vornehmlich Augenmuskellähmungen und Störungen der Bewegungskoordination (Ataxien) beobachtet, zudem Zeichen eines deliranten Syndroms mit Desorientiertheit, Verwirrtheit und mehr oder weniger ausgeprägter Somnolenz. Nicht wenige versterben in diesem Zustand, beim Rest ist der Übergang in ein amnestisches Syndrom (s. u.) häufig.

Von den psychischen Störungen am häufigsten und bekanntesten ist das *amnestische Syndrom* (etwa synonym: *Korsakow-Syndrom*[1]) mit Störungen der Merkfähigkeit bei erhaltenem

1 Die Bezeichnung Korsakow-Syndrom wird unterschiedlich benutzt, zum einen als Synonym für „organisches Psychosyndrom“, also in der Bedeutung von Demenz, zum anderen als Synonym für ein amnestisches Syndrom im Allgemeinen, zum dritten zur Bezeichnung des amnestischen Syndroms im Rahmen von Alkoholmissbrauch.

Immediatgedächtnis und zunächst weitgehend unbehinderter Reproduktion von Inhalten, welche vor der Schädigung erworben wurden. Insofern ähnelt dieses amnestische Syndrom dem dementiellen Syndrom, unterscheidet sich jedoch dadurch von letzterem, dass andere kognitive Funktionen wie etwa Wahrnehmung und Urteilsfähigkeit intakt sind; insofern ist die nicht selten zu findende Bezeichnung „Alkoholdemenz“[2] oder alkoholisch bedingtes „organisches Psychosyndrom“ zumindest missverständlich; typisch für das amnestische Syndrom bei Alkoholabusus ist die Neigung zur Konfabulation, zum Ausfüllen von Erinnerungslücken durch mehr oder weniger passend Erdachtes. Ein organisches amnestisches Syndrom kann auch ohne Missbrauch von Alkohol entstehen, z. B. aufgrund von Durchblutungsstörungen, und ist dann mit F04 zu kodieren (organisches amnestisches Syndrom, nicht durch Alkohol oder sonstige psychotrope Substanzen bedingt); das amnestische Syndrom bei Alkoholmissbrauch (Korsakow-Syndrom) müsste mit der Codenummer F10.6 versehen werden.

Eine nicht seltene psychische Störung speziell bei männlichen Alkoholikern ist der *alkoholische Eifersuchtswahn* (F10.51), wobei die häufige Impotenz sicher nicht geringen Anteil an der Ausbildung des Wahnsystems hat. Seltener ist die *Alkoholhalluzinose* (F10.52), die nicht mit den halluzinatorischen Symptomen im Delir gleichzusetzen ist, sondern mehr oder weniger akut bei fortgesetztem Konsum entsteht und auch nicht von Bewusstseinsstörungen wie Somnolenz oder Desorientierung begleitet ist. Im Gegensatz zu den optischen oder taktilen Wahrnehmungstäuschungen beim Delirium tremens sind die der Alkoholhalluzinose überwiegend akustischer Natur (etwa Stimmen, die sich über den Patienten unterhalten); die Symptome sind nicht immer sicher von den Halluzinationen im Rahmen schizophrener Psychosen zu unterscheiden, zumal letztere nicht selten mit Alkoholismus vergesellschaftet sind.

2 Alkoholabusus kann auch eine Demenz bedingen, die in ICD-10 vom amnestischen Syndrom unterschieden wird und mit F10.73 zu kodieren ist.

Schließlich können sich durch langjährigen Abusus affektive Störungen ausbilden, so depressive Symptome (zu kodieren mit F10.54). Schwer zu unterscheiden ist, ob diese Veränderungen Alkoholfolgen sind oder nicht eher Reaktionen auf die Lage darstellen, in welche die Personen durch den Abusus geraten sind oder die umgekehrt den Missbrauch gefördert hat. Auch die bekannt hohe Suizidrate bei Alkoholabhängigen ist sicher öfter auf die Lebensumstände zurückzuführen als auf direkte Substanzwirkung. Zudem besteht eine hohe Komorbidität von Alkoholismus und schweren affektiven Störungen (Depressionen und bipolaren Störungen), bei denen die Suizidrate wesentlich erhöht ist.

Eine wichtige alkoholbedingte Erkrankung sei noch erwähnt, weil sie – obwohl häufiger als Trisomie 21 (Down-Syndrom, „Mongolismus") – vergleichsweise wenig bekannt ist: Die *Alkoholembryopathie* oder das *fetale Alkoholsyndrom* tritt bei Kindern von Frauen auf, die während der Schwangerschaft vermehrt Alkohol zu sich genommen haben. Die kritischen Grenzen werden widersprüchlich angegeben; es ist davon auszugehen, dass schon niedrige Mengen schädlich sind, da Ethanol die Plazentarschranke überwindet und seine zelltoxischen Eigenschaften auf einen sich entwickelnden Organismus wirken. Speziell regelmäßiger Konsum hochprozentiger Getränke in den ersten Schwangerschaftsmonaten zieht mit gewisser Wahrscheinlichkeit solche Schäden nach sich. Die Symptome sind geistige Retardierung, Wachstumsverzögerung sowie anatomische Anomalien, speziell Veränderungen im Schädelbereich (breiter Nasenrücken, wenig breite Lidspalte, verstrichene Konturen zwischen Oberlippe und Nase).

Die *Therapie* der genannten Störungen besteht zuvorderst in völliger Alkoholabstinenz, wobei sich etwa alkoholische Hepatitis, Ösophagitis und Gastritis rasch vollständig zurückbilden, die Entwicklung der Leberzirrhose mit den Dekompensationszeichen ebenso wie die der alkoholischen Kardiomyopathie und Polyneuropathie gestoppt oder sehr verlangsamt werden können. Auch das amnestische Syndrom zeigt bei konsequenter Alkoholkarenz durchaus die Tendenz zur Rückbildung. Zudem hat hochdosierte Gabe von neurotropen Vitaminen (B_1 = Thiamin,

B_6 = Pyridoxin sowie B_{12}) oft günstige Wirkung bei alkoholischen Polyneuropathien, Korsakow-Syndrom und Wernickescher Enzephalopathie.

3.3 Opioide

3.3.1 Allgemeines

Opioide (Opiumartige) sind Substanzen mit ähnlicher Wirkung wie die von Morphin, dem Hauptalkaloid im Opium; sie werden deshalb auch Opiate genannt, eine streng genommen unrichtige Bezeichnung, die sich aber eingebürgert hat und klanglich besser ist. Rohopium wird aus der unreifen Samenkapsel des Schlafmohns (Papaver somniferum) gewonnen und nimmt nach wenigen Stunden die Gestalt bräunlicher Trockenmasse an. Durch Einlegen von Rohopium in Alkohol erhält man Tinctura opii, die nur noch die alkohollöslichen Produkte der Pflanze, die Alkaloide enthält. Alkaloide sind ringförmige basische Moleküle mit einem Stickstoffanteil, die hauptsächlich in Pflanzen gefunden werden und auf das Nervensystem von Tieren wirken; sie haben im Stoffwechsel der Pflanzen keine Bedeutung und dienen dem Schutz davor, gefressen zu werden. Viele psychotrope Substanzen sind Alkaloide, neben den natürlichen Opiaten u. a. Nikotin und Kokain. Die wichtigsten Alkaloide des Opiums sind Morphin (Morphium[3]) und Codein (natürliche Opiate), daneben einige ohne analgetische Wirkung, etwa das krampflösende Papaverin. Durch chemische Weiterbehandlung des Morphins erhält man die Morphinderivate. So kann es aufgrund seiner zwei OH-Gruppen mit Essigsäure in einem wenig aufwendigen Prozess zu dem wesentlich stärkeren Diacetylmorphin = Diamorphin (Heroin) verestert werden; weitere Morphinderivate oder halbsynthetische Opioide sind Hydromorphon (Dilaudid®) und Buprenorphin (Subutex®). Vollsynthetische Opioide sind

3 Die Bezeichnung Morphin wurde nach Morpheus, dem griechischen Gott des Schlafes, gewählt; der eher umgangssprachliche Begriff Morphium ist nach wie vor in Gebrauch.

Substanzen mit ähnlicher Wirkung, die jedoch ohne Verwendung von Opium im Labor hergestellt werden; Beispiele dafür sind (l-) Methadon (L-Polamidon®), Pethidin (Dolantin®) oder Fentanyl, deren strukturelle Ähnlichkeit mit Morphin gering ist, welche mit ihm jedoch alle wesentlichen Wirkeigenschaften teilen. Sie sind im Allg., etwa hinsichtlich des analgetischen Effekts, deutlich stärker. Zu den Opioiden gehören schließlich noch die endogenen (nicht ganz korrekt: Endorphine), die vom Körper selbst produziert werden und an den gleichen Rezeptoren wie von außen zugeführte Opioide binden (s. u.). Erwähnenswert ist die Existenz von Opiatantagonisten, welche Opioidbindungsstellen besetzen, ohne eine Wirkung auszuüben; durch Verdrängung der Opioide von diesen Rezeptoren können sie deren Effekte aufheben (kompetitive Hemmung) und deshalb als Gegenmittel (Antidot) bei Vergiftungen dienen. Bekannte Opiatantagonisten sind Naloxon (z. B. Narcanti®) und Naltrexon (Nemexin®).

Bei oraler Aufnahme verlieren Opioide üblicherweise mehr oder weniger stark an Wirkung, da sie beim Passieren der Leber nach Resorption aus dem Verdauungstrakt eine „präsystemische Elimination" erfahren. Diese kann vermieden werden, indem das Alkaloid entweder injiziert, geschnupft oder, wie üblicherweise Opium, geraucht wird. Da bei (l-)Methadon (Levomethadon) diese präsystemische Elimination nicht geschieht, kann es ohne Wirkungsverlust oral eingenommen werden, ein erheblicher Vorteil im Rahmen der Substitutionstherapie (s. u.).

3.3.2 Unmittelbare und langfristige Wirkungen

Der für die Medizin wichtigste Effekt ist der *analgetische* (schmerzstillende), wobei u. a. die Übertragung der Erregung vom ersten Neuron der Schmerzbahn auf das zweite im Rückenmark erschwert wird (zu den auf- und absteigenden „Schmerzbahnen" s. Köhler, 2010a, S. 62 ff.). Diskutiert wird außerdem die Beeinflussung zerebraler Strukturen im Sinne einer Herabsetzung der Schmerzwahrnehmung und -verarbeitung. Die Wirkungen der einzelnen Opioide unterscheiden sich im Großen und Ganzen nur quantitativ, wobei die endogenen Opiate am schwächsten sind, synthetische Opioide wie Fentanyl und davon abgeleitete Substanzen am stärksten. Der Wirkmechanismus besteht in der Anlagerung an Opiatrezeptoren des präsynaptischen Neurons und der Verminderung der Transmitterausschüttung aus den Nervenendknöpfchen(präsynaptische Hemmung).

Eine zum Verständnis des Abhängigkeitssyndroms wesentliche Opiatwirkung ist *Euphorisierung*; man erklärt sie, wie bei Alkohol, über indirekte Aktivierung dopaminerger Neurone, welche vom Mittelhirn zu Strukturen des Endhirns laufen, wobei die Fasern zum Nucleus accumbens bei der Vermittlung des angenehmen Effekts als die wichtigsten angesehen werden (s. 3.2.2). Einen speziellen Effekt hat die intravenöse Applikation von Heroin in Form eines schwallartig einsetzenden Wärme- und Glücksgefühls (flash oder rush), das bei anderen Opiaten, etwa der Ersatzdroge Methadon, nicht auftritt und deshalb eine spezifische Abhängigkeit begünstigt.

Weiter haben Opioide eine *sedierende* Wirkung und beeinflussen diverse vegetative Funktionen, wobei der hemmende Effekt auf das Atemzentrum der klinisch bedeutsamste ist. Starke Opioide in niedrigen Dosierungen sowie schwache wie Codein in Normaldosis wirken hustenstillend, höhere Dosen können zur Lähmung des Atemzentrums und damit zum Tod führen; ein Großteil der akuten Todesfälle bei Abhängigen ist darauf zurückzuführen („goldener Schuss"). Diese Atemdepression ist durch Gabe von Opiatantagonisten wie Naloxon rasch aufzuheben. Andere *vegetative* Effekte sind Verengung der Pupillen (Miosis) sowie verstärkte Kontraktion der glatten Muskulatur im Magen-Darm-Bereich; durch übermäßige Verkrampfung kann es zur Wandstarre und damit zur spastischen Obstipation kommen. Opiate werden daher zur Behandlung schwerer Durchfälle eingesetzt.

Die Substanzen lagern sich an Rezeptoren in verschiedenen Regionen an (an den Endknöpfchen der Neurone in den Schmerzbahnen, im Atemzentrum), was sich aus der kompetitiven Wirkung der Opiatantagonisten folgern lässt. Dies legt die Existenz *endogener*, vom Körper selbst produzierter Opioide nahe, also physiologischer Liganden, die man in Form der *Enkephaline* und *Endorphine* identifiziert hat; es handelt sich dabei um Oligopeptide, also Verbindungen weniger Aminosäuren. Biologische Funktion dieses Transmitter- bzw. Hormonsystems ist u .a. die Dämpfung von unvermeidbaren Schmerzen (Kampf, Gebärvorgang).

Im Vergleich zu den körperlichen Folgen bei chronischem Alkoholabusus sind die bei langjähriger Opioideinnahme eher gering, was bei einer rationalen Diskussion über Drogenmissbrauch zu berücksichtigen ist. Die wesentlichen Folgen entstehen durch unsachgemäße Applikation, speziell mittels verschmutzter Nadeln und Spritzen (Hepatitis B und C, HIV-Infektion, Spritzenabszesse); direkte Effekte chronischen Konsums sind Appetitlosigkeit, Gewichtsabnahme, erhöhte Anfälligkeit gegenüber Infektionen. Auf psychischem Gebiet werden Leistungsabfall und Stimmungsveränderungen beschrieben; hinzu kommen Vernachlässigung anderer Interessen sowie abnormes Verhalten im Rahmen der Substanzbeschaffung. Psychotische Störungen treten bei Opiatkonsumenten in der Regel nicht auf, ebenso wenig ein amnestisches Syndrom.

Dauerschäden analog der Alkoholembryopathie scheinen sich bei Kindern heroinsüchtiger Schwangerer nicht auszubilden; jedoch sind die Neugeborenen ebenfalls opiatabhängig und müssen deshalb zunächst einer Substitutionstherapie mit langsamem Ausschleichen unterzogen werden.

3.3.3 Opioidmissbrauch und -abhängigkeit

Prävalenzraten zum Opioidmissbrauch sind bestenfalls grob zu schätzen oder hochzurechnen, was die Widersprüchlichkeit der Angaben erklärt. Ältere Daten, welche oft von bemerkenswerten Häufigkeiten ausgehen (etwa von 3 % bei jüngeren erwachsenen Männern, 1 % bei Frauen dieser Altersgruppe), geben den Stand sicher nicht mehr korrekt wieder. Der klassische reine Heroinabhängige (der „Junkie") ist heute selten geworden (vielleicht auch im wahrsten Sinne des Wortes: ausgestorben). Mittlerweile hat ein Übergang auf andere harte Drogen wie Amphetamine stattgefunden oder findet sich mehr und mehr der gleichzeitige Konsum weiterer psychotroper Substanzen. Heroinkonsumenten nehmen auch zunehmend weniger die Substanz intravenös zu sich, sondern bevorzugen andere, weniger riskante Applikationsformen wie Rauchen. In jedem Fall ist die Zahl der Herointoten in den letzten Jahren merklich zurückgegangen.

Theorien zur Genese des Missbrauchs von Opioiden unterscheiden sich nicht wesentlich von Modellen zur Entstehung der Alkoholabhängigkeit, wobei hier die Betonung genetischer Faktoren geringer ist. Ansonsten finden sich in der einschlägigen Literatur eher allgemeine Suchtmodelle als substanzspezifische. Lerntheoretisch werden wieder die positiven Konsequenzen der Einnahme und die negativen des Entzugs zur Erklärung der Aufrechterhaltung herangezogen – ein unvollständiges Modell insofern, als das Craving, die Substanzgier, über Jahre nach Konsumende anhält.

Die Therapie der Abhängigkeit in ihren verschiedensten Varianten kann hier nicht beschrieben werden, um so mehr, als auch unter Fachleuten nur geringe Einigkeit über realistische Wege und Ziele herrscht. Erwähnt sei nur die Substitutionstherapie mittels des synthetischen Opioids Methadon, welches als pharmazeutisches Produkt – im Gegensatz zu den auf der Straße verkauften Produkten wie Heroin – eine genau definierte Zusammensetzung hat und damit weniger die Gefahr der Überdosierung birgt. Zudem wirkt Methadon auch oral, sodass die Probleme parenteraler Applikation mit Infektionsgefahr hier entfallen.

Auf die Probleme der „Methadonsubstitution“ wird leider zu wenig hingewiesen, nämlich dass die Konsumenten kostenlos ein Opioid zur Verfügung gestellt bekommen, welches auf dem Schwarzmarkt erhebliche Summen einbringt, weiter dass die Gefahr nicht gering ist, damit andere Personen (z. B. Kinder) zu Tode zu bringen. Mittlerweile kommt mit Buprenorphin (Subutex®) zunehmend zur Substitution eine Substanz in Gebrauch, welche nur sublingual, also nach längerem Verweilen in der Mundhöhle, Wirkung entfaltet und deswegen bei akzidenteller Einnahme seltener zum Tod führt. Da bei der Einnahme von Methadon das bei intravenöser Injektion äußerst hochgeschätzte Erlebnis des Anflutens entfällt, wird es häufig nicht akzeptiert, oder wenn, dann nicht ohne zusätzlichen Heroinkonsum.

Eine pharmakologische Beeinflussung der Abhängigkeit nach erfolgreichem Entzug wird mit *Opiatantagonisten* versucht, etwa Naltrexon (Nemexin®), welches die euphorisierende Wirkung von Heroin verhindert und so das Verlangen reduzieren soll.

3.3.4 Toleranz und Entzugssyndrom

Bei Opioiden tritt sehr schnell Gewöhnung ein, eine Erfahrung, die sich eindrucksvoll bei Patienten bietet, deren Schmerzen nur durch längerfristige Opiatgabe zu behandeln sind. Zur Erklärung dieser Toleranz wurde lange eine zahlenmäßige Reduktion der Rezeptoren für endogene Opioide angenommen; als wahrscheinlicher gilt mittlerweile, dass sich nachgeschaltete Prozesse der Signaltransduktion (Second-Messenger-Prozesse) verändern. Bei Abstinenz bildet sich die Toleranz rasch zurück mit der Konsequenz, dass Opiatabhängige, die nach Entzug wieder ihre zuletzt übliche Dosis spritzen, in die Gefahr einer tödlichen Überdosierung geraten.

Das *Opiatentzugssyndrom* wird teilweise als sehr eindrucksvoll beschrieben. Es entspricht im Wesentlichen einer Sympathikusaktivierung mit Pulsbeschleunigung, Blutdrucksteigerung, erweiterten Pupillen, Schweißausbrüchen. Komplettiert wird das Bild von Erbrechen und Durchfall, Muskelschmerzen, Muskelkrämpfen, starkem Tränenfluss sowie grippeähnlichen Symptomen in Form von Niesen, Kopfschmerz, Schüttelfrost, eventuell Fieber. Psychische Symptome sind Unruhe und dysphorische Stimmung. Die raue Hautoberfläche bei Aufrichtung der Haarwurzeln und die Kälteempfindung haben dem Entzugssyndrom die Bezeichnung Cold Turkey (kalter Truthahn) eingebracht. Häufig wird über gesteigerte Schmerzempfindlichkeit und starken Juckreiz berichtet. Anders als beim Alkoholentzug finden sich hier typischerweise weder epileptische Anfälle noch delirante Symptome. Kompliziert wird die Symptomatik häufig dadurch, dass die Betroffenen von weiteren psychotropen Substanzen abhängig sind und so parallel zum Opiatentzugssyndrom noch andere Entzüge (etwa von Alkohol) laufen.

Das geschilderte Entzugssyndrom, welches bei Abhängigen auch durch Gabe von Opiatantagonisten ausgelöst werden kann, tritt wenige Stunden nach letzter Einnahme auf und erreicht seinen Höhepunkt im Durchschnitt 24 bis 48 Stunden später; danach lässt die Stärke der Beschwerden nach, um nach etwa einer Woche zu verschwinden. Vielfach wird die Entzugssymptomatik rasch und gründlich durch erneute Substanzzufuhr beseitigt.

Die *Pathogenese* ist nur unzureichend geklärt. Eine plausible Annahme wäre die eines Fehlens endogener Opioide, nachdem deren Konzentration infolge einer längerfristigen Verdrängung durch exogene Opioide im Sinne eines Rückkoppelungsmechanismus vermindert sein dürfte; gleichzeitig hat sich möglicherweise die Anzahl oder Empfindlichkeit der Rezeptoren verringert. Dagegen spricht, dass die Gabe von Opiatantagonisten bei Nichtabhängigen ohne wesentliche Folge bleibt. Eher favorisiert wird daher die Hypothese einer Gegenreaktion ohne gleichzeitige Kompensation durch Opiatwirkung. Dieser zufolge tritt als Reaktion auf die externe Opioidzufuhr (UCS) eine physiologisch sinnvolle Gegenreaktion des Körpers auf (UCR), die über die eigentliche Opiatwirkung hinaus anhält und zudem wenigstens partiell klassisch konditioniert worden ist: Stimuli, in deren Gegenwart die Droge üblicherweise konsumiert wurde (CS), lösten demnach bereits antizipatorisch die Gegenreaktion (CR) aus; im gewohnten Rahmen der Einnahme, etwa beim Fixen in bestimmten Räumlichkeiten, träten so körperliche Veränderungen auf, die nur durch Substanzkonsum kompensiert werden könnten. Dies würde erklären, warum die Einnahme von Opiaten in anderen Räumlichkeiten mit Ausbleiben des konditionierten Anteils der Gegenreaktion eine ungleich stärkere Wirkung entfalten kann. Allem Anschein nach treten Todesfälle gehäuft dann ein, wenn die gewohnte Substanz in ungewohnter Umgebung konsumiert wird.

Das Opiatentzugssyndrom ist zweifellos für die Betroffenen unangenehm – wobei der Zustand häufig in der Literatur weit übertrieben dargestellt wird; es stellt im unkomplizierten Fall selten eine ähnliche Bedrohung der Gesundheit dar wie das alkoholbedingte Delirium tremens und wird deshalb zuweilen nicht medikamentös behandelt. Die übliche und rasch wirksame Selbsttherapie, die erneute Einnahme von Opiaten, wurde bereits erwähnt.

3.4 Sedativa und Hypnotika

3.4.1 Allgemeines

Sedativa sind Substanzen mit der wesentlichen Wirkung einer psychischen Sedierung (Beruhigung) und Angstverminderung, daher auch der Name Anxiolytika. Andere Bezeichnungen sind Ataraktika (von ataraxia = Seelenruhe) sowie Tranquilizer. Da Sedativa, wenigstens in höheren Dosen, schlafinduzierende Wirkung haben und auch Hypnotika (Schlafmittel) sedierend wirken, ist die Grenze zwischen beiden Funktionsgruppen fließend. Die weitaus meisten der heute eingesetzten Sedativa und Hypnotika gehören der Substanzklasse der Benzodiazepine an, deren Einzelstoffe sich im Wesentlichen nur hinsichtlich Halbwertszeit und Metabolismus (Verstoffwechselung) unterscheiden. Viele andere Substanzen wie Neuroleptika, einige Antidepressiva, Alkohol und Opiate haben ebenfalls einen sedierenden Effekt, der aber nicht die einzige oder die Hauptwirkung darstellt, und werden deshalb nicht zu dieser Kategorie gezählt. Zu den Sedativa oder Hypnotika gehören Stoffe aus der genannten Gruppe der Benzodiazepine, die zunehmend als Schlafmittel Bedeutung gewinnenden Non-Benzodiazepinhypnotika, erst in zweiter Linie Chloralhydrat, Clomethiazol sowie die (vornehmlich im illegalen Handel noch eine Rolle spielenden) Barbiturate.

Zur Gruppe der Benzodiazepine gehören u. a. Diazepam (z. B. Valium®), Oxazepam (Adumbran®), Lorazepam (Tavor®), Lormetazepam (Noctamid®), Flunitrazepam (Rohypnol®) oder Bromazepam (Lexotanil®), um nur einige zu nennen.

Chloralhydrat (etwa Chloraldurat 500®) und Barbiturate werden seit mehr als einem Jahrhundert als Schlafmittel eingesetzt; da sich bei ihrer Einnahme rasch Toleranz entwickelt und auch Entzugssyndrome auftreten, sie zudem in höheren Dosen zu Vergiftungserscheinungen mit möglicher Todesfolge führen (Suizidmittel), ist ihr Einsatz deutlich seltener geworden. In Deutschland sind Barbiturate überhaupt nicht mehr als Schlafmittel im Handel, haben bestenfalls noch Bedeutung als Antiepileptika oder zur Einleitung von Narkosen. Missbrauch scheint, insbesondere im Rahmen eines gleichzeitigen Konsums mehrerer Substanzen (Polytoxikomanie), weiterhin jedoch eine nicht unerhebliche Rolle zu spielen. Das bei der Behandlung des Alkoholentzugssyndroms erwähnte Clomethiazol (Distraneurin®) wird zuweilen – vornehmlich in Kliniken – ebenfalls als Beruhigungs- oder Schlafmittel eingesetzt, wobei das erhebliche Suchtpotential der Substanz zu berücksichtigen ist.

3.4.2 Unmittelbare und langfristige Wirkungen

Die Wirkung der *Benzodiazepine* ist als sedierend (beruhigend, über die zentralnervöse Dämpfung auch mehr oder weniger müdigkeitserzeugend), anxiolytisch (angstmindernd), zu gewissem Grade aggressionshemmend, antikonvulsiv, d. h. gegen epileptische Anfälle gerichtet, und schließlich als muskelrelaxierend zu charakterisieren. Die Wirkung der einzelnen Stoffe ist qualitativ recht ähnlich. Unterschiede sind eher quantitativ und betreffen zudem Wirkungseintritt und Dauer; einige, etwa Oxazepam (Adumbran®), wirken nicht direkt, sondern erst nach Verstoffwechselung in der Leber, und daher langsamer; zudem unterscheiden sich die Stoffe in ihrer Halbwertszeit, also in der Geschwindigkeit ihres Abbaus zu unwirksamen Metaboliten oder ihrer Elimination. Die dämpfende, Müdigkeit erzeugende Wirkung der Benzodiazepine ist bei Schlafmitteln gewünscht; im Rahmen der Behandlung von Angsterkrankungen, bei denen lediglich eine affektive Distanzierung angestrebt wird, ist sie störend, da Konzentration und Reaktionsgeschwindigkeit negativ beeinflusst werden. Versuche, zwar wirksam anxiolytische, aber nur gering oder gar nicht sedierende Benzodiazepine zu entwickeln, werden daher mit Anstrengung unternommen. Bei der Behandlung von Einschlafstörungen, wo eine verlängerte Wirkung des Medikaments (hang-over) höchst unwillkommen ist, werden bevorzugt Stoffe mit kurzer oder bestenfalls mittellanger Halbwertszeit eingesetzt.

Der Effekt der Benzodiazepine wird auf *Verstärkung der GABAergen Hemmung* zurückgeführt. GABA (gamma-aminobutyric acid = Gamma-Aminobuttersäure) ist der wichtigste hemmende Transmitter im Zentralnervensystem. Zum Verständnis der Benzodiazepinwirkung geht man von der Modellvorstellung aus, dass den Rezeptoren für GABA wiederum Rezeptoren für Benzodiazepine benachbart liegen, deren Besetzung die

GABA-Rezeptoren empfindlicher macht. Die sedierend-anxiolytische Wirkung ließe sich demnach durch Verstärkung GABAerger Hemmmechanismen im limbischen System erklären, beispielsweise in der Amygdala. Für die Benzodiazepinrezeptoren sind auch endogene, vom Körper selbst hergestellte Liganden anzunehmen, die aber im Gegensatz zu den endogenen Opioiden noch nicht identifiziert werden konnten. Wie bei den ebenfalls über Rezeptorbindung ihre Wirkung entfaltenden Opiaten gibt es auch bei den Benzodiazepinen Antagonisten, mit denen sich die Effekte aufheben lassen, etwa Flumazenil (Anexate®).

Benzodiazepine haben im Gegensatz zu Barbituraten und Chloralhydrat eine große therapeutische Breite, weswegen die Gefahr einer Überdosierung mit schweren, irreversiblen Folgen, etwa Atemdepression, gering ist. Auch in hohen Dosen mit suizidaler Absicht genommen wirken sie nie oder bestenfalls sehr selten tödlich; allerdings können sie die akut-toxische Wirkung von Alkohol verstärken. Da Benzodiazepinrezeptoren bisher nur im Zentralnervensystem gefunden wurden, beobachtet man – anders als etwa bei Antidepressiva und Neuroleptika – vegetative Nebenwirkungen nicht, ein hoch zu schätzender Vorteil.

Die akute Wirkung von *Barbituraten*, *Chloralhydrat* und *Clomethiazol* ähnelt der der Benzodiazepine, wobei die Mechanismen weniger gut geklärt sind – wahrscheinlich ist die Anlagerung an ein anderes Protein des GABA-A-Rezeptorkomplexes mit der Folge einer direkten, nicht über GABA vermittelten verringerten zellulären Erregbarkeit. Die therapeutische Breite ist, insbesondere bei den Barbituraten, erheblich geringer, sodass sie früher ein verbreitetes Suizidmittel darstellten.

Die *Non-Benzodiazepinhypnotika* Zolpidem, Zopiclon und Zaleplon greifen allem Anschein nach ebenfalls am GABA-Rezeptor an, wenn auch in anderer Weise. Abgesehen vom geringeren Abhängigkeitspotential (s. u.), bieten sie den Vorteil, den Ablauf des Schlafes weniger qualitativ zu verändern.

Körperliche Schäden nach langjähriger Benzodiazepineinnahme treten nach augenblicklichen Kenntnissen kaum auf; amnestische Störungen als psychische Folge werden jedoch diskutiert. Psychotische Symptome als Folge des Konsums (nicht des Entzugs) werden bei Benzodiazepinen und auch Barbituraten nicht beschrieben. Häufiger sind hingegen affektive und motivationale Veränderungen wie Gleichgültigkeit und zunehmende Interesselosigkeit aufgrund der Dauersedierung. Ein negativer Effekt ist, dass die Betreffenden oft aufgrund der distanzierenden Wirkung der Anxiolytika Angst und Spannung weniger empfinden und deshalb schwächer motiviert sind, deren Ursachen zielgerichteter zu beseitigen.

Irreversible Schäden des Fötus bei Benzodiazepineinnahme scheinen selten; gleichwohl sollten diese Substanzen in den ersten Schwangerschaftsmonaten nicht verabreicht werden. Nimmt die Schwangere kurz vor und während der Geburt Benzodiazepine, kann Entzugssymptomatik bei den Neugeborenen auftreten, zudem Störungen der Atmung, der Temperaturregulation und des Muskeltonus (Floppy-Infant-Syndrom).

3.4.3 Toleranz, Entzugssymptomatik und Missbrauch

Bei allen Sedativa entwickelt sich rasch Toleranz, am deutlichsten bei Chloralhydrat und Barbituraten. Als Grundlagen der Benzodiazepintoleranz werden Veränderungen an den entsprechenden Rezeptoren angenommen (funktionelle oder zelluläre Toleranz); bei Barbituraten kommt metabolische Toleranz in Form einer Vermehrung abbauender Enzyme in der Leber hinzu.

Beim Absetzen nach mehrmonatiger Benzodiazepineinnahme ist mit Symptomen zu rechnen, die teilweise als Rebound-Effekt aufzufassen sind, teils Zeichen der Wiederkehr der durch die Medikamente bis dahin unterdrückten Angstsymptomatik sind. Daneben tritt häufig ein regelrechtes Entzugssyndrom (F13.3) auf, bei dem neben Unruhe, Angst, Schlaflosigkeit und vegetativen Beschwerden auch epileptische Anfälle sowie delirante Zustände (dann F13.4) beobachtet werden. Abruptes Absetzen von Benzodiazepinen ist deshalb zu vermeiden; bei bereits eingetretener Entzugssymptomatik wird man gegebenenfalls wieder die Substanz zuführen, um dann langsam auszuschleichen.

Da Benzodiazepine ärztlich verabreicht werden, ist es schwer zu definieren, wann von Missbrauch zu sprechen ist und in welcher Häufigkeit dieser vorliegt. Auch die Zahl der regelrecht Abhängigen lässt sich schwer schätzen, da diese Substanzen auf legalem Wege einfach zu erhalten sind und deshalb wenige Versuche des Absetzens gemacht werden. Etwa 1 Million Abhängige in Deutschland anzunehmen ist sicher nicht völlig unrealistisch.

Theorien der *Benzodiazepinabhängigkeit* folgen den in den vorigen Abschnitten präsentierten allgemeinen Abhängigkeitsmodellen. Nicht unplausibel ist die Annahme, dass es eine gewisse biologische Bereitschaft in Form verminderter Benzodiazepinrezeptoren oder endogener Liganden gibt. Da Benzodiazepine im Gegensatz zu Alkohol und Opioiden keine direkte euphorisierende Wirkung haben, dient ihre Einnahme wesentlich dem Spannungsabbau und der Angstreduktion.

Entsprechend zielt die *Therapie* nach erreichter Abstinenz vornehmlich darauf ab, die zum Konsum führenden Bedingungen wie Ängste oder spannungsreiche Konflikte zu beseitigen; für entsprechende Verfahren ist deshalb auf die Abschnitte über Angststörungen (s. 6.2 und 6.3) zu verweisen.

3.5 Kokain und Psychostimulantien

Obwohl in ICD-10 als verschiedene Substanzgruppen aufgefasst, sollen Kokain und die Psychostimulantien hier gemeinsam abgehandelt werden, weil sowohl in den klinischen Effekten als auch bezüglich der angenommenen Wirkmechanismen bedeutsame Übereinstimmungen bestehen.

Kokain (oft Cocain geschrieben) ist ein Alkaloid der in höheren Lagen Südamerikas angebauten Cocapflanze, deren Blätter dort seit vielen Jahrhunderten als Rauschmittel gekaut werden. Durch Behandlung der Blätter erhält man Kokain-Hydrochlorid, ein weißes Pulver, welches geschnupft, oral aufgenommen oder intravenös gespritzt wird. Durch einfache Prozesse lässt sich das reine Alkaloid Kokain gewinnen, das erheblich stärker als die Hydrochloridverbindung ist und vornehmlich in Form von Crack geraucht wird; ebenso kann freebasing, Herstellen der reinen Kokainbase, auf andere Arten geschehen.

Die kurzfristige *Wirkung* von Kokain, gleichgültig in welcher Form appliziert, ist euphorisierend, enthemmend und antriebssteigernd.[4] In höheren Dosen tritt nicht selten eine psychotische Symptomatik in Form von optischen, akustischen und taktilen Halluzinationen sowie Verfolgungswahn ein; auch kommt Entwicklung extremer Aggressionen und Ängste vor. Aufgrund der Sympathikusaktivierung werden u. a. Blutdrucksteigerung, Pulsbeschleunigung, Erhöhung der Atemfrequenz und weit gestellte Pupillen beobachtet. Die nicht seltenen Todesfälle bei Kokainüberdosis gehen zu einem Großteil auf kardiale Komplikationen, besonders Herzrhythmusstörungen und Herzinfarkte, teils auf zentralnervöse Schädigungen zurück. Die *langfristigen Folgen chronischen Missbrauchs* bestehen in zunehmendem Interessenverlust an Alltagsaktivitäten, Neigung zu Gewalttätigkeiten bei der Drogenbeschaffung oder während des Konsums; an körperlichen Veränderungen sind Gewichtsverlust und kardiovaskuläre Komplikationen sowie Schädigung der Nasenschleimhaut und des Nasenseptums beim Schnupfen der Substanz zu nennen. Die *Kokainembryopathie* gilt als noch schwerwiegender als die Alkoholembryopathie und äußert sich nicht nur in Lerndefiziten, sondern auch diversen körperlichen Beeinträchtigungen.

Die *Wirkungsweise* von Kokain ist gut geklärt: Es verhindert die Wiederaufnahme von Noradrenalin und Dopamin in die präsynaptischen Endknöpfchen der Neurone (Reuptake-Hemmung) und führt damit zur Überaktivität im synaptischen Spalt; die euphorisierende Wirkung wird auf verstärkte Anregung der Dopaminrezeptoren im Nucleus accumbens zurückgeführt.

4 Die frühe Publikation S. Freuds „Über Coca" aus dem Jahre 1884 bietet eine sehr lesenswerte Beschreibung der Kokainwirkung. Freud konsumierte selbst die Substanz und hielt auch andere zum Gebrauch an. Aufgeschreckt durch Missbrauch und körperliche Schäden eines Kollegen, dem er Kokain therapeutisch empfohlen hatte, stellte Freud selbst den Konsum ein. Mehrere Autoren haben daraus abzuleiten versucht, das Lehrgebäude der Psychoanalyse sei einem toxisch geschädigten Gehirn entsprungen. Ich bin auf diese „Kokainepisode" in meiner Freud-Biografie (Köhler, 2000a, S. 17 f.) eingegangen.

Toleranz entwickelt sich bei häufigem Kokaingebrauch ziemlich rasch, wobei die Mechanismen noch nicht bekannt sind (downregulation von Rezeptoren?); andererseits wird auch der gegenteilige Effekt beschrieben, eine zunehmende Empfindlichkeit (Sensitivierung). Nicht eindeutig geklärt ist, ob die nach Absetzen zu beobachtenden Symptome in Form von Müdigkeit, Antriebsmangel und dysphorischer Stimmung einem regelrechten Entzugssyndrom entsprechen und nicht einfache Rebound-Effekte darstellen; bei Crack-Rauchern jedoch ist eine Entzugssymptomatik sehr wahrscheinlich.

War der Konsum von Kokain in der ersten Hälfte dieses Jahrhunderts vornehmlich auf kleine, oft vermögendere Kreise beschränkt, nicht zuletzt wegen der der hohen Substanzkosten, so hat sich der Gebrauch seit den siebziger Jahren des vergangenen Jahrhunderts beträchtlich ausgeweitet; die leichtere Verfügbarkeit, insbesondere in der preiswerteren und gleichzeitig potenteren Form von Crack, hat bis Ende der 1980er Jahre zu einem erheblichen Anstieg geführt; Schätzungen, dass bis 1 % der Erwachsenen in Deutschland diese Substanz mit gewisser Regelmäßigkeit konsumieren, dürften realistisch sein.

Wie für die *Entstehung der Kokainabhängigkeit* keine spezifischen Modelle entwickelt wurden, so unterscheidet sich deren *Behandlung* nicht prinzipiell von der anderer Substanzabhängigkeiten; Substitutionsprogramme mit Amphetaminen analog der Methadonbehandlung Opiatabhängiger werden angeboten, wobei zu fragen ist, ob nicht damit nur eine Abhängigkeit gegen eine andere ausgetauscht wird. Erwähnenswert ist, dass Kokain- und Opiatabhängigkeit nicht selten gemeinsam vorkommen, etwa in Form des Konsums von Speedball, eines Gemischs von Heroin und Kokainpulver, bei dem sich die euphorisierenden Effekte addieren, andere wie die Sympathikuseffekte des Kokains und die parasympathomimetischen des Heroins sich teilweise aufheben; der Entzug ist dadurch erheblich kompliziert.

Zu den Psychostimulantien werden im Allg. *Amphetamin* und das stärkere *Methamphetamin* (Weckamine) gerechnet; erstere Substanz liegt als pharmazeutisches Präparat vor und wird therapeutisch im Wesentlichen – neben dem hinsichtlich Wirkung ähnlichen Methylphenidat (z. B. Ritalin®) – bei hyperaktiven

Kindern eingesetzt (s. 9.4); Methamphetamin (u. a. in Form des rauchbaren „crystal meth") gilt als äußerst gefährliche Droge.

Amphetamin und Methamphetamin weisen ähnliche Effekte wie Kokain auf, wirken also antriebssteigernd, euphorisierend, aktivierend auf den Kreislauf, kurzfristig leistungsfördernd und werden deshalb zum Doping benutzt sowie als Durchhaltemittel konsumiert, beispielsweise von Soldaten im Feld.[5] In höheren Dosen kommt es zu ängstlicher Erregung sowie zu Halluzinationen und Wahnvorstellungen (Amphetaminpsychosen), außerdem zu starken Herz-Kreislauf-Reaktionen. Langfristige körperliche Veränderungen entsprechen denen des chronischen Kokainkonsums, wobei die Abmagerung aufgrund des appetitzügelnden Effektes vielen Personen nicht unerwünscht ist.

Ihre *Wirkung* besteht in Förderung der dopaminergen und noradrenergen synaptischen Übertragung, und zwar teils durch Reuptake-Hemmung, teils durch eine verstärkte Entleerung der Vesikel in den synaptischen Spalt; auch Erhöhung der Transmitterkonzentrationen durch Hemmung des abbauenden Enzyms Monoaminoxydase (MAO) wird diskutiert.

Toleranzentwicklung bei Amphetaminen ist sehr ausgeprägt; manche der Süchtigen werfen zuweilen eine Handvoll dieser Pillen ein, die beim Nichtkonsumenten schon in Einzelgabe deutliche Effekte hervorrufen. Ob ein regelrechtes Entzugssyndrom zu beobachten ist, wird, ähnlich wie bei Kokain, noch diskutiert.

Exakte Zahlen zur Häufigkeit des Amphetaminabusus sind schwer zu erhalten; neben regelrechten Dauerkonsumenten gibt es offenbar viele, die Amphetamine nur zu gewissen Gelegenheiten (als Freizeitdroge) konsumieren.

Noch einige Worte zu *Koffein*, dessen Konsum weltweit sehr hoch liegt und von dem eine große Zahl von Personen regelrecht abhängig sein dürfte. Es findet sich nicht nur im Kaffee, sondern

5 Das ähnliche Effekte aufweisende Methylphenidat, welches zur Therapie hyperaktiver Kinder eingesetzt wird, ist mittlerweile zu einem beliebten Psychostimulans bei Erwachsenen geworden; insofern wird mehr Ritalin® verschrieben, als von den kindlichen Patienten tatsächlich eingenommen.

auch in schwarzem und grünem Tee, daneben in der Kakaofrucht; ebenso enthalten zahlreiche Getränke, insbesondere Cola, durchaus nicht geringe Mengen. Koffein hat stimulierende Effekte ähnlich dem Kokain und den Amphetaminen, wenn auch in wesentlich schwächerer Form; regelrechte Intoxikationen lassen sich mit den üblicherweise aufgenommenen Kaffeemengen im Allg. nicht erzielen. Bezüglich des Wirkmechanismus wird als eine von mehreren die Hypothese vertreten, dass es die Phosphodiesterase blockiert. Dieses Enzym beendet Second-Messenger-Prozesse, also die indirekte Wirkung einer Rezeptorbesetzung; die Blockade der Phosphodiesterase führt damit zu einer verlängerten Wirkdauer der betreffenden Transmitter, wahrscheinlich speziell von Dopamin und Noradrenalin. Eine Toleranzentwicklung kommt vor, wenn auch in vergleichsweise geringem Maße; auch kann es zu einer mehr oder weniger ausgeprägten Entzugssymptomatik kommen, wobei die Entwicklung von Kopfschmerzen besonderer Erwähnung bedarf. Umgekehrt wird Koffein bekanntlich häufig benutzt, um diese zu beseitigen oder ihnen vorzubeugen.

3.6 Cannabinoide (Haschisch und Marihuana)

Der *indische Hanf* (Cannabis sativa var. indica bzw. Cannabis indica) enthält zahlreiche psychotrope Substanzen, die Cannabinoide, deren wichtigste Delta-9-Tetrahydrocannabinol (THC) ist. Getrocknete Blätter kommen unter dem Namen *Marihuana* auf den Markt, das etwa fünfmal THC-reichere und damit stärkere *Haschisch* wird aus dem Harz gewonnen. Marihuana und Haschisch werden gewöhnlich geraucht; sie können jedoch auch oral (etwa in Teeform oder in Keksen verbacken) aufgenommen werden. Erwähnenswert ist, dass durch Züchtungen der THC-Gehalt der Cannabisprodukte in den letzten Jahren deutlich angestiegen ist, nach einigen Angaben um das zwanzigfache bis sogar dreißigfache.

Die unmittelbaren *Reaktionen* hängen von der Menge und Stärke der aufgenommenen Substanz sowie den Erfahrungen,

Erwartungen und der psychischen Ausgangslage der Konsumenten ab; die *Wirkung* ist häufig nicht voraussehbar und kann höchst unerwünschte Gestalt annehmen. Beschrieben wird in niedrigen Dosen ein entspannender, euphorisierender Effekt; auch dabei können schon Veränderungen der Wahrnehmung („bewussteres" Erkennen von Sachverhalten, neuartiges Zeit- und Raumgefühl, also psychedelische Effekte) auftreten, Wirkungen, welche bei größerer Zufuhr der Substanz selten ausbleiben. Bei noch höheren Dosen finden sich häufig Depersonalisationserlebnisse, Halluzinationen bzw. Pseudohalluzinationen[6]; die Stimmung kann dann in Angst und Unruhe, gelegentlich sogar in heftige Aggressivität, umschlagen. Der Übergang von akuter Intoxikation in eine regelrechte schizophrene Psychose wird nicht selten beobachtet. Auch wenn Patienten mit Neigung zu Schizophrenien eventuell öfter Cannabis konsumieren und dies möglicherweise gehäuft vor einem neuen spontanen Schub tun, drängt sich doch die Vermutung auf, dass die Cannabinoide zumindest einen diesbezüglich auslösenden Effekt haben, vielleicht sogar kausal zur Symptomatik beitragen (s. 4.2.8). Die körperlichen Veränderungen bestehen in Pulsbeschleunigung, Mundtrockenheit, Rötung der Bindehaut (konjunktivaler Injektion), dazu ausgeprägtem Appetit.

Als Angriffspunkte wurden spezifische Rezeptoren entdeckt, an denen Cannabinoide binden. Man unterscheidet einen vornehmlich zentralnervös (offenbar aber nicht in den vegetativen Zentren des Hirnstamms) lokalisierten CB1-Rezeptor und eine CB2-Bindungsstelle, die an immunologisch bedeutsamen Organen (etwa Milz und Lymphknoten) sitzt und deren Stimulation

6 Halluzinationen sind Wahrnehmungen, die nicht durch ein äußeres Objekt ausgelöst werden, bei denen aber dieses für den Betroffenen in seiner Existenz unzweifelbar ist. Bei Pseudohalluzinationen wird das nicht vorhandene Objekt zwar wahrgenommen; der Wahrnehmende weiß jedoch um dessen Unwirklichkeit. Illusionen werden durch ein vorhandenes Objekt ausgelöst, entsprechen ihm aber nicht (etwa Verkennung eines sich bewegenden Astes als huschendes Tier). Bei Derealisationserlebnissen scheint alles unwirklich, wie nur vorgestellt, bei Depersonalisation wird der eigene Körper als fremd, nicht zur eigenen Person gehörig erlebt.

zu Unterdrückung von Immunreaktionen führt. Dies legt die Existenz „endogener Cannabinoide“ nahe, welche aber noch nicht sicher identifiziert werden konnten. Immerhin wurden mittlerweile Cannabinoidantagonisten entwickelt; einer war bereits kurzzeitig als Appetitzügler im Handel.

Zu erwähnen ist weiter, dass unter Cannabiseinwirkung sich Aufmerksamkeit und Reaktionsvermögen verschlechtern, sodass beim Autofahren erhöhtes Unfallrisiko besteht. Da THC im Vergleich zu Alkohol sehr langsam abgebaut wird (auch weil es sich gut in Fett speichert und von dort verzögert frei gegeben wird), kann noch viele Stunden nach Konsumende die Fahrtauglichkeit reduziert sein.

Als langfristige psychische Folgen werden zunehmende Apathie und Interessenlosigkeit beschrieben (amotivationales Syndrom); die Gefahr der Auslösung oder sogar Ausbildung schizophrener Schübe wurde bereits genannt. Auftreten von Gedächtnisstörungen entsprechend dem amnestischen Syndrom bei chronischem Alkoholismus wird diskutiert; dazu passt, dass Cannabiseinnahme funktionelle Veränderungen einiger Hirnregionen bewirkt (Quickfall & Crockford, 2006). Weiter ist auf die erhebliche Schädigung des Mund-Rachen-Raumes und des Bronchialsystems beim Cannabisrauchen hinzuweisen; bei Verbrennung entstehen offenbar Stoffe, welche die toxische Wirkung des gewöhnlichen Tabakrauches erheblich übertreffen. Befremdlich ist, dass diese körperlichen Schäden zuweilen ausgesprochen bagatellisiert werden. Diskutiert wird zudem ein schädigender Einfluss auf die Spermienbildung; bei Frauen wurden vermehrt Störungen der Ovulation beobachtet. Hinweise gibt es auch, dass Kinder Cannabis konsumierender Schwangerer gehäuft diverse morphologische Schäden und Intelligenzminderung aufweisen. **Tabelle 3.1** stellt die wichtigsten schädlichen Effekte zusammen (s. auch Hall & Degenhardt, 2009).

Andererseits zeitigt Cannabis auch positive medizinische Effekte. So ist die Unterdrückung von Nebenwirkungen der Chemotherapie belegt (etwa Übelkeit); auch ein analgetischer Effekt ist unbestritten. Weiter verbessert sich wenigstens bei einigen Patienten die Symptomatik der Multiplen Sklerose, speziell Schmerzen und Spastik. Im Übrigen sind synthetische Cannabinoide als Medikament in Apotheken erhältlich. Nicht frei gegeben zum medizinischen Gebrauch sind hingegen Cannabisprodukte; es ist auch umstritten, ob – wie häufiger zu lesen – Rauchen gegenüber der oralen Einnahme tatsächlich Vorteile bringt (Kalant, 2008).

Tab. 3.1: Folgen chronischen Cannabiskonsums (nach Köhler, 2005, S. 85)

Störung	**Beschreibung**	**Bewertung**
obstruktive Bronchialerkrankung	– Verlegung der Atemwege	gut gesichert
Tumoren im Bereich von Mund, Rachen u. Atemwegen	– Mundhöhlen-, Rachen-, Kehlkopf- u. Bronchialkarzinome	gut gesichert
Störungen des Immunsystems	– u. a. erhöhte Anfälligkeit gegenüber Infektionen	wahrscheinlich
Fertilitätsstörungen	– verminderte Spermiogenese – reduzierte Fertilität bei Frauen	wahrscheinlich
Schädigungen des Fetus	– gehäufte Abgänge; verringertes Geburtsgewicht – später Verhaltensstörungen – gehäuftes späteres Auftreten von Leukämie	nicht unwahrscheinlich
Induktion schizophrener Psychosen	– Entwicklung v. a. paranoid-halluzinatorischer Symptomatik	Zusammenhang sehr wahrscheinlich; kontroverse Auffassungen über Kausalrelation
kognitive Einschränkungen	– Störungen v. a. von Gedächtnisleistungen	mittlerweile gut belegt
amotivationales Syndrom	– zunehmender Motivations- und Interessenverlust	Zusammenhang gut belegt; Kausalrelation kontrovers diskutiert

Regelrechte *Toleranz* scheint sich beim Konsum von Cannabinoiden nicht zu entwickeln, wenigstens nicht in dem Maße wie bei Alkohol, Opioiden und Psychostimulantien. Hingegen werden nach abrupter Beendigung längeren Konsums Entzugssyndrome beschrieben, zumeist in der eher harmlosen Form von Schwitzen, Übelkeit, Unruhe und Schlafstörungen; delirante Symptomatik tritt typischerweise nicht auf.

Die *Häufigkeit* des Cannabiskonsums ist rückläufig, nach wie vor aber hoch, wobei insbesondere die Zahl der Gewohnheitskonsumenten ziemlich gleich geblieben sein dürfte; der Anteil der regelrecht Abhängigen dürfte hierzulande etwa 0,3 % betragen (Davison et al., 2007, S. 421). Bezüglich persönlichkeitspsychologischer Korrelate des gewohnheitsmäßigen Gebrauchs scheinen Ähnlichkeiten zu denen des chronischen Alkoholismus bestehen. *Therapien* zur Beendigung oder Reduktion des Cannabiskonsums unterscheiden sich nicht prinzipiell von denen zur Entwöhnung von anderen psychotropen Substanzen. Die Prognose, tatsächliche Motivation der Betroffenen vorausgesetzt, gilt hier als günstiger, da das Abhängigkeitspotential dieser Stoffe geringer ist. Nicht behandelt werden kann hier die Frage, wieweit es sich bei Cannabis um eine „Einstiegsdroge" handelt, eine Kontroverse, die mit ideologischer Verbissenheit von beiden Seiten geführt wird und deren Entscheidung nicht abzusehen ist.

3.7 Halluzinogene

Halluzinogene sind Substanzen, deren wesentliche Wirkung in *Bewusstseins-* und *Wahrnehmungsveränderungen* liegt, insbesondere in einer (subjektiv) geschärften Wahrnehmung, im Eindruck, neue Einsichten zu gewinnen, zudem in der Erzeugung von Derealisations- und Depersonalisationserlebnissen. Echte Halluzinationen sind hingegen selten – treten vornehmlich bei diesbezüglich ohnehin disponierten Personen und bei Überdosierungen bzw. Mischkonsum auf; insofern wäre die Bezeichnung *Psychedelika* (die Seele öffnende Substanzen) zweifellos besser, hat sich aber nicht durchgesetzt.

Auch die Einteilung ist nicht einheitlich und wird in ICD-10 anders gehandhabt als in DSM-IV: Während im erstgenannten Klassifikationssystem auch die psychedelischen Narkosemittel Phencyclidin (PCP, angel dust, Engelsstaub) und Ketamin dazu gezählt werden, bilden diese in DSM-IV eine eigene Gruppe.

Weiter wird von verschiedenen Seiten dafür plädiert, Ecstasy aus der Gruppe der Halluzinogene auszugliedern und einer eigenen Gruppe zuzuordnen, den „Entaktogenen". Der Einfachheit halber wird die ICD-10-Einteilung hier beibehalten, jedoch eine Aufgliederung in vier Subgruppen (klassische Halluzinogene, Anticholinergika, ringsubstituierte Amphetamine und psychedelische Narkosemittel) durchführt, welche sich sowohl hinsichtlich Wirkungen als auch Wirkmechanismen unterscheiden.

3.7.1 Klassische Halluzinogene

Das bekannteste Halluzinogen, zu dem auch zahlreiche Forschungsdaten vorliegen, ist *Lysergsäurediäthylamid* (*LSD*), von dem Chemiker Hofmann 1943 durch Behandlung von Mutterkornalkaloiden gewonnen und in Selbstversuchen auf seine Wirkung getestet; es liegt in Tabletten- oder Tropfenform vor. *Meskalin* ist das wichtigste psychotrope Alkaloid des Peyote-Kaktus, der seit Jahrhunderten bei den Indianern Mexikos als Rauschmittel bekannt ist und im Rahmen religiöser Zeremonien verspeist wird. *Psilocybin* findet sich zusammen mit dem chemisch verwandten Psilocin in Pilzen der Familie Psilocybe und wird zumeist durch Verzehren des Pilzes aufgenommen; isoliert liegt es in Form eines kristallinen Pulvers vor. Zeitweise waren LSD und Psilocybin als Medikamente auf dem Markt und sollten unterstützend bei Psychotherapien wirken.

Die hervorstechende *Wirkung* dieser Substanzen[7] besteht weniger in der Erzeugung regelrechter Wahrnehmungstäuschungen

7 In die Gruppe der über einen Serotoninagonismus wirkenden Halluzinogene einzuordnen wären auch die Dimethyltryptamine DMT und 5-Hydroxy-DMT (Bufotenin), welche strukturchemisch dem Serotonin sehr ähnlich sind. DMT ist wichtigster psychotroper Inhaltsstoff einiger in Mittel- und Südamerika vornehmlich im Rahmen religiöser Zeremonien eingenommener „Schnupfdrogen"; Bufotenin findet sich im Hautsekret diverser, teils auch hierzulande verbreiteter Krötenarten (lat. bufo = Kröte), welches die Konsumenten durch Ablecken der Tiere zu sich nehmen. Auch Harmin, die psychoaktive Substanz der in Südamerika zu findenden Liane Banisteriopsis caapi (zentrale Droge im Rahmen des Ayahuasca-Kults) sowie der Steppenraute, ist ein Tryptaminderivat (s. dazu genauer Köhler, 2008a, S. 84).

– insofern ist, wie gesagt, die Bezeichnung „Halluzinogene“ irreführend –, sondern eher im Hervorrufen der Empfindung einer geschärften Wahrnehmung, etwa für Farben und Töne; auch Synästhesien, Vertauschung von Wahrnehmungsmodalitäten wie Sehen von Tönen, Riechen von Farben werden beschrieben. Häufig bemächtigt sich der Konsumenten das Gefühl, ungeahnte Einsichten zu besitzen, was sich allerdings so gut wie immer, mit Nachlassen der Drogenwirkung, als Irrtum herausstellt. Halluzinationen können auftreten, jedoch zumeist in höheren oder gar gefährlich überhöhten Dosen. Vegetative Wirkungen entsprechen im Allg. denen einer Sympathikusaktivierung, also u .a. Pupillenerweiterung, Pulsbeschleunigung, Blutdruckerhöhung. Die Stimmung ist meist euphorisch gehoben, es besteht starker Bewegungs- und Rededrang; auch ängstliche Agitiertheit und zuweilen schwere Panikzustände („Horrortrips“) werden beschrieben. Selbstschädigungen im Rahmen der Realitätsverkennung (etwa beim Versuch, aus dem Fenster zu fliegen) sind offenbar keineswegs selten. Beobachtet werden auch passagere neurologische Symptome wie Ataxien oder Nystagmus; in höheren Dosen, insbesondere bei Einnahme pflanzlicher Produkte mit stark schwankendem und schwer zu kontrollierendem Substanzgehalt, kann es zu irreversiblen ZNS-Schäden mit amnestischen und vielfältigen anderen neurologischen Störungen kommen. Ein sehr interessanter, im Entstehungsmechanismus nicht geklärter Befund ist das Auftreten von Flashbacks: Wiedererleben des Drogeneffekts lange nach Elimination des Halluzinogens.

Mittlerweile wird vergleichsweise einheitlich die Wirkung über einen *Serotoninagonismus* erklärt, insofern plausibel, als LSD und Psilocybin strukturchemisch diesem Transmitter gleichen. Das Abhängigkeitspotential der klassischen Halluzinogene wird als eher gering angesehen – Tiere applizieren sich diese im Gegensatz zu anderen psychotropen Substanzen nicht selbst. Spätfolgen nach regelmäßiger Einnahme dürften nicht allzu gravierend sein, während akute schwere Intoxikationen (s. o.) möglicherweise häufiger sind als von einigen Autoren angenommen.

3.7.2 Anticholinergika

Die wichtigsten in der Natur vorkommenden Substanzen dieser Gruppe sind Atropin und das besser in das Zentralnervensystem eindringende Scopolamin; sie finden sich u. a. in der Tollkirsche, Engelstrompete, Stechapfel, Bilsenkraut oder der Alraune (Mandragora). Wirkmechanismus ist Blockade von muskarinergen Acetylcholinrezeptoren und damit indirekt Verstärkung der antagonistischen dopaminergen und noradrenergen Systeme. Daraus erklären sich die Symptome: Zeichen der Sympathikusaktivierung (erweiterte Pupillen, schneller Puls), delirante Symptomatik, dabei deutliche Euphorisierung. So wird das zur Behandlung der extrapyramidalen Symptomatik bei Neuroleptikatherapie eingesetzte Biperiden (Akineton®) zuweilen missbräuchlich konsumiert, nicht zuletzt von medizinischem Personal.

Die sehr leicht zugänglichen pflanzlichen Halluzinogenlieferanten (Engelstrompete als Zimmer- und Terrassenpflanze, Stechapfel wild wachsend) sind alles andere als ungefährlich; Vergiftungen auch mit neurologischen Spätfolgen werden häufig berichtet.

3.7.3 Ringsubstituierte Amphetamine

Amphetamin und Methamphetamin wurden in Abschnitt 3.5 als potente Psychostimulantien beschrieben, welche chemisch Adrenalin und Noradrenalin nahe stehen und durch einen Katecholring (6er-Ring mit zwei OH-Gruppen) gekennzeichnet sind. Durch Substitution von Wasserstoffatomen am Ring durch Methoxy-Gruppen entstehen Stoffe mit nach wie vor psychostimulatorischer Wirkung, die zudem ausgeprägte psychedelische Effekte aufweisen. Wird eine Methylen-Dioxy-Gruppe dem Ring angefügt, so entstehen Methylen-Dioxy-Amphetamin (MDA) und Methylen-Dioxy-Methamphetamin (MDMA; Ecstasy[8]),

8 Die Terminologie ist uneinheitlich: Zuweilen wird als Ecstasy nur das 3,4-Methylen-Dioxy-Methamphetamin (MDMA) bezeichnet, zuweilen dieses sowie auch 3,4-Methylen-Dioxy-Amphetamin (MDA). Im Übrigen werden Ecstasytabletten oft andere Substanzen beigemischt, etwa das billig herzustellende, alles andere als harmlose Phencyclidin (PCP).

welche weniger psychedelisch wirken als vielmehr „entaktogen“, also einen wohlwollenden Kontakt mit dem eigenen Inneren und auch mit den Mitmenschen schaffen, die unter diesem Einfluss ungewöhnlich positiv gesehen werden; dies erklärt die Beliebtheit von *Ecstasy* (XTC) als Partydroge. Der Konsum ist *keineswegs harmlos*; durch Wasser- und Salzverlust und unzureichender Substitution kann es zu Hirnödemen kommen, weiter u. a. zu gefährlichen Gerinnungsstörungen, Hyperthermie (Überhitzung) und Nierenversagen sowie zu kardiovaskulären Komplikationen, die bei diesbezüglich Vorbelasteten auch bei „normaler“ Dosierung wiederholt zu Todesfällen geführt haben. Nachdem in Tierversuchen nach längerer Ecstasyeinnahme Zerstörung serotonerger Neurone nachgewiesen wurde, sind bei Dauerkonsumenten bleibende Schäden nicht unwahrscheinlich, noch aber nicht zweifelsfrei nachgewiesen. Ob das bei Ecstasykonsumenten gehäuft auftretende amotivationale Syndrom und psychotische Symptomatik Folgen der Einnahme darstellen oder ob die Kausalverhältnisse umgekehrt sind, wird diskutiert.

3.7.4 Psychedelische Narkosemittel

Zu dieser Gruppe, für welche sich auch die Bezeichnung Dissoziativa findet und die in DSM-IV nicht zu den Halluzinogenen gerechnet wird, sondern eine eigene Kategorie bildet, gehören Phencyclidin (PCP) und Ketamin. PCP war – nicht zuletzt wegen seines stark analgetischen Effekts – zeitweise in den USA ein beliebtes Narkosemittel, wurde aber vom Markt genommen, als wiederholt über eigenartige psychiatrische Symptomatik bei Patienten in der Aufwachphase berichtet wurde. Als leicht herzustellende, preiswerte und wirkungsvolle psychotrope Substanz erfreute sie sich jedoch speziell unter Jugendlichen und jungen Erwachsenen eher schlechter amerikanischer Großstadtviertel unter dem Namen „angel dust“ (Engelsstaub) großer Beliebtheit. Wesentlicher Effekt ist eine *Dissoziation* der Persönlichkeit: Die Konsumenten ziehen sich autistisch in sich zurück, reagieren wenig oder unsystematisch auf äußere Reize und denken oder reden ähnlich zerfahren wie schizophrene Patienten, können auch Halluzinationen haben und Realitätsverkennungen zeigen.

Bei Einnahme geringerer Mengen liegt euphorische Erregtheit vor, bei höheren Dosen kann es zu einer Art von Starre bei erhaltenem Bewusstsein kommen (katatoner Stupor; s. auch 4.2.1), in noch höheren zu einem komatösen Zustand. Die Substanz kann oral eingenommen, geschnupft, intravenös appliziert, zudem geraucht werden. Ähnlich wirkt das heute noch in Deutschland als Narkosemittel gebräuchliche Ketamin (Ketanest®).

Wirkmechanismen für beide Substanzen ist die Blockade des NMDA-Rezeptors für Glutamat, was einerseits die eher negativen Symptome des autistischen Rückzugs erklärt, andererseits durch indirekte Anregung des dopaminergen Systems die Euphorie und psychotische Symptomatik (s. 4.2.7 zur Glutamathypothese der Schizophrenie). Akute und chronische körperliche Schäden (etwa gefährliche Erhöhung der Körpertemperatur, Zersetzung von Muskeleiweiß, Epilepsien und diverse kardiovaskuläre Komplikationen) sind häufig; hinzu kommt die nicht unerhebliche Gefahr durch die absichtlich herbeigeführten oder im Rahmen des aggressiven Verhalten (bei verminderter Schmerzempfindlichkeit) erlittenen Verletzungen.

PCP hat in Deutschland offenbar nie eine größere Rolle gespielt, verliert auch in den USA zunehmend an Bedeutung, wird aber allem Anschein nicht selten anderen Substanzen ohne Wissen der Konsumenten beigemischt (beispielsweise Ecstasy-Pillen). Ketamin („K", Kitie, Vitamin K) wird hingegen in gewissen, oft ohnehin etwas skurrilen Personenkreisen seiner Realität verzerrenden Effekte wegen geschätzt, dient im Übrigen zuweilen als K.o.-Tropfen.

3.8 Nikotin und Tabak

Nikotin ist ein Alkaloid der Tabakpflanze, welches üblicherweise durch Inhalieren des Rauches aufgenommen wird, der beim Verbrennen der trockenen Blätter entsteht. Dieser enthält bekanntlich eine Reihe toxischer Stoffe wie die stark karzinogenen Benzpyrene. Nikotin lässt sich isolieren und kann oral (in Form von Pillen, Kaugummi) aufgenommen werden; auch Resorption über die Haut ist möglich (Nikotinpflaster).

Zu den vielfältigen *Wirkungen* des Nikotins gehört die Stimulierung peripherer Anteile sowohl des Sympathikus wie des Parasympathikus. Ein zentralnervöser Effekt ist vornehmlich die Stimulation von (nikotinergen) Acetylcholinrezeptoren.

Bei den Acetylcholinrezeptoren unterscheidet man bekanntlich nikotinerge und muskarinerge. Erstere werden nicht nur durch Acetylcholin, sondern auch durch Nikotin erregt und sitzen im postganglionären Neuron sowohl der sympathischen wie parasympathischen Bahnen. Nikotin führt daher zu erhöhter Feuerungsrate und verstärkter Aktivität des Effektororgans. In höheren Dosen blockiert es jedoch die Weiterleitung. Da die Acetylcholinrezeptoren der motorischen Endplatte nikotinerg sind, finden sich dosisabhängige motorische Effekte, etwa Muskelrelaxation (und umgekehrt eventuell Krämpfe bei Nikotinentzug).

Die Wirkung von Nikotin ist stark dosisabhängig: In niedrigen Mengen wirkt es stimulierend, vigilanzsteigernd, was sich mittels Untersuchungen der Reaktionszeit objektivieren lässt; in höheren Dosen findet sich eher Sedierung; zudem lassen sich aggressionsdämpfende Effekte nachweisen (im Entzug entsprechend erhöhte Aggressivität). Berichtet wird über aktivierende Wirkung bei ruhiger Stimmungslage, sedierende bei erhöhtem Aktivitätsniveau. Nikotin führt, wie im Tierexperiment gezeigt, zu erhöhter Dopaminfreisetzung im Bereich des mehrfach erwähnten Nucleus accumbens, was die „angenehme", aber auch suchterzeugende Wirkung erklärt. Parasympathische Aktivierung hat Steigerung der Magen-Darmtätigkeit zur Folge; im Herz-Kreislaufsystem überwiegen die sympathischen Einflüsse, u. a. mit Pulsbeschleunigung und Blutdrucksteigerung; zudem wird Energie bereitgestellt und das Hungergefühl unterdrückt (entsprechend häufig Gewichtszunahme bei Personen, welche das Rauchen aufgegeben haben).

Die *langfristigen Folgen* von Tabakkonsum sind bekannt; zu nennen sind insbesondere koronare Herzkrankheit sowie zerebrale und periphere Durchblutungsstörungen, weiter das deutlich erhöhte Risiko für Karzinome im Mund-Rachen-Bereich und Bronchialsystem, zudem für Karzinome der Niere und Harnblase, wahrscheinlich auch der Bauchspeicheldrüse oder anderer Organe (etwa Brust). Die Gefäßerkrankungen sind im

Wesentlichen Effekte des Nikotins, welches zu verstärkter Freisetzung von Fettsäuren führt und zudem die Blutgerinnung verstärkt; die Entwicklung von Karzinomen ist vornehmlich auf die Teerstoffe zurückzuführen. Psychische Störungen im Sinne psychotischer Symptome oder eines amnestischen Syndroms treten bestenfalls sehr selten auf.

Obwohl geringer als bei Opioiden und Amphetaminen, ist bei längerem Konsum eine gewisse *Toleranzentwicklung* gegeben, mutmaßlich als Folge von Anpassungsvorgängen in den Acetylcholinrezeptoren (Benowitz, 2008). *Entzugssymptome* in Form von Unruhe, Schlafstörungen, Konzentrationsschwächen und depressiven Verstimmungen sind häufig; letzteres wird dadurch erklärt, dass Nikotin MAO (Monoaminoxydase) hemmt (zu MAO und MAO-Hemmern s. 5.9). Die Suchtentwicklung beruht sicher in nicht geringem Maße auf der negativ verstärkenden Eigenschaft des Nikotins, rasch diese Entzugssymptome zu beseitigen. Welche Personen es sind, bei denen die kurzfristigen negativ wie positiv verstärkenden Eigenschaften zu einer Fortführung des Konsums trotz der zu erwartenden aversiven Folgen führen, konnte bis jetzt nur bedingt erklärt werden. Zweifellos besteht eine Disposition für Nikotinabhängigkeit; genetisch bedingte unterschiedliche Geschwindigkeit in der Verstoffwechselung sowie Grad der Ausprägung von Nikotinrezeptoren scheinen eine beträchtliche Rolle zu spielen (Benowitz, 2008).

Trotz deutlicher Abnahme in den letzten Jahren ist die Zahl der Raucher noch immer sehr hoch: Etwa ein Viertel der Erwachsenen in Deutschland raucht (Batra, 2005). Bemerkenswert ist, dass ein Großteil das Rauchen aufgeben möchte und oft schon erfolglose Versuche hinter sich hat. Die *unterstützenden therapeutischen* Maßnahmen (Raucherentwöhnungstrainings) können hier nicht dargestellt werden (s. etwa Batra & Buchkremer, 2003).

Erwähnt sei nur, dass *psychologische Interventionen* u. a. auf der Erzeugung aversiver Effekte basieren, etwa in Form raschen Rauchens mit Hervorrufen von Übelkeit. *Somatische Therapien* beruhen auf einer Verminderung der Entzugssymptomatik durch andere Arten der Nikotinzufuhr, z. B. mittels Kaugummi oder Nikotinpflaster. Zwar wird weiter die Substanz konsumiert – insofern finden sich Parallelen zur Methadonsubstitution bei Heroinabhängigkeit –, jedoch fällt die Inhalation der schädlichen Teerstoffe weg. Da die kurzzeitigen, als euphorisierend empfundenen Nikotinspitzen hier fehlen, werden diese Applikationsformen nicht immer genügend akzeptiert; rauchen die Probanden trotzdem weiter, kann es zu gefährlich hohen Nikotinkonzentrationen kommen.

Raucherentwöhnungstrainings haben kurzfristig an sich guten Erfolg, speziell dann, wenn psychologische Maßnahmen mit den somatischen Therapien zur Anwendung kommen, jedoch sind die Rückfallraten sehr hoch. Zur Rezidivprophylaxe müssen deshalb weitere Techniken geübt werden, beispielsweise Selbstmanagement-Trainings; wenig überraschend ist die Rückfallwahrscheinlichkeit dann besonders groß, wenn die Ex-Raucher mit Stimulussituationen konfrontiert werden, die früher mit Rauchen verbunden waren bzw. weiter rauchende Modellpersonen vor sich sehen. Zu erwarten ist, dass mit zunehmender sozialer Ächtung des Rauchens und angesichts des Rückgangs der Raucherzahlen sich die Bedingungen für die Aufrechterhaltung von Abstinenz bessern.

Gegen das Craving, die unbezwingbare Gier nach Tabak, ist mittlerweile mit Bupropion (Zyban®) ein Medikament auf dem Markt, welches die Rückfallraten nach Abstinenz deutlich reduziert (Mooney & Sofuoglu, 2006). Es hat den Vorteil, zugleich die akute Entzugssymptomatik abzumildern.

3.9 Inhalantien

Zur Gruppe der Inhalantien, der in Gas- oder Dampfform (nicht durch Einatmen von Partikeln im Rauch) aufgenommenen psychotropen Substanzen, zählen – etwas vereinfacht – die „Schnüffelstoffe" (flüchtige Lösungsmittel) sowie diverse Treibgase, schließlich gasförmige Narkosemittel wie Lachgas. Bei den ersten beiden Gruppen handelt es sich um leicht verfügbare und billige Substanzen (etwa in Kleber, Lösungsmitteln, Benzin, Feuerzeuggasen, Deosprays), die vorwiegend in den ärmeren Kreisen der Dritten Welt als psychotrope Substanzen missbraucht werden; auch in Europa und Nordamerika ist ihr Konsum unter Kindern und Jugendlichen recht verbreitet. Gemäß der Vielzahl der verwendeten Stoffe ist die Wirkung vielfältig, von Dämpfung bis zu extremer Antriebssteigerung, auch Zunahme der Aggressivität. Nicht selten kommt es zur Überdosierung mit der Folge von Bewusstseinstrübung, Koma und Tod; zudem werden neurologische Symptome als direkte Intoxikationserscheinung beobachtet. Die häufig zum Schnüffeln verwendeten Kohlenwasserstoffe (etwa Benzin) führen zu Leberschäden; auch Lungenerkrankungen und Polyneuropathien mit massiven neurologischen Ausfällen treten gehäuft als Folge des Konsums auf.

Das mittlerweile offenbar recht beliebte Lachgas, leicht aus Patronen zur Herstellung von Schlagsahne zu entnehmen, ist ebenfalls keineswegs ungefährlich, da es zu kritischem Sauerstoffmangel im Gehirn kommen kann.

4 Schizophrenie und verwandte Störungen

4.1 Allgemeines; historische Vorbemerkungen

Unter der Bezeichnung Schizophrenie fasst man eine Anzahl von Symptombildern zusammen, deren Gemeinsamkeit insbesondere für Laien nicht unmittelbar ersichtlich ist. Es handelt sich dabei vorwiegend um Störungen des Denkens (Zerfahrenheit, Wahnvorstellungen), der Wahrnehmung (Halluzinationen), der Psychomotorik (beispielsweise katatoner Stupor), des Antriebs und der Affekte (Autismus, Affektverflachung, Inadäquatheit von Affekten). Dieses Störungsbild - im Übrigen in allen Teilen der Welt mit vergleichbarer Häufigkeit zu beobachten – war mit Sicherheit bereits in der Antike bekannt. Im Mittelalter wenigstens teilweise als Besessene angesehen, später in Asylen untergebracht, wurden erst im 19. Jahrhundert Personen mit schizophrenen Symptomen als Kranke in systematischer Form medizinischer Untersuchung und Behandlung zugeführt. Lange gab es auch dann noch mangelnde Übereinstimmung bezüglich der Zuordnung zu anderen Krankheitsbildern, bis der Münchener Psychiater Emil Kraepelin 1896 eine terminologische Festlegung vornahm: Er fasste jene Symptombilder, die auch nach heutigem Verständnis unter den Oberbegriff Schizophrenie fallen, zusammen und gab der Krankheit den Namen *Dementia praecox* („vorzeitige Verblödung")[9]. Indem er eine häufige, aber

9 Demenz wird hier in anderem Sinne verwendet wird als bei der Bezeichnung „dementielles Syndrom", etwa bei Alzheimer-Krankheit. Massive Gedächtnisstörungen und Einschränkung der intellektuellen Fähigkeiten finden sich typischerweise nicht, auch nicht im schizophrenen Residualzustand. Auffällig ist hier ein Rückzug aus allen sozialen Aktivitäten, zunehmende Interessen-und Antriebslosigkeit sowie affektive Gleichgültigkeit.

keineswegs typische Verlaufsform, nämlich jene mit Übergang in einen affektiv, motivational und sozial defizitären Zustand, das sogenannte Residualsyndrom, als Repräsentant für die Krankheitsgruppe aussuchte, legte er die Vorstellung einer unausweichlichen Entwicklung nahe, die schon damals nicht den tatsächlichen klinischen Gegebenheiten entsprach. Auch ätiologisch traf Kraepelin insofern eine Festlegung, als er die Dementia praecox zusammen mit dem „manisch-depressiven Irresein“ zu den *endogenen Psychosen* rechnete, bei ihr damit keine zugrunde liegenden hirnorganischen Veränderungen annahm. Es entstand die Idee einer sich sozusagen von innen, ohne wesentliche äußere Einflüsse und ohne nachweisbare Organveränderungen entwickelnden Erkrankung mit Symptomen v. a. im Bereich des Denkens und Wahrnehmens, während das manisch-depressive Irresein eher durch affektive Symptome gekennzeichnet sein sollte.

Ein Jahrzehnt später schlug der Züricher Psychiater Eugen Bleuler eine neue Terminologie vor, die sich rasch durchsetzte: Statt Dementia praecox wählte er die Bezeichnung Schizophrenie („Spaltungsirresein“), um die *Desintegration psychischer Funktionen* als wesentliches Charakteristikum zu betonen; weiter wies er nachdrücklich auf die Heterogenität des Störungsbildes hin und sprach von der Gruppe der Schizophrenien bzw. definierter Unterformen. Die Einordnung als „endogene Psychose“ behielt er bei.

Im Übrigen ist die Bezeichnung Schizophrenie höchst missverständlich. Auch gebildete Laien sind nicht selten der Auffassung, ihr Charakteristikum sei eine Persönlichkeitsspaltung im Sinne des Vorliegens mehrerer abwechselnd agierender, unterschiedlicher Persönlichkeiten (nach Art von Dr. Jekyll und Mr. Hyde). Tatsächlich ist dieses extrem seltene Störungsbild der Gruppe der dissoziativen Störungen (nach früherer Terminologie: der Hysterie) zuzuordnen (s. 6.6).

Mit der zunehmend kritischeren Reflexion des Psychosebegriffs, dem Nachweis organischer Veränderungen bei Schizophreniepatienten (etwa Atrophie in den Frontalhirnbereichen) und der Entdeckung möglicher pathogener externer Faktoren (z. B. prä- und perinataler Schäden, frühkindlicher Infektionen) wurde auch die Einordnung in die Kategorie „endogene Psychose“ für mehr und mehr fragwürdig erachtet. In der letzten Fassung der *International Classification of Diseases*, der im Vergleich zu früheren Klassifikationssystemen zunehmend weniger ätiologisch, als vielmehr deskriptiv-symptomatologisch orientierten ICD-10, werden die Schizophrenien zusammen mit Wahnerkrankungen als eigene Störungsgruppe mit letztlich nicht spezifizierter Ätiologie eingeführt.

Schizophrenie wird nach ICD-10 mit F20 verschlüsselt, wobei eine Spezifikation der Hauptsymptomatik in Form einer Kodierung des einschlägigen Subtypus angestrebt wird. Je nach vorherrschender Ausprägung dieser Symptome unterscheidet man verschiedene Unterformen der Schizophrenie (F20.0 bis F20.6), die aber bei ein und derselben Person abwechseln können und deshalb die Subsumierung unter ein Störungsbild rechtfertigen.

Bei vielen Patienten finden sich die Symptome der Schizophrenie nicht in genügender Ausprägung, um eine solche schwerwiegende und implikationsreiche Diagnose zu stellen; im Kontext zunehmender diagnostischer Standardisierung hat man sich deshalb entschlossen, ein weiteres, mit F21 zu kodierendes Störungsbild zu definieren, die *schizotype Störung* oder *Schizotypie* (früher oft als Borderline-Schizophrenie bezeichnet), deren Symptome in ihrer Intensität andererseits über die klinischen Auffälligkeiten bei einer Persönlichkeitsstörung hinausgehen. *Wahnerleben*, wie es sich als eindrucksvolles Leitbild einer Unterform, der paranoiden Schizophrenie, präsentiert, kann auch bei Personen vorkommen, die sonst keine der oben skizzierten Symptome zeigen, und es besteht deshalb die Tendenz, von eigenen, nicht zur Schizophrenie zu rechnenden (anhaltenden) Wahnstörungen (F22) auszugehen. Symptome wie Wahn und Halluzinationen treten bei vielen Personen auf, jedoch nur so kurzzeitig, dass den Kommissionen zur Erstellung des ICD-10-Diagnosenschlüssels die Diagnose einer Schizophrenie nicht gerechtfertigt erscheint; dafür wurde die Kategorie „akute vorübergehende psychotische Störungen“ (F23) geschaffen. Der problematische Psychosebegriff taucht in ICD-10 nicht mehr auf. Der Terminus „psychotisch“ wird jedoch, wenn auch in eingeschränkter Bedeutung, weiter verwendet und bezeichnet wahnhafte und halluzinatorische Symptomatik. Die früher „folie à deux“ genannte Störung, bei der eine Person im Zusammenleben mit einer an schizophrenen Symptomen leidenden Person ebenfalls Wahn entwickelt, definiert eine eigene Kategorie F24 („induzierte wahnhafte Störung“). Ebenfalls wurden, keineswegs unumstritten, in die große Kategorie F2 die *schizoaffektiven Störungen* (F25) eingeordnet, die ein Mischbild von Symptomen der Schizophrenie und von affektiven Störungen zeigen.

Die folgende Darstellung bezieht sich hauptsächlich auf die häufige und theoretisch sehr interessante Schizophrenie, während Schizotypie, Wahnstörungen und schizoaffektive Störungen nur knapp behandelt werden, akute vorübergehende psychotische Störungen und induzierte wahnhafte Störungen gerade der Vollständigkeit wegen zur Sprache kommen.

4.2 Schizophrenie

4.2.1 Symptomatik

Die Symptome der Schizophrenie sind vielfältig und nicht einfach zu beschreiben, können wahrscheinlich überhaupt nur im Gespräch mit Patienten hinreichend verdeutlicht werden. Zunächst sind hier die (formalen) *Denkstörungen* zu nennen, die am besten mit dem Ausdrücken Zerfahrenheit oder Inkohärenz des Denkens gekennzeichnet sind: Das Reden der Betroffenen gestaltet sich anhand lockerer Assoziationen, ein noch so nebensächliches Wort eines Satzes bildet Ausgangspunkt für eine neue Aussage; der eigentliche semantische Gehalt des Gesprochenen wird verschwindend gering, sodass Außenstehenden das Gesagte im Extremfall völlig sinnlos erscheint. Häufig ist das – prinzipiell bekannte – Phänomen des Gedankenabreißens, die Unfähigkeit, eine gerade begonnene Aussage zu Ende zu bringen; bei Schizophrenen ist typisch, dass dies wahnhaft als Gedankenentzug durch eine äußere Macht empfunden wird. In der Sprache finden sich zahlreiche Bizarrheiten, zudem regelrechte Wortneuschöpfungen (Neologismen), beispielsweise durch Zusammenziehen mehrerer Worte; bekannt ist das von Bleuler zitierte Beispiel „trauram“ als Verdichtung von „traurig“ und „grausam“.

Die sprachlichen Produkte Schizophrener erinnern auffällig an die Resultate der von Freud beschriebenen Traumarbeit: Auch dort werden Verdichtungen vorgenommen in Form des Zusammenziehens von Worten oder Verschmelzens von Vorstellungen; Verschiebungen, Ersetzungen von Vorstellungen durch assoziativ oft nur locker damit verbundene andere, verleihen dem (manifesten) Trauminhalt den Charakter des Wirren, Unzusammenhängenden. Freud (1915e, S. 297 f.) arbeitet diesen Sachverhalt deutlich heraus: „Bei der Schizophrenie werden die Worte demselben Prozess unterworfen, der aus den latenten Traumgedanken die Traumbilder macht, den wir den psychischen Primärvorgang geheißen haben. Sie werden verdichtet und übertragen einander ihre Besetzungen restlos durch Verschiebung." Der Prozess könne so weit gehen, „dass ein einziges, durch mehrfache Beziehungen dazu geeignetes Wort die Vertretung einer ganzen Gedankenkette" übernehme. Aus dieser Betrachtung werden interessante Folgerungen über die Eigenschaften des Systems Unbewusst abgeleitet (s. dazu Köhler 2000a, S. 642 ff.).

Die inhaltlichen Denkstörungen zeigen sich am deutlichsten im *Wahn* (Paranoia[10]), der zumeist die Gestalt von Verfolgungs-, Beeinflussungs- und Beziehungswahn annimmt (zufälligste Ereignisse beziehen die Betroffenen auf sich selbst), eher selten sich als Größenwahn präsentiert. Eng mit dem Wahnerleben verknüpft sind die häufigen *Halluzinationen*, die (schwer korrigierbaren) Wahrnehmungen von nicht Existentem; diese Wahrnehmungstäuschungen Schizophrener sind meistens akustischer Natur, etwa in Form von Stimmen, die sich über die Betroffenen unterhalten; taktile und optische Halluzinationen kommen vor, sind jedoch eher charakteristisch für delirante Zustände, besonders das alkoholbedingte Delirium tremens (s. 3.2.4).

Schwer zu definieren ist der Begriff der *Ich-Störungen*. Er beschreibt die Sachverhalte der empfundenen Unwirklichkeit (auch der eigenen Person) sowie der mangelnden Abgrenzung der Schizophrenen von der Außenwelt, das Gefühl, ihr gegenüber nicht die eigenen Gedanken geheim halten zu können („Gedankenlautwerden"), von ihr gelenkt zu sein. Das unterscheidet diese Personen von Patienten mit Zwangsstörungen,

10 Paranoia (von griechisch: para = neben und nous = Denken) bedeutet Wahn im Allgemeinen, wird aber häufig nur in der Bedeutung „Verfolgungswahn" gebraucht.

welche die Inadäquatheit ihres Handelns einsehen, aber dabei das Gefühl haben, es gehe letztlich von ihnen selbst aus.

Affektstörungen treten auf in Form inadäquater, dem Gesagten oder Gehörten nicht angemessener emotionaler Reaktionen (etwa Lachen bei Erhalt einer traurigen Nachricht); bei jugendlichen Schizophrenen fällt häufig auch ein „läppisches", witzelsüchtiges Verhalten auf; *Affektverflachung* im Sinne einer Nivellierung emotionalen Empfindens kommt nicht selten vor und ist oft Resultat eines längeren oder häufig rezidivierenden Krankheitsprozesses. An *motivationalen* Störungen ist die Willenlosigkeit (Abulie) zu nennen, oft hervorgerufen durch die Unfähigkeit, sich nicht zwischen zwei Handlungen entscheiden zu können. Häufig findet sich, auf jeden Fall mit gewisser Regelmäßigkeit im schizophrenen Residualzustand, eine Abkehr von der Außenwelt und mehr oder weniger ausgeprägte Beschäftigung mit eigenen Interessen (Autismus); die Alogie, die Sprachverarmung, lässt sich als Ausdruck dieser Zurückgezogenheit auffassen.

Weiter zeigen sich *psychomotorische Symptome*, die bei gewisser Intensität als katatone bezeichnet werden. Eindrucksvoll ist der *katatone Stupor*, die Bewegungs- und Reaktionslosigkeit bei Klarheit des Bewusstseins. Als Katalepsie[11] bezeichnet man in diesem Zusammenhang das Verharren der Glieder in höchst unphysiologischen Stellungen, in die man die Patienten leicht bringen kann. Andererseits kann *übermäßige motorische Aktivität* vorhanden sein, etwa rastloses Herumlaufen oder rhythmische Körperbewegungen; auffällig ist die Stereotypie, die mangelnde Variation bei diesen Bewegungen; generell sind *Stereotypien* verschiedenster Form, nicht nur der Bewegung, sondern auch der Sprache, sehr häufig zu beobachten. Weitere Auffälligkeiten sind eine gewisse Bizarrheit, *Manieriertheit* des

---

11 Die Begriffe Katatonie, Katalepsie und flexibilitas cerea sind in der psychiatrischen Literatur nicht eindeutig definiert. In Anlehnung an häufigen Sprachgebrauch bezeichne Katatonie hier allgemein das Auftreten deutlicher psychomotorischer Symptome, gleich ob bewegungsarm oder in Form verstärkter Motorik, Katalepsie das Verharren in bestimmten Stellungen, flexibilitas cerea (wächserne Biegsamkeit) die leichte Formbarkeit der „eingefrorenen" Stellungen.

Sprachausdrucks, der Haltung, Mimik und Gestik, die beim geübten Betrachter schon eingangs die Verdachtsdiagnose nahelegen.

Nicht gestört sind bei Schizophrenie üblicherweise (im Gegensatz zum dementiellen Syndrom) Gedächtnis, Intelligenz sowie, anders als beim Delir, Bewusstsein und Orientierung.

Verständlicherweise hat man sich schon früh bemüht, diese verschiedenen Symptome zu kategorisieren und ihre Wertigkeit für die Diagnose zu bestimmen: Bleuler unterschied die mehr oder weniger regelmäßig zu beobachtenden *Grundsymptome* von den eventuell zusätzlich auftretenden *akzessorischen Symptomen*; zu den ersteren rechnete er vornehmlich Zerfahrenheit des Denkens sowie die Störungen von Affekt und Antrieb, zur zweiten Gruppe u. a. Wahn, Halluzinationen und katatone Symptome. K. Schneider gliederte in Symptome *ersten Ranges* wie etwa Stimmenhören und Gedankenentzug und solche *zweiten Ranges* (beispielsweise nichtakustische Halluzinationen), wobei das Vorhandensein der Symptome ersten Ranges als relativ schizophrenietypisch angesehen wird. Eine neuere Unterteilung ist die in *Positivsymptomatik* (auch *Plus-* oder *produktive Symptomatik* genannt) und *Negativ-* oder *Minussymptomatik*. Bei ersteren handelt es sich gewissermaßen um psychische Neubildungen, die über das normale Denk- und Verhaltensrepertoire hinausgehen, bei den Symptomen der zweiten Gruppe eher um Defizite. Allerdings ist die Zuteilung zu diesen Kategorien teilweise nur bedingt nachvollziehbar und erfolgt nicht einheitlich: Wahn, Halluzinationen, formale Denkstörungen werden, ebenso wie zumeist inadäquate Affekte, üblicherweise zur Positivsymptomatik gerechnet, Affektverflachung und Antriebslosigkeit zu den Negativsymptomen, während von den meisten Autoren die psychomotorischen Symptome weder in die eine noch die andere Kategorie eingeordnet werden. Die Störungen der Psychomotorik unter die Minussymptomatik zu subsumieren ist wenig sinnvoll. Am zweckmäßigsten dürfte es sein, neben den Gruppen der Positiv- und der Negativsymptomatik eine eigene für die psychomotorischen Symptome einzuführen. Hinzu kommen zahlreiche neuropsychologische Einschränkungen, die meist erst bei genauer Testung auffällig werden (s. Lautenbacher & Kunz, 2010).

Tab. 4.1: Hauptsymptome der Schizophrenie

Positivsymptome (Plus- oder produktive Symptomatik)	**Negativsymptome (Minussymptomatik)**	**Psychomotorische Symptome**
– Wahnideen – Halluzinationen (vornehmlich akustische) – Zerfahrenheit[a] – Ichstörungen – inadäquate Affekte	– Affektverflachung – Alogie (Sprachverarmung) – Abulie (Entschlusslosigkeit) – sozialer Rückzug (Autismus) – Antriebsarmut	– katatone Erregung – katatoner Stupor

[a]: Zuordnung nicht einheitlich

4.2.2 Diagnostik und Klassifikation

Schizophrenie wird anhand klinischer Kriterien diagnostiziert; Bemühungen, die Diagnose aufgrund von Testbefunden, neuroradiologischen und biochemischen Parametern zu stellen oder wenigstens abzusichern, sind bis jetzt wenig erfolgreich gewesen. In ICD-10 sind neun Symptome bzw. Symptomgruppen als Kriterien aufgeführt. Trifft eine der ersten vier Symptombeschreibungen klar zu, kann bereits die Diagnose Schizophrenie (F20) gestellt werden; ist dies weniger eindeutig, sollte ein weiteres Kriterium zutreffen. Sind alternativ zwei der Kriterien 5 bis 8 erfüllt, ist die Diagnose ebenfalls gerechtfertigt. Voraussetzung ist, dass diese Symptome fast ständig für einen Monat oder länger bestanden haben; andernfalls müsste (gegebenenfalls vorläufig) die Diagnose „akute schizophreniforme psychotische Störung“ (F23.2) gestellt werden. Schizophrenieähnliche (schizophrenieforme) Symptombilder, die im Rahmen organischer Erkrankungen oder als Folge von Substanzkonsum auftreten, wären unter F0 und F1 einzuordnen.

Die vier Kriterien, bei denen das Zutreffen eines einzigen schon die Diagnose Schizophrenie rechtfertigt, sind verkürzt dargestellt: 1. das Gefühl, in den eigenen Gedanken beeinflusst oder kontrolliert zu sein (beispielsweise Gedankeneingebung, Gedankenausbreitung) 2. Wahnvorstellungen und Wahnwahrnehmungen, die Kontrolle und Beeinflussung zum Inhalt haben

3. Hören von Stimmen, die sich über den Patienten unterhalten
4. wahnhafter Glaube an übermenschliche eigene Fähigkeiten oder Wahn, eine religiöse oder politische Persönlichkeit zu sein.

Ebenso genügt es zur Diagnose, wenn zwei der vier folgenden, in dieser Darstellung ebenfalls stark vereinfachten Kriterien erfüllt sind (zum neunten bei der neuroradiologischen Untersuchung s. u.): 5. anhaltende Halluzinationen (gleichgültig welcher Sinnesmodalität), die gewisse Beziehung zu Wahngedanken oder überwertigen Ideen haben, 6. formale Denkstörungen (Zerfahrenheit, Gedankenabreißen) 7. katatone Symptomatik, z. B. Stupor oder katatone Erregung und 8. Minussymptome im Bereich des Affekts und des Antriebs mit sozialem Rückzug und verminderter sozialer Leistungsfähigkeit (für die ausführliche Formulierung sowie zu diversen Ausschlussbedingungen s. ICD-10, S. 111 ff.). Es sind also insbesondere Wahnvorstellungen, die sich um die Kontrolle und Beeinflussung durch die Außenwelt drehen, speziell die Idee der externen Verfügbarkeit über die eigenen Gedanken, welche die Diagnose Schizophrenie begründen; aufgrund formaler Denkstörungen, affektiver und motivationaler Veränderungen sowie katatoner Symptomatik allein lässt sich in der Regel die Störung nicht diagnostizieren.

In Anlehnung an schon bei Bleuler entwickelte Vorstellungen listet ICD-10 diverse Unterformen auf, die mit einer weiteren Zahl zu verschlüsseln sind. Die *paranoide* Schizophrenie (F20.0) ist die häufigste Form und durch Wahnerleben sowie zumeist akustische Halluzinationen (Stimmen) gekennzeichnet, während formale Denkstörungen, Katatonie und negative Symptome (Affektverflachung, Antriebsstörungen) gegenüber der paranoiden Symptomatik deutlich zurücktreten.

Hingegen stehen bei der *hebephrenen* Schizophrenie (F20.1) oder *Hebephrenie* die affektiven Veränderungen im Vordergrund, etwa in Form flacher und inadäquater Stimmung, „oft begleitet von Kichern oder selbstzufriedenem, selbstversunkenem Lächeln"; Verlust von Antrieb und Zielstrebigkeit sowie Zerfahrenheit des Denkens kommen hinzu, Halluzinationen und Wahnvorstellungen sind flüchtig und bruchstückhaft. Nach ICD-10 (S. 116) beginnt diese Form meist zwischen dem 15. und 25. Lebensjahr; die „Diagnose einer Hebephrenie sollte in der Regel erstmalig nur bei Jugendlichen oder jungen Erwachsenen" gestellt werden.

Wenigstens für Außenstehende ist nicht leicht nachzuvollziehen, aufgrund welcher Kriterien (Symptomatologie oder Erstmanifestationsalter) die diagnostische Zuordnung erfolgt; in der Praxis ist das Problem insofern kleiner, als bei frühzeitig eintretenden Schizophrenien diese affektive Symptomatik häufig das Bild bestimmt. Für die Bezeichnung findet man zwei Herleitungen: Hebephrenie als in der Jugend (griechisch: hebe) auftretende Schizophrenie oder als schizophrene Störung mit vorwiegend läppisch-witzelnder Symptomatik (nach dem albernschalkhaften Verhalten von Hebe, der Göttin der Jugend).

Katatone Schizophrenie (F20.2) ist zu diagnostizieren, wenn ausgeprägte psychomotorische Symptome, etwa Stupor, Haltungsstereotypien oder katatone Erregung zu beobachten sind; da katatone Symptomatik auch bei Hirnerkrankungen oder Substanzmissbrauch vorkommt, müssen weitere Schizophreniesymptome nachgewiesen werden. In diesem Zusammenhang ist zu erwähnen, dass die Symptomatik die Form einer „perniziösen Katatonie“ mit hohem Fieber und der Gefahr von Stoffwechselentgleisungen und Kreislaufkomplikationen annehmen kann. Diese schwere, früher häufig tödliche Verlaufsform stellt große Herausforderungen an die Notfallmedizin und gilt bei vielen als zwingende Indikation zur Elektrokrampfbehandlung.

Undifferenzierte Schizophrenie (F20.3) soll dann diagnostiziert werden, wenn die Kriterien für Schizophrenie erfüllt sind, die eindeutige Zuordnung zu einer der genannten Unterformen jedoch nicht gelingt. Das *schizophrene Residuum* (F20.5) ist ein chronischer Zustand, der sich nach langjährigem Verlauf einstellen kann, aber keineswegs muss (s. 4.2.3) und im Wesentlichen durch Negativsymptomatik wie Affektverflachung, Interesselosigkeit, mangelnde Kommunikation, Vernachlässigung des Äußeren gekennzeichnet ist. Zur Diagnosestellung ist erforderlich, dass wenigstens einmal auch die Symptome einer der beschriebenen Unterformen vorlagen, etwa Wahn und Halluzinationen.

Das Bild der *Schizophrenia simplex* (F20.6) ähnelt diesem Residualzustand, unterscheidet sich aber im Verlauf dadurch, dass andere psychotische Symptome noch nie aufgetreten sind. Zur Diagnosestellung ist die Erfüllung des neunten der Schizophreniekriterien erforderlich, nämlich eine „eindeutige und durchgängige Veränderung bestimmter umfassender Aspekte des Verhaltens der betreffenden Person, die sich in Ziellosigkeit, Trägheit, einer in sich selbst verlorenen Haltung und sozialem

Rückzug manifestiert"; diese Symptome müssen mehr als ein Jahr bestanden haben, und – wie erwähnt – darf keine andere floride Symptomatik vorausgegangen sein. Die Stellung dieser früher sehr häufigen Diagnose wird heute als problematisch angesehen und in ICD-10 nicht empfohlen.

4.2.3 Erstmanifestationsalter und Verlauf

Die ersten Symptome beginnen typischerweise vor dem 30. Lebensjahr, etwa bei der Hälfte der Betroffenen vor dem 25. Bei der hebephrenen Form ist das Erstmanifestationsalter deutlich niedriger (zwischen 15 und 25 Jahren) als bei der paranoiden Schizophrenie. Regelrechte Schizophreniesymptome sind in jüngeren Jahren selten, jedoch zeigen sich dort nicht selten bereits auffällige Persönlichkeitszüge, etwa sozialer Rückzug, bizarre Sprache und Gestik, die auf eine solche Entwicklung hindeuten können. Der frühkindliche Autismus wird heute nicht mehr als kindliche Form der Schizophrenie aufgefasst (s. 9.3).

Die Symptomatik beginnt bei der paranoiden und katatonen Form eher abrupt, bei der hebephrenen und insbesondere der Schizophrenia simplex vornehmlich schleichend. Den akut einsetzenden Symptombildern geht häufig eine Prodromalphase mit unspezifischen Beeinträchtigungen wie Nervosität und Schlafstörungen voraus, die bei richtiger Einschätzung durch die Patienten rasche Behandlung vor Auftreten der auffälligen Symptomatik ermöglichen. Der häufig den Schüben vorausgehende Drogenkonsum, insbesondere von Cannabis (s. 3.6), könnte als Versuch der Selbstheilung angesehen werden; wahrscheinlicher ist jedoch, dass erst die Substanzwirkungen die floride Symptomatik mit Wahn und Halluzinationen erzeugt haben.

Der Verlauf hat typischerweise die Form mehrwöchiger bis mehrmonatiger Episoden, nach deren Ende sich oft eine vollständige Ausheilung herausstellt (Vollremission), häufig aber nicht mehr das prämorbide Niveau erreicht wird, sondern Negativsymptome wie Affektverflachung, Interessenseinengung und Leistungsabfall zurückbleiben (Residuen); auch kontinuierliche Verläufe ohne abgrenzbare Episoden kommen vor. Generell gilt, dass die durch vornehmlich Positivsymptomatik gekennzeichneten Schizophrenieformen, speziell die paranoide, eher eine gute Prognose haben, hebephrene Form und Schizophrenia simplex hingegen eine schlechtere. Die nicht eindeutig in dieses Schema einzuordnende, in den Industrieländern heute seltene katatone Schizophrenie gilt ebenfalls als diesbezüglich günstig. Einer „prognostischen Daumenregel" folgend geht man davon aus, dass ein Drittel der Patienten „relativ ungestört" lebt, ein weiteres Drittel zwar deutliche Symptome zeigt, aber „sozial integriert" bleibt, das letzte Drittel „schwer beeinträchtigt" ist und „häufig rehospitalisiert" wird (Gaebel, 2002). Auffällig ist die bei Schizophrenen mit 15 % extrem hohe Suizidrate, Folge sicher teilweise der wahnhaften Vorstellungen, nicht selten aber aus der desolaten Lebenssituation entspringend.

Merke

► Schizophrenie ist durch eine Vielzahl unterschiedlicher Symptome gekennzeichnet, welche bei derselben Person nebeneinander oder hintereinander auftreten können. Entsprechend ist es möglicherweise sinnvoller, von der Gruppe der Schizophrenien zu sprechen, wie es E. Bleuler tat, auf den die Bezeichnung zurückgeht. ◄◄

4.2.4 Epidemiologie

Die Lebenszeitprävalenz für Schizophrenie wird ziemlich übereinstimmend mit etwas unter 1 % angegeben; damit entwickelt durchschnittlich jede hundertste Person im Laufe des Lebens wenigstens einmal für längere oder kürzere Zeit solche Symptome. Die jährliche Rate an Neuerkrankungen beträgt, legt man relativ scharfe diagnostische Kriterien zugrunde, ungefähr 0,1 %, eine Zahl, die für verschiedene Länder und Kulturen weitgehend gleich ist und sich auch in den letzten Jahrzehnten nicht verändert hat (Eaton, 2006). Männer und Frauen erkranken mit etwa gleicher Häufigkeit, Frauen vielleicht geringfügig seltener und im Durchschnitt etwa 5 Jahre früher. Zudem zeigen sie häufiger produktive Symptome; entsprechend ist bei ihnen die Prognose im Sinne von zumindest teilweiser Remission und Ausbleiben der Residualsymptomatik besser.

Schizophrenie wird deutlich häufiger in den unteren Einkommensschichten gefunden, was manche Autoren mit der *Drift-*

down-Hypothese, dem sozialen Abstieg als Krankheitsfolge zu erklären versuchen; daneben wäre zu diskutieren, ob nicht prämorbide Persönlichkeitszüge den sozialen Aufstieg erschwert haben. Sicher auszuschließen ist natürlich nicht, dass in dieser Lebenssituation eigene pathogene Faktoren begründet sind. Weiter ist, insbesondere bei Männern, die Schizophrenierate unter Unverheiraten und Geschiedenen größer, wobei auch hier Krankheitsfolgen, Charakteristika der prämorbiden Struktur (Zurückgezogenheit, bizarres Wesen) und Krankheitsursachen nicht eindeutig zu trennen sind.

4.2.5 Familiäre Häufung und Vererbung

Familiäre Häufung von Schizophreniefällen ist gut belegt. Während das Risiko der Erkrankung sonst bei 1 % liegt, ist es für Kinder eines schizophrenen Elternteils mit 10 % bereits erheblich höher und steigt auf über 30 %, wenn beide Eltern an Schizophrenie erkrankt sind. Kinder schizophrener Eltern sind somit ausgesprochene Risikopersonen für die Entwicklung der Störung und werden deshalb mit Vorliebe prämorbid untersucht (s. u.). Die Konkordanzrate bei eineiigen Zwillingen bezüglich Schizophrenieentwicklung ist etwa dreifach so hoch wie bei zweieiigen. Dem naheliegenden Einwand, dass familiäre Verhaltensmuster und weniger genetische Faktoren für das gehäufte Zusammentreffen verantwortlich sein könnten, ist durch die Ergebnisse groß angelegter Adoptionsstudien zu begegnen: Kinder eines schizophrenen Elternteils, die bei nicht erkrankten Adoptiveltern aufwachsen, haben eine ähnlich große Erkrankungswahrscheinlichkeit wie Kinder, die weiter bei ihrem an Schizophrenie erkrankten Elternteil bleiben; andererseits ist das Erkrankungsrisiko von Kindern leiblicher nichtschizophrener Eltern auch dann nicht erhöht, wenn sie bei nichtbiologischen schizophren gestörten Eltern aufwachsen (dargestellt nach Gaebel, 2002; Eaton, 2006) Wie bei den meisten anderen Merkmalen nimmt man auch hier einen *polygenetischen* Erbgang an, eine von mehreren unabhängig vererbten Genen erzeugte Disposition für die Entwicklung der Störung. Dass die Konkordanzrate bei den genetisch identischen monozygoten Zwillingen deutlich weniger als 100 % beträgt, spricht für eine nicht allzu hohe Penetranz und lässt Raum für die Suche nach äußeren pathogenen Bedingungen (s. 4.2.8).

Bemerkenswerterweise sind in den Familien schizophrener Patienten nicht nur gehäuft weitere Schizophreniefälle zu finden, sondern auch Störungsbilder, die man dem Schizophreniespektrum zurechnet, also schizoide Persönlichkeitsstörungen (s. 8.2.2) und Schizotypien (schizotype Störungen, früher mit Borderline-Schizophrenie bezeichnet).

4.2.6 Biologische, neuropsychologische und experimentalpsychologische Befunde

Computertomographische Untersuchungen zeigen vielfach eine Erweiterung der Hirnventrikel und damit hirnatrophische Prozesse; da meist bereits länger Erkrankte untersucht wurden, bleibt unklar, inwieweit es sich hierbei um eine Krankheitsfolge handelt. Gewisser Konsens besteht dahingehend, dass die Ventrikelerweiterungen eher für Personen mit überwiegender Minussymptomatik charakteristisch sind. Untersuchungen an High-Risk-Personen, Kindern schizophrener Eltern noch ohne auffällige Symptomatik, zeigen ebenfalls diese morphologischen Anomalien, sodass man mit gewisser Sicherheit die Interpretation als Krankheitsfolge ausschließen kann; gleichwohl bleibt die pathogenetische Bedeutung unklar.

Weniger gut repliziert sind mit Positronenemissionstomographie (PET[12]) gewonnene Befunde, die eine verminderte Hirnaktivität vornehmlich im Bereich des Frontalhirns ergaben. Auch

---

12 Mittels Computertomographie (CT) lassen sich, ebenso wie mit Kernspintomographie (Magnet-Resonanz-Tomographie), nur strukturelle Veränderungen darstellen, etwa Ventrikelerweiterungen. Bei der Positronenemissionstomographie (PET) werden dem Körper radioaktiv markierte Stoffe zugeführt, deren Weg aufgrund der von ihnen emittierten Strahlung verfolgt werden kann. Mittels markierter 2-Desoxyglukose, die ähnlich wie Glukose von den aktiven Zellen aufgenommen wird, lassen sich besonders aktivierte Areale darstellen. PET wird in der Schizophrenieforschung v. a. für Rezeptorbindungsstudien eingesetzt, indem mittels radioaktiv markierten Dopamins oder Neuroleptika die Bindungsorte für diese Stoffe und die Dichte der Bindungsstellen bestimmt werden.

Rezeptorbindungsstudien zum Nachweis veränderter Dichte der Dopaminrezeptoren haben uneindeutig interpretierbare Ergebnisse geliefert. Immerhin gibt es Hinweise, dass bei Schizophrenen – insbesondere jenen mit überwiegender Positivsymptomatik – diese Bindungsstellen in Teilen des limbischen Systems vermehrt sind; wieder ist es schwer auszuschließen, dass es sich hierbei um eine Folge der Krankheit und speziell der oft jahrzehntelangen Behandlung mit den dopaminantagonistischen Neuroleptika handelt.

Im Kontext der *Dopaminhypothese* der Schizophrenie (s. 4.2.7) hat sich das Interesse nicht so sehr auf die wenig aussagekräftigen Konzentrationen des Dopamins als vielmehr die seines Metaboliten, der *Homovanillinsäure*, gerichtet. Die Befunde sind nicht eindeutig zu interpretieren: Im Plasma Schizophrener ist die Homovanillinsäure-Konzentration wohl erhöht, während sie im Liquor cerebrospinalis – was direkter die Verhältnisse an den Synapsen widerspiegeln sollte – eher erniedrigt sein dürfte (s. Köhler, 2005, S. 110).

Neuropsychologische Untersuchungen kommen im Wesentlichen zur Bestätigung des klinischen Befundes, dass Aufmerksamkeit und Informationsverarbeitung gestört sind; insbesondere können unter einer Vielzahl von Informationen relevante nicht von irrelevanten unterschieden werden. In eine ähnliche Richtung deuten *psychophysiologische* Studien, bei denen als Zeichen von Aufmerksamkeitsdefiziten eine Verflachung der P 300-Welle gefunden wurde. Interessanterweise zeigt ein Teil der schizophrenen Patienten (sogenannte non-responders) auf externe Stimuli, beispielsweise Töne, keine Reaktionen in der Hautleitfähigkeit (SCR), welche üblicherweise Bestandteil der Orientierungsreaktion sind; bei anderen hingegen habituieren diese Reaktionen bei wiederholter Reizdarbietung, anders als bei gesunden Kontrollpersonen, überhaupt nicht (Köhler, 2005, S. 112). Allerdings ist es nicht gelungen, diese psychophysiologischen Subtypen konsistent mit den klinischen Symptomgruppen in Verbindung zu bringen.

4.2.7 Dopamin-, Hypofrontalitäts- und Glutamathypothese der Schizophrenie

Klärend ist hier vorauszuschicken, dass diese Hypothesen keine eigentliche Aussage über die Entstehung der Schizophrenie beinhalten, also ihre Gültigkeit den Streit zwischen einer psychogenetischen und einer somatogenetischen Auffassung nicht entscheiden könnten; die Annahme der Dopaminüberaktivität bezieht sich auf biochemische Prozesse, welche der Symptomatik zugrunde liegen oder noch vorsichtiger ausgedrückt: mit ihr korreliert sind, nicht aber als letztes kausales Glied sie verursachen. Die noch längst nicht gefundene Ursache der Dopaminüberaktivität wäre erst die gesuchte Ätiologie der Schizophrenie.

Diese Sachverhalte werden verständlicher, wenn man zwischen Ätiologie und Pathogenese unterscheidet. Als Ätiologie, als Ursache (eigentlich: Lehre von den Ursachen) einer Krankheit fasst man die Bedingungen zusammen, unter denen sie sich mit erhöhter Wahrscheinlichkeit entwickelt; so wäre die Ätiologie der Leberzirrhose langjähriger Alkoholkonsum oder chronisch verlaufende Infektion mit dem Hepatitis B-Virus. Hätte der Alkoholkonsum nicht stattgefunden oder wäre die Infektion nicht eingetreten, wäre mit gewisser Wahrscheinlichkeit auch keine Leberzirrhose entstanden. Die Pathogenese der Zirrhose besteht u. a. in der entzündlichen Zerstörung des Lebergewebes und Ersetzung durch Bindegewebsfasern. Es wäre also nicht korrekt zu sagen, die entzündliche Zerstörung der normalen Leberzellen sei die Ursache der Zirrhose. In diesem Sinne ist die Dopaminhypothese eine Vermutung über die Pathogenese, nicht die Ätiologie.

Wie in 1.3 ausgeführt, geschieht die Übertragung der Erregung von einer Nervenzelle zur anderen chemisch über Freisetzung von Transmittern aus den Endknöpfchen des präsynaptischen (zuerst erregten) Neurons; diese Transmitter lagern sich nach Überbrückung des synaptischen Spaltes an Rezeptoren der zweiten, der postsynaptischen Nervenzelle an und führen dort zur Veränderung der Membraneigenschaften. Synapsen, an denen die Übertragung mittels Dopamin erfolgt, heißen dopaminerg. Dopamin, ein Transmitter aus der Gruppe der Monoamine, wird in den präsynaptischen Zellen aus der Aminosäure Tyrosin über die Zwischenstufe L-Dopa gebildet. Die Inaktivierung des ausgeschütteten Dopamins geschieht durch Wiederaufnahme in die präsynaptische Zelle (Reuptake), zusätzlich durch Abbau in Homovanillinsäure; das letzteren Prozess katalysierende Enzym ist Monoaminoxydase (MAO).

Die Dopaminhypothese der Schizophrenie nimmt eine *Überaktivität* bestimmter dopaminerger Synapsen an; deren Lokalisation vermutet man dort, wo vom Mittelhirn ausgehende Neurone mit Strukturen der Hirnrinde (insbesondere im orbitobasalen Frontallappen) und anderen Regionen des limbischen Systems (etwa des Hippocampus) zusammentreffen (Synapsen dopaminerger mesolimbischer Bahnen); an anderen dopaminergen Bahnen, wie denen des extrapyramidal-motorischen Systems, nimmt man eine normale Aktivität an. Die Überaktivität der dopaminergen mesolimbischen Bahnen ließe sich in Form vermehrter Dopaminausschüttung aus dem präsynaptischen Neuron, in erhöhter Empfindlichkeit der Dopaminrezeptoren oder in ihrer zahlenmäßigen Vermehrung an der postsynaptischen Membran vorstellen. Augenblicklich wird eine *erhöhte Dichte* der Dopaminrezeptoren angenommen.

Mehrere Befunde legen dieses Modell der Dopaminüberaktivität nahe, wovon der wichtigste und historisch am Anfang stehende eine interessante Nebenwirkung der zur Therapie der Schizophrenie eingesetzten *Neuroleptika* ist. Bei einem beträchtlichen Teil der so Behandelten tritt relativ bald ein sogenanntes *Parkinsonsyndrom* oder *Parkinsonoid* in Form der Symptomtrias Rigor (Muskelstarre), Tremor (Zittern, hier ein typischer Ruhetremor) und schließlich Akinesie (Bewegungsarmut, beispielsweise in Gestalt reduzierter Mitbewegungen und Mimik) auf. Dieses Parkinsonsyndrom wird auch bei der Parkinsonschen Erkrankung beobachtet, deren Pathogenese geklärt ist: Untergang Dopamin synthetisierender Neurone in der Substantia nigra des Mittelhirns und daraus resultierende eingeschränkte Übertragung an dopaminergen Synapsen des extrapyramidalen Systems, speziell an den nigrostriatalen Bahnen, welche von der Substantia nigra zum Striatum im Endhirn ziehen. Die daraus gezogene, heuristisch immens fruchtbare Annahme war die, dass die zur Therapie der Schizophrenie eingesetzten Stoffe ihre Wirkung durch eine *Dämpfung* der Dopaminübertragung entfalten, wobei Hemmung an dopaminergen extrapyramidalen Bahnen mit der Folge des Parkinsonoids als unerwünschte, aber prinzipiell zu tolerierende Nebenwirkung aufgefasst wurde. Weiter wurde gefolgert, dass die nach Neuroleptikagabe häufig verschwindende psychotische Symptomatik in Zusammenhang mit einer Dopaminüberaktivität steht.

Zusätzliche Belege für diese Annahme leiten sich aus den *Modellpsychosen* ab: So führt Einnahme von Amphetaminen und Kokain, besonders in höheren Dosen, zu psychotischer Symptomatik in Form von Wahnerleben und Halluzinationen, die denen bei der paranoiden Schizophrenie auffällig gleichen. Die genannten Substanzen, sind Dopamin- und Noradrenalin-Agonisten, verstärken also die Wirkung dieser Transmitter (s. 3.5); entsprechend liegt die Vermutung nahe, dass die Amphetamin- und Kokainpsychosen – und ebenso die klinisch ähnlichen Schizophrenieformen, deren Ausprägung sich im Übrigen durch Amphetamingabe verstärken lässt – aus einer Überaktivität dieser Transmitter resultieren. Noradrenalin ist dabei nicht wesentlich beteiligt, was sich aus verschiedenen, hier nicht dargestellten Befunden schließen lässt. Dass die Symptomatik der Amphetaminpsychosen durch Neuroleptika gut zu behandeln ist, bestätigt wiederum die Vermutung, dass diese Medikamente ihren therapeutischen Effekt über Verminderung der Dopaminwirkung, beispielsweise über Rezeptorblockade, entfalten.

Ein eindrucksvoller Beleg für die Dopaminhypothese ist schließlich, dass an Parkinson erkrankte Patienten, denen zur Behebung der motorischen Störungen L-Dopa, eine Vorstufe des fehlenden Dopamins, verabreicht wird, nicht selten unter dieser Therapie psychotische Symptome entwickeln; auch kann L-Dopa bei schizophrenen Patienten die produktive Symptomatik verstärken.

Rezeptorbindungsstudien mittels radioaktiv markierter Substanzen zeigen mittlerweile direkt, dass sich die Neuroleptika (zumindest die „klassischen“) tatsächlich vornehmlich an Dopaminrezeptoren anlagern, und zwar vorwiegend an die D_2-Rezeptoren; weiter gibt es mit Zurückhaltung zu betrachtende Hinweise darauf, dass bei Personen mit Schizophrenie die Dopaminrezeptoren (besonders die des Typs D_2) zahlenmäßig vermehrt sind. Die Schwierigkeit bei der Interpretation liegt darin, dass diese Studien zumeist an lange erkrankten und entsprechend oft über Jahrzehnte mit Neuroleptika behandelten Personen erfolgen; Veränderung von Dopaminrezeptoren lässt sich mit mindestens derselben Berechtigung als Effekt der Therapie auffassen, zumal Vermehrung von Rezeptoren ein plausibles pathogenetisches Modell für die Spätdyskinesien nach langer Neuroleptikatherapie darstellt (s. 4.2.9). Die eher inkonsistenten erwähnten Befunde zur Homovanillinkonzentration im Serum oder Liquor cerebrospinalis sind wohl in dem Sinne zu interpretieren, dass die Dopaminausschüttung nicht wesentlich verändert ist. **Tabelle 4.2**, modifiziert nach Köhler (2005, S. 115), stellt die diesbezüglich wichtigsten Befunde zusammen.

Tab. 4.2: Befunde zur Stützung der Dopaminhypothese

Befund	Beschreibung; Folgerung	Kommentar
neuroleptisches Parkinson-Syndrom	– nach Gabe klassischer Neuroleptika oft Symptomatik wie bei Parkinson-Krankheit – da bei letzterer Dopaminmangel vorliegt, wirken diese Medikamente offenbar negativ auf dopaminerge Übertragung – Folgerung: Positivsymptomatik geht mit DA-Überaktivität einher	– Folgerung gut begründet – unklar, wie DA-Überaktivität zustande kommt
L-Dopa-Psychosen	– Parkinsonpatienten können nach Gabe von L-Dopa Wahn und Halluzinationen entwickeln – Folgerung: Aktivierung des dopaminergen Systems begünstigt Ausbildung von Positivsymptomatik – bei Schizophrenen Verstärkung der Plussymptomatik durch L-Dopa	– zeigt Rolle des dopaminergen Systems bei psychotischen Symptomen

Befund	Beschreibung; Folgerung	Kommentar
Amphetamin- und Kokainpsychosen	– nach Konsum der dopamin-agonistischen Amphetamine und von Kokain zuweilen Wahnideen und Halluzinationen – Gabe an Schizophrene verstärkt Positivsymptomatik	– also: Verstärkung der Aktivität im dopaminergen System begünstigt Ausbildung von Positivsymptomatik
unklare Befunde zu Homovanillinsäure (HVA) im Liquor	– in einigen Studien vermehrte Liquorkonzentration des DA-Metaboliten HVA – Folgerung: vermehrte Transmitterausschüttung an dopaminergen Synapsen	wenig beweiskräftig, denn: – Ergebnisse nicht eindeutig – generell unklare Beziehung zwischen HVA-Konzentration im Liquor und DA-Aktivität an Synapsen des Gehirns
Nachweis vermehrter D_2-Rezeptoren	– im Gehirn verstorbener Schizophrener (speziell im Striatum) Dopaminrezeptoren des Typs D_2 vermehrt gefunden – Folgerung: biologische Grundlage der Positivsymptomatik weniger verstärkte Feuerung (präsynaptischer) dopaminerger Neurone, sondern erhöhtes Ansprechen postsynaptischer Neurone	einiges unklar, u. a.: – schwer auszuschließen, dass Rezeptorvermehrung Effekt der Neuroleptikatherapie ist – Striatum enthält zwar zahlreiche DA-Bindungsstellen, jedoch Bedeutung für Pathogenese der Produktivsymptomatik unklar – uneinheitliche Befunde zu Vermehrung anderer Rezeptortypen

Diese Dopaminhypothese steht im Einklang mit einer Reihe von Befunden, kann jedoch andere nicht erklären und erfordert deshalb mehr oder weniger tiefgreifende Modifikationen. Zum einen sprechen im Wesentlichen nur die produktiven Symptome der Schizophrenie auf Behandlung mit klassischen Neuroleptika an, sodass die Dopaminüberaktivität offenbar lediglich diesen, nicht aber der Negativsymptomatik zugrunde liegt. Also dürfte die Dopaminüberaktivität (wenigstens die der D_2-Rezeptoren) nur die Grundlage der Positivsymptomatik sein; hingegen werden, wie in

4.2.6 ausgeführt, die Negativsymptome eher mit morphologisch-anatomischen Veränderungen (wie Hirnatrophie) in Verbindung gebracht. Die sogenannte, keineswegs allgemein akzeptierte *Hypofrontalitätshypothese* geht davon aus, der der Schizophrenie primär eine Unteraktivität im präfrontalen Kortex zugrunde liegt. Der präfrontale Kortex nimmt ein großes Areal des Frontallappens ein und liegt frontal (strirnwärts) der motorischen Areale; gerade der präfrontale Kortex ist im Laufe der Evolution zum Homo sapiens stark gewachsen und mit guten Gründen wird in ihm der „Sitz" der höheren kognitiven Fähigkeiten, etwa des Vorausplanens, gesehen. Am basalen Teil des Frontallappens, über der Augenhöhle (Orbita), liegt der orbitofrontale Kortex, dessen Überaktivität mit psychotischer Symptomatik in Verbindung gebracht wird – die mittlerweile obsoleten psychochirurgischen Eingriffe bei schizophrenen Patienten (insbesondere die transorbitale Lobotomie) zerstören gerade diese Areale. Es gibt gute Hinweise, dass der orbitofrontale Kortex, als archaische Hirnstruktur, vom präfrontalen Kortex normalerweise gehemmt wird. Die Unteraktivität des präfrontalen Kortex würde sowohl die Negativsymptomatik erklären als auch die durch den Fortfall von Hemmungen anderer (limbischer) Regionen dopaminerge Überaktivität mit der Folge psychotischer Symptome.

Ein übergreifendes pathogenetisches Modell, das Dopamin- und Hypofrontalitätshypothese integriert, ist die *Glutamathypothese der Schizophrenie.* Angeregt durch die Tatsache, dass das den NMDA-Rezeptor für Glutamat blockierende psychedelische Narkosemittel Phencyclidin (s. 3.7) Psychosen hervorruft (die sich rasch durch Gabe atypischer Neuroleptika beseitigen lassen), geht man davon aus, dass der Schizophrenie ein Defekt von NMDA-Rezeptoren, speziell im präfrontalen Kortex, zugrunde liegt, was indirekt zur Überaktivität dopaminerger Synapsen in limbischen Regionen (speziell der Orbitofrontalregion) führt (für Genaueres und Quellenangaben s. Köhler, 2005, S. 117 f.).

4.2.8 Weitere Erklärungsansätze

Modelle zur Entstehung der Schizophrenie liegen in großer Anzahl vor, werden von unterschiedlichsten theoretischen Schulen entwickelt und haben daher nur geringe Gemeinsamkeiten. Andererseits schließen sie allein schon deshalb nicht notwendig einander aus, weil die Schizophrenie als nosologische Einheit sicher nicht existiert, sondern unter dem Begriff eine Reihe unterschiedlicher Störungsbilder zusammengefasst sind. Zudem besteht allgemeine Übereinstimmung darin, dass auch für die einzelnen diagnostischen Subtypen eine multifaktorielle Genese am wahrscheinlichsten ist, also sowohl biologische wie psychologische Determinanten auf die Entwicklung Einfluss nehmen können. Wie erwähnt, ist die Anerkennung biochemischer Prozesse als Grundlage der schizophrenen Symptomatik durchaus mit einem primär psychogenetischen Erklärungsansatz vereinbar.

Die biologischen Entstehungsmodelle der Schizophrenie basieren naturgemäß auf der deutlichen *hereditären Komponente*. Wie in 4.2.5 ausgeführt, haben Kinder schizophrener Eltern, auch wenn sie unmittelbar nach Geburt in eine neue familiäre Umgebung kommen, ein gegenüber der Normalbevölkerung beträchtlich erhöhtes Erkrankungsrisiko. Da andererseits die Penetranz dieser genetischen Disposition deutlich unter 100 % liegt, lässt sich folgern, dass lediglich die Bereitschaft zur Entwicklung der Störung, nicht die Störung selbst aber vererbt wird. Genkartographische Versuche verliefen lange wenig erfolgreich; mittlerweile findet sich aber zunehmende Übereinstimmung der Befunde (Levenson, 2003; Ross, Margolis, Reading, Pletnikov & Coyle, 2006): Man hat diverse, auf verschiedenen Chromosomen lokalisierte Gene identifizieren können, bei deren Abnormitäten das Schizophrenierisiko vergrößert ist. Dazu gehört das Neuregulin 1-Gen und das Dysbindin-Gen, welche die Ausbildung des glutamatergen Transmittersystems und speziell des NMDA-Rezeptors determinieren, weiter ein Gen, welches für das im Dopaminstoffwechsel zentrale Enzym COMT verantwortlich ist.

Als weitere biologische Faktoren, die entweder bei genetischer Disposition Ausbildung der Symptomatik begünstigen oder auch allein die Genese mehr oder weniger erklären könnten, werden *frühkindliche Infektionen* oder *pränatale Schädigungen* bei Infektionskrankheiten der schwangeren Mütter diskutiert. Hierfür spricht, wenn auch indirekt, dass Personen mit Schizophrenie häufiger in den Spätherbst- und Wintermonaten geboren sind, also in Zeiten, wo die Infektionswahrscheinlichkeit für das Neugeborene sowie für die Mutter erhöht ist; beweiskräftiger ist, dass Personen, die zu Zeiten von schweren Grippeepidemien geboren wurden, die Störung später überdurchschnittlich häufig entwickelten (s. Köhler, 2005, S. 110 ff. und die dort angeführte Literatur). Auch Schäden im Rahmen des *Geburtsvorgangs*, insbesondere akuter Sauerstoffmangel, werden als ursächliches Moment diskutiert. Wie ausgeführt, finden sich morphologische Veränderungen, wie sie als Folge von Infektionen zu erwarten sind, eher bei Schizophrenie mit vorwiegender Negativsymptomatik. Im Sinne der in 4.2.7 angeführten Hypofrontalitätshypothese lässt sich auch die Plussymptomatik indirekt mit strukturellen Hirnveränderungen in Verbindung bringen: Demnach könnten die erwähnten Noxen inhibitorische Neurone betroffen haben, deren Aktivierung wiederum normalerweise die dopaminerge Übertragung an mesolimbischen Bahnen dämpft. Neuronenschädigung könnte damit sowohl direkte Defizite in Form der Negativsymptomatik als auch Verhaltensüberschüsse (Plussymptome) als Folge mangelnder Hemmung hervorrufen. Ein weiterer wichtiger (wahrscheinlich nicht nur auslösender oder begünstigender, sondern zuweilen kausaler) Faktor stellt Cannabiskonsum dar. Einige Autoren (etwa Ferguson, Poulton, Smith & Boden, 2006) gehen davon aus, dass etwa 10 % der Schizophreniefälle darauf zurückzuführen sind.

Die erste genauer ausgearbeitete *psychologische Theorie* der Schizophrenie wurde von Freud in Zusammenarbeit mit Karl Abraham etwa um 1910 entwickelt. Sie ist vergleichsweise unscharf formuliert, bezieht sich eher auf den Entstehungsmechanismus als die Entstehungsbedingungen (die Ätiologie) und leidet nicht zuletzt daran, dass in jener Zeit eine verbindliche Trennung zwischen Schizophrenie mit reiner Minussymptomatik, paranoider Schizophrenie und Paranoia noch ausstand. Ausgangspunkt der Theoriebildung war, dass Freud bei Patienten mit schizophrenen Störungen das therapeutisch höchst bedeutsame Moment der Übertragung vermissen musste; dieses Wiederaufleben frühkindlicher Gefühle in der psychoanalytischen Situation, die der analytischen Theorie zufolge ursprünglich den Eltern gegolten haben, aber nun typischerweise auf den Analytiker transferiert werden, blieb nach seinen Erfahrungen bei ihrer Behandlung aus. Er grenzte deshalb die narzisstischen Neurosen (Schizophrenie, Paranoia, Melancholie) von den Übertragungsneurosen (etwa Hysterie, Zwangsneurose) konzeptuell ab und hielt nur die letzteren mit psychoanalytischen Mitteln für therapierbar: „Sie zeigen", schreibt er in den *Vorlesungen zur Einführung in die Psychoanalyse* über Patienten mit narzisstischen Neurosen, „keine Übertragung und darum sind sie auch für unsere Bemühung unzugänglich, durch uns nicht heilbar" (Freud, 1916–17a, S. 465); die so erzwungene weitgehende Abstinenz von der Behandlung psychotischer Patienten führt zur eher beiläufigen Reflexion über zugehörige Genesemodelle.

Dieser Mangel an Interesse für die Außenwelt bei Schizophrenen, der sich insbesondere in fehlender Übertragung äußert, gibt für Freud zugleich den Schlüssel zum Verständnis der Störung: Alle libidinösen Strebungen seien von den äußeren Objekten abgezogen und auf das eigene Ich zurückgewendet worden, eine Situation, die dem ursprünglichen Zustand des Narzissmus, der Ichliebe vor der Herstellung von Objektbesetzungen, entspricht. Das pathogenetisch entscheidende Moment der Paranoia sieht Freud in einer Regression in ein spätes, beim Übergang zur Objektliebe liegendes Stadium des Narzissmus mit Ichvergrößerung in Form des Größenwahns. Für die Dementia praecox (also die Schizophrenie in damaliger Terminologie) nimmt er eine noch weitergehende Regression an, nämlich in ein sehr frühes Stadium des Narzissmus: „Die Regression geht nicht nur zum Narzissmus, der sich in Größenwahn äußert, sondern bis zur vollen Auflassung der Objektliebe und Rückkehr zum infantilen Autoerotismus" (Freud, 1911c, S. 314). Die floride Symptomatik, etwa in Form der Halluzinationen, wird von ihm bereits als Versuch der Wiederherstellung aufgefasst. Disponierende Bedingung ist in jedem Fall eine *Fixierung* auf ein mehr oder weniger frühes Stadium des Narzissmus, ohne dass diese Fixierung wiederum ätiologisch abgeleitet wird. Bei der Paranoia dient die narzisstische Regression der Abwehr homosexueller Impulse, bei den Ausführungen zur Dementia praecox bleibt die Psychodynamik weitgehend unbestimmt. Eine Überblicksarbeit, welche verschiedene Entstehungstheorien einer Anzahl psychischer Störungen skizziert, kann hierbei nicht detaillierter sein. Genaueres Eingehen auf diese Genesemodelle hätte zunächst eine Einführung in die komplizierte und nicht widerspruchsfreie Freudsche Narzissmustheorie erfordert (s. dazu Köhler, 2000a, S. 439 ff. sowie Köhler, 2007, S. 65 ff.).

Anders als zuweilen dargestellt, geht Freuds Schizophreniekonzeption nicht wesentlich über die hier skizzierten groben Auffassungen hinaus. Weder spezifiziert er den die Regression hervorrufenden Triebkonflikt noch gibt er ätiologische Faktoren an. Letztere Lücke wurde von verschiedenen, der Psychoanalyse mehr oder weniger nahe stehenden Klinikern zu füllen gesucht. Bekannt wurde besonders die von Fromm-Reichmann (1948) entwickelte Theorie der *schizophrenogenen Mutter*, die durch ihre kalte, abweisende Haltung dem Kind gegenüber, gepaart mit scheinbarer Überfürsorglichkeit, die spätere Ausbildung der Störung entscheidend begünstigen sollte. Diese Theorie hat in ihrer monokausalen Schlichtheit große Popularität erlangt und zu unzähligen unbegründeten Schuldzuweisungen geführt. Empirisch ist sie so gut wie nicht abgesichert, mittlerweile geradezu als widerlegt anzusehen (vgl. auch für das Weitere Comer, 2008, S. 392 ff. und die dort angeführten Studien) und gerät erfreulicherweise auch in Laienkreisen zusehends in Vergessenheit. Immerhin betont sie einen Sachverhalt, der in spätere Konzeptionen Eingang gefunden und die Entwicklung familientheoretischer Schizophreniemodelle stimuliert hat, nämlich die offenbar widersprüchliche Kommunikation innerhalb der Familie schizophren Erkrankter; in gewisser Weise wird die differenziertere „Expressed-emotion"-Theorie (s. u.) hier vorgedacht. Die auf ähnlicher Beobachtung basierende, weniger eindeutig Schuldzuweisung leistende *Doublebind-Hypothese* von Bateson geht davon aus, dass verbale und nonverbale Aussagen der Angehörigen widersprüchliche Botschaften ausdrücken, etwa eine lobende Bemerkung von einem tadelnden Blick begleitet wird. Die spätere schizophrene Symptomatik wird als Versuch aufgefasst, mit diesen kommunikativen Schwierigkeiten fertig zu werden; so könnte Ignorieren der verbalen Aussagen und verstärkte Beachtung der eventuell aussagekräftigeren nonverbalen Botschaften die Ausbildung paranoider Symptome zur Folge haben. Auch wenn die Herleitung der Symptomatik in diesem Modell oft allzu schlicht und schematisch erscheint, so wird immerhin konsequent versucht, ein psychologisches, auf überprüfbaren Annahmen basierendes Genesemodell schizophrener Störungen zu entwickeln. Die Befunde zur Stützung dieser Hypothese sind jedoch eher spärlich; insbesondere ist es nicht nachgewiesen, dass diese paradoxe Kommunikation spezifisch oder auch nur gehäuft in Familien Schizophrener zu beobachten ist. Zu bedenken ist daneben, dass in der Verwandtschaft der Patienten, nicht zuletzt aufgrund genetischer Zusammenhänge, gehäuft Personen mit Schizophrenie oder verwandten Störungen zu finden sind, die einen auffälligen Kommunikationsstil zeigen. So wird möglicherweise als pathogene Bedingung interpretiert, was in Wirklichkeit nur Korrelat der Störung ist. Trotzdem bleibt festzuhalten, dass die Betrachtung der Familie schizophrener Personen eine Anzahl interessanter Befunde und zumindest heuristisch fruchtbarer Hypothesen geliefert hat, die sich, wie das unten besprochene Vulnerabilitäts-Stress-Modell zeigt, gut mit anderen Erkenntnissen zu Entstehung und Verlauf der Störung verbinden lassen.

Frühe *lerntheoretische Erklärungsmodelle*, wie von Ullman und Krasner (1975) entwickelt, fassen die schizophrenen Symptome als ein von der Umwelt verstärktes abnormes Verhalten auf; als allgemeines Erklärungsmodell ist es so fern ab von den klinischen Tatsachen, dass ihm nur historische Bedeutung zukommt.

Neuere, im weiteren Sinne im verhaltenstherapeutischen Rahmen konzipierte Entstehungstheorien, die nicht zuletzt unter dem Gesichtspunkt der Ableitung von Interventionsstrategien erstellt werden, basieren bestenfalls noch sehr bedingt auf lerntheoretischen Annahmen, sondern beziehen andere empirisch begründbare Konzepte mit ein. Am bekanntesten ist hier das *Vulnerabilitäts-Stress-Modell*, welches in besonderer Weise kognitive, mit verhaltenstherapeutischen Verfahren modifizierbare Momente als Entstehungsbedingungen betont (s. Kraemer & Möller, 1994). Als Komponenten der Vulnerabilität (Verletzlichkeit), der Anfälligkeit für Schizophrenie, werden Störungen der Aufmerksamkeit, der Informationsverarbeitung sowie der psychophysiologischen Aktivierung (sogenannte Basisstörungen[13]) angesehen, über deren Ursachen keine weitergehenden Aussagen gemacht werden; dass diese wenigstens teilweise genetisch übertragen werden oder aus anderen biologischen Gegebenheiten zu erklären sind (prä- und perinatalen Schädigungen, frühkindlichen Infektionen), wird keineswegs geleugnet. Als externe pathogene Bedingungen (Stressfaktoren) kommen nach diesem Modell belastende Lebensereignisse, „überstimulierende soziale Umgebung", unzureichendes „psychosoziales Netzwerk" und, in Anlehnung an familientheoretische Modelle, „emotional belastendes Familienklima" beziehungsweise „ungünstige Kommunikationsmuster innerhalb der Familie" hinzu. Letztere Begriffe beziehen sich auf Ergebnisse der „Expressed-emotion"-Forschung, der zufolge sich der Faktor „high expressed emotion" in der Familie (in Form von sich feindselig, kritisch, ebenso aber auch überfürsorglich, kurz: sich emotional überengagiert verhaltenden Angehörige) für den Verlauf und die Rückfallprognose der Schizophrenie als ungünstig erwiesen hat; dementsprechend setzen therapeutische Verfahren auf dem Hintergrund des skizzierten Modells nicht zuletzt an einem Abbau dieser allzu großen Involviertheit von Angehörigen an (s. 4.2.9).

Kurz seien noch zwei Auffassungen von Schizophrenie angeführt, die sich – früher mehr als heute – in psychiatriekritischen Kreisen großer Beliebtheit erfreuten. Die besonders von Thomas Szasz (1974) vertretene, jedoch bereits auf ältere soziokulturelle

13 Das Konzept der Basisstörungen oder Basissymptome – nicht zu verwechseln mit den Bleulerschen Grundsymptomen der Schizophrenie – hat mittlerweile größere Beachtung gefunden (s. etwa Kraemer & Möller, 1994, S. 17 ff.). Es handelt sich dabei um klinisch zunächst nicht unbedingt auffällige kognitive Defizite, insbesondere Störungen der Informationsaufnahme und Verarbeitung, bei deren Vorliegen jedoch – prinzipiell tolerierbare – Umweltreize zur Entwicklung auffälliger Symptome wie Wahn oder Halluzinationen führen können. Auf diesem Hintergrund sind Verfahren zur Verbesserung kognitiver Fähigkeiten bei der Therapie Schizophrener rational begründet (s. 4.2.9).

Theorien zurückgehende Ansicht, dass der Schizophrene erst durch die Diagnose und die daraus resultierenden veränderten Reaktionen der Umwelt in stärker abnormes Verhalten hineingetrieben würde (Labeling-Theorie), weist sicher zu Recht auf den Sachverhalt einer mit der psychiatrischen Diagnose verbundenen Stigmatisierung hin; andererseits verharmlost sie aber schwere, zumeist vor jeglicher Behandlung auftretende Symptome wie Wahn und Halluzinationen als tolerable Verhaltensabweichungen, sicher nicht zum Nutzen der Betroffenen. Ernster zu nehmen ist die „existentialistische" Sichtweise von Laing (1974), da dieser Schizophrenie als tatsächliche Gegebenheit analysiert und nicht als iatrogenes Kunstprodukt wegzudiskutieren versucht. Er sieht in den schizophrenen Symptomen den Versuch, mit einer gestörten Umwelt fertig zu werden, eine im ersten Augenblick faszinierende und intellektuell reizvolle Betrachtungsweise, die aber wieder eine externe Schuldzuschreibung – auch hier nicht zuletzt gegenüber der Familie – beinhaltet; zudem wird man schwerlich empirische Belege für die Theorie beibringen können. Gefährlich ist diese Auffassung aber besonders deshalb, weil Laing die Symptomatik als einen Versuch der Selbstheilung betrachtet, damit implizit medikamentös-therapeutisches Eingreifen in Frage stellt und so die nicht seltene Ablehnung einer wirksamen Therapie ideologisch zu untermauern hilft.

4.2.9 Therapie

Die Behandlung der Schizophrenie, wenigstens in den akuten Stadien, geschieht üblicherweise *medikamentös* mit *Neuroleptika*. Als deren erstes wurde zu Beginn der 1950er Jahre Chlorpromazin synthetisiert, welches lange unter dem Namen Megaphen® im Handel war. Die neuroleptische Potenz eines Wirkstoffes, also seine Fähigkeit, psychotische Symptome wie Wahn und Halluzinationen zu beseitigen, wird noch heute mit der von Chlorpromazin verglichen, dessen neuroleptische Potenz gleich 1 gesetzt wird. Die meisten Neuroleptika haben eine sehr viel höhere neuroleptische Potenz, etwa Haloperidol von circa 50.

Neuroleptika (besser: Antipsychotika) werden in die beiden Gruppen der klassischen und der atypischen Neuroleptika (Antipsychotika der ersten und der zweiten Generation) eingeteilt. Die der ersten Gruppe gehören verschiedenen Stoffgruppen an, wovon die *Phenothiazine* und die *Butyrophenone* die wichtigsten sind. Erstere bestehen aus einem Gerüst von drei Ringen (trizyklische Neuroleptika); zu ihnen gehören neben Chlorpromazin u. a. Levomepromazin (Neurocil®) oder Thioridazin (Melleril®). Zu den strukturmäßig verschiedenen Butyrophenonen wären Haloperidol (etwa Haldol-Janssen®) oder Benperidol (Glianimon®) zu rechnen, zu den mit den Butyrophenonen verwandten Diphenylbutylperidinen Pimozid (Orap®) oder Fluspirilen (Imap®). *Atypische Neuroleptika* sind u. a. Clozapin (Leponex®), Quetiapin (Seroquel®), Risperidon (Risperdal®), Olanzapin (Zyprexa®), Amisulprid (Solian®), Aripiprazol (Abilify®) und Paliperidon (Invega®).

Hauptsächlich von den Neuroleptika beeinflusst werden Positivsymptomatik und psychomotorische Phänomene, während Negativsymptome wie Affektverflachung oder Antriebslosigkeit auf Phenothiazine und Butyrophenone wenig ansprechen; einige atypische Neuroleptika, etwa Clozapin, haben daneben einen Effekt auf die Minussymptomatik.

Neben diversen vegetativen *Nebenwirkungen*, die in der Regel nicht zur Umstellung oder Beendigung der neuroleptischen Therapie Anlass geben, finden sich relativ häufig, speziell nach Gabe hochpotenter klassischer Neuroleptika, extrapyramidal-motorische Störungen: Sogenannte Frühdyskinesien treten schon sehr bald, nach Stunden bis Tagen, auf und haben die Gestalt hyperkinetischer Störungen speziell im Gesichts- und Halsbereich, etwa Grimassieren oder Zungen-Schlundkrämpfe; sie lassen sich durch Gabe eines Anticholinergikums wie Biperiden (Akineton®) gut behandeln. Das Parkinsonoid oder neuroleptisch induzierte Parkinsonsyndrom ist üblicherweise erst nach mehreren Tagen bis Wochen zu beobachten, wobei vornehmlich Rigor (Muskelstarre) und Akinese (Bewegungsreduktion wie Fehlen von Mimik und Mitbewegungen, kleinschrittiger Gang) auffallen; auch das Parkinsonoid ist mit Biperiden wirksam zu therapieren. Ebenfalls früh kann eine Akathisie auftreten, innere

Unruhe und Bewegungsdrang, die auf Anticholinergika weniger gut ansprechen, sodass Dosisreduktion, Wechsel auf ein niedrigpotentes Neuroleptikum oder Umstellung auf atypische Neuroleptika empfohlen werden. Während alle diese früh auftretenden extrapyramidal-motorischen Störungen entweder spontan oder mit Absetzen des Medikaments verschwinden, zudem oft durch Verabreichen von Anticholinergika beseitigt werden können, sind Spätdyskinesien in besonderem Maße ernst zu nehmen. Sie finden sich nach mehrmonatiger bis mehrjähriger Gabe von Neuroleptika, und zwar nicht selten bei Absetzen oder Dosisreduktion; zumeist haben sie die Gestalt von unwillkürlichen Bewegungen der Extremitäten und des Gesichtes (etwa schmatzende Bewegungen). Zwar treten sie seltener auf als die anderen extrapyramidalen Störungen, nämlich bei wohl mindestens 10–20 % der langfristig mit Neuroleptika behandelten Patienten, sind aber schwer medikamentös zu beherrschen und in etwa der Hälfte der Fälle irreversibel. Die (wesentlich teureren) atypischen Neuroleptika führen seltener zu extrapyramidal-motorischen Störungen, haben aber dafür andere, durchaus ernst zu nehmende Nebenwirkungen wie extreme Gewichtszunahme (speziell bei Clozapin und Olanzapin), Störung des Zucker- und Fettstoffwechsels sowie Erhöhungen des Prolactinspiegels mit der Folge von Brustwachstum und Milchfluss (auch bei Männern), daneben von Verminderung von Libido und Potenz. Letztgenannte Nebenwirkungen dürften bei Risperidon und Amisulprid mindestens ähnlich häufig auftreten wie bei klassischen Neuroleptika.

Die antipsychotische Wirkungsweise der klassischen Neuroleptika beruht im Wesentlichen auf einer *Blockade der Dopaminrezeptoren* vom Typ D_2, wobei die neuroleptische Potenz der einzelnen Substanzen mit ihrer Affinität zu diesen Rezeptoren hoch korreliert. Die Nebenwirkung des Parkinsonsyndroms wird durch gleichzeitige Dämpfung der dopaminergen Übertragung an Bahnen von der Substantia nigra des Mittelhirns zum Striatum (einer Substruktur der Basalganglien) erklärt. Die Spätdyskinesien führt man auf Vermehrung oder Sensibilisierung von Dopaminrezeptoren im nigrostriatalen System als Gegenreaktion auf die permanente neuroleptische Blockade zurück; dem steht allerdings entgegen, dass ältere, lange vor Einführung der Neuroleptika niedergeschriebene Fallgeschichten eine Spontanentwicklung von Spätdyskinesien auch bei nicht solcherart behandelten Schizophrenen beschreiben. Die Wirkmechanismen der atypischen Neuroleptika sind teilweise ähnlich, basieren also wesentlich auf der Blockade von D_2-Rezeptoren; möglicherweise setzen sie vergleichsweise selektiv an Strukturen des limbischen Systems an und nur wenig an den Synapsen dopaminerger extrapyramidal-motorischer Bahnen. Auch Blockade anderer Typen von Dopaminrezeptoren wird diskutiert. Die positive Wirkung auf die Negativsymptomatik ist noch weitgehend unverstanden; vermutet wird u. a. eine Beeinflussung von Serotoninrezeptoren. Reizvoll, wenn auch spekulativ, ist die Hypothese, dass atypische Neuroleptika die Funktionsweise von NMDA-Rezeptoren, speziell im präfrontalen Kortex, verbessern und so indirekt eine Dämpfung der Dopaminaktivität in limbischen Strukturen bewirken; dies könnte die geringere Beeinflussung der extrapyramidal-motorischen Bahnen bei gleichzeitig stark antipsychotischer Wirkung erklären (s. Köhler, 2005, S. 120 ff.).

Dank der therapeutischen Wirkung der Neuroleptika ist die früher nicht selten praktizierte *Elektrokrampftherapie* bei der Schizophrenie weitgehend in den Hintergrund getreten; lediglich schwere Formen von Katatonie, die nicht rasch auf medikamentöse Therapie ansprechen, werden heute noch als Indikation für diese Behandlungsmethode angesehen. Auf die katatone Symptomatik wirkt auch das Benzodiazepin Lorazepam (Benkert, 2009, S. 85).

Die *medikamentöse Rezidivprophylaxe* schizophrener Störungen geschieht ebenfalls mit Neuroleptika, die dabei üblicherweise niedriger als im akuten Schub dosiert werden; die Dauer der Prophylaxe richtet sich nach der Zahl der vorausgegangenen Schübe und der Länge beschwerdefreier Intervalle.

Bei der Psychotherapie der Schizophrenie muss man zwischen der Beseitigung der akuten produktiven Symptomatik, der Behandlung von Minussymptomen, etwa im Rahmen chronischer Verläufe und Residualzustände, und schließlich der Rezidivprophylaxe unterscheiden. Für die erste Indikation sind psychologische Interventionen nicht oder nur eingeschränkt geeignet, und wenn, so nicht ohne gleichzeitige neuroleptische Behandlung. In Einzelfällen kamen zwar diverse, zumeist verhaltenstherapeutische Maßnahmen zur Beseitigung der Akutsymptomatik zur Anwendung, etwa Gedankenstopp oder operante Techniken zur Verstärkung realitätsgerechten Verhaltens; ihre Effizienz muss man jedoch als schlecht evaluiert ansehen.

Die Behandlung der Negativsymptome wie sozialer Rückzug wurde lange vornehmlich mit den in den 1960er Jahren beliebten Token-Economy-Programmen vorgenommen, bei denen in vergleichsweise mechanistischem Vorgehen erwünschtes Verhalten mit materieller Verstärkung belohnt wurde; der Wert dieser Interventionen wird retrospektiv weniger in der erfolgreichen operanten Konditionierung erwünschten Verhaltens gesehen als vielmehr in der eingehenderen Beschäftigung mit den Betroffenen und damit der eventuellen Vermeidung von Hospitalismusschäden. Heute kommen mehr und mehr kognitive Verfahren wie etwa Einübung sozialer Fertigkeiten (social skills training) zur Anwendung. Teils der Beseitigung der Akutsymptomatik, teils der Rezidivprophylaxe dienen Trainingsprogramme zur Behandlung der erwähnten Basisstörungen, etwa zur Verbesserung kognitiver Fähigkeiten. Auch kognitive Verhaltenstherapie zur Veränderung von Positiv- wie Negativsymptomatik beginnt sich langsam durchzusetzen (s. etwa Lincoln, 2006). Gewisse Bedeutung unter den psychologischen Interventionsmethoden hat die *Familientherapie* (allgemeiner: Beeinflussung des sozialen Umfeldes), deren wesentliches Ziel in der Rückfallprophylaxe und der Erreichung eines besseren Umgangs mit der Krankheit, also im sekundär- und tertiärprophylaktischen Bereich, gesehen wird. Verändert werden sollen speziell die Interaktionsmuster innerhalb der Familie. Insbesondere wird versucht, „expressed emotion“, Überfürsorglichkeit und Kritik, zu reduzieren, um eine insgesamt gelassenere Haltung einzunehmen. Indem gleichzeitig Patienten wie Angehörigen Information über die Krankheit, zu beachtende „Frühwarnsymptome“ vor Ausbruch der eigentlichen Symptomatik und therapeutische Möglichkeiten vermittelt wird, besitzen diese Programme auch deutlich *psychoedukativen* Charakter.

Die *psychoanalytische* Behandlung der Schizophrenie hat sich seit Freuds skeptischem Urteil über die entsprechenden Möglichkeiten (s. 4.2.8) nie wirklich etablieren können. Die wenigen Evaluationsstudien sind methodisch meist unzulänglich.

4.3 Schizotypie

Schizotypie (schizotype Störung) wurde erst in jüngerer Zeit als eigenes Störungsbild eingeführt. Patienten mit dieser Diagnose wäre früher entweder das diagnostische Etikett Schizophrenie oder schizoide Persönlichkeitsstörung zugekommen, möglicherweise auch das der *Borderline-Schizophrenie*, womit lange ein zwischen neurotischer und psychotischer Symptomatik angesiedeltes Störungsbild bezeichnet wurde.

Der Begriff Borderline-Persönlichkeit (salopp: „Borderliner") wird heute in anderem Sinne verwendet: Es handelt sich um durch emotionale Instabilität gekennzeichnete Personen mit Neigung zu intensiven, jedoch wenig stabilen Beziehungen; die definitorischen Unterschiede zur Schizotypie mit sozialem Rückzug sind augenfällig (s. 8.2.2).

Die Schwierigkeit, bei einzelnen Personen zu entscheiden, ob das gezeigte Verhalten im Rahmen einer Persönlichkeitsstörung interpretiert werden kann oder den Symptomen einer floriden Psychose entspricht, hat die Einführung dieser Zwischenform in ICD-10 – nicht in DSM-IV, wo eine schizotype Persönlichkeitsstörung aufgeführt wird – zur Folge gehabt; sie entspricht aber letztlich einer „Verlegenheitsdiagnose". ICD-10 (S. 121) definiert die schizotype Störung als eine „Störung mit exzentrischem Verhalten und Anomalien des Denkens und der Stimmung, die schizophren wirken, obwohl nie eindeutige und charakteristische schizophrene Symptome aufgetreten sind". In einer Liste von Symptomen, von denen kein einziges als „beherrschendes oder typisches Merkmal" aufgefasst wird, sind einige aufgeführt, die eher der schizoiden oder paranoiden Persönlichkeitsstörung (s. 8.2.2) entsprechen, etwa Kälte und Unnahbarkeit, Tendenz zu sozialem Rückzug, zwanghaftes Grübeln, Misstrauen und paranoide Ideen; andere, wie „ungewöhnliche Wahrnehmungserlebnisse mit Körpergefühlsstörungen oder anderen Illusionen, Depersonalisations- oder Derealisationserleben“ sowie „gelegentliche vorübergehende quasipsychotische Episoden mit intensiven Illusionen, akustischen oder anderen Halluzinationen und wahnähnlichen Ideen“ haben Beziehung zur Schizophrenie; eine dritte Gruppe, zu der „seltsames, exzentrisches oder eigentümliches Verhalten und Erscheinung“, „seltsame Glaubensinhalte und magisches Denken“ sowie schließlich Eigenheiten von Denken und Sprache gehören (Vagheit, Umständlichkeit, Gekünsteltheit, dabei aber Fehlen von Zerfahrenheit) nehmen eine Zwischenstellung ein. Entwicklung und Verlauf der schizotypen Störung ähneln einer Persönlichkeitsstörung; „gelegentlich“ entwickle sich eine „eindeutige Schizophrenie“.

Die Kodierung der schizotypen Störung erfolgt mit F21. Zur Diagnosestellung müssen „drei oder vier“ dieser Merkmale über einen gewissen Zeitraum vorliegen, ohne dass jedoch die Kriterien einer Schizophrenie erfüllt sind. Angesichts der schwer präzisierbaren Bestimmungsstücke und der Probleme eindeutiger Abgrenzung von anderen psychischen Störungen – die Autoren nennen hier die schizoide und die paranoide Persönlichkeitsstörung sowie die Schizophrenia simplex – ist es verständlich, dass diese diagnostische Kategorie „nicht zum allgemeinen Gebrauch empfohlen“ wird. Man wird abwarten müssen, ob sie in den weiteren Revisionen von ICD beibehalten wird.

Genesetheorien sehen die schizotype Störung als eine nicht vollständig entwickelte Schizophrenie bei prinzipiell gleichen biologischen Grundgegebenheiten (Überaktivität mesolimbischer dopaminerger Bahnen, Minderaktivität des präfrontalen Kortex). Gut nachgewiesen ist die enge Beziehung zur Schizophrenie, sei es im Sinne des erwähnten Übergangs in diese Störung, sei es hinsichtlich des gemeinsamen Vorkommens im Verwandtschaftskreis. Entsprechend gibt das Vorliegen einer Schizophrenie bei einem Verwandten ersten Grades der Diagnose Schizotypie „zusätzliches Gewicht“.

4.4 Weitere mit der Schizophrenie verwandte Störungen

Diese, in ICD-10 mit aller Zurückhaltung im Kapitel F2 (Schizophrenie, schizotype und wahnhafte Störungen) aufgeführten Symptombilder seien nur der Vollständigkeit halber skizziert.

Schon lange steht in der Diskussion, ob *Wahn* auch als eigene psychiatrische Erkrankung, also nicht ausschließlich im Rahmen der paranoiden Schizophrenie vorkommt.[14] Störungsbilder, bei denen die Patienten außer einem zumeist gut ausgearbeiteten Wahnsystem keine weiteren psychiatrischen Symptome zeigen (etwa die berühmte, autobiographisch beschriebene Wahnerkrankung des Gerichtspräsidenten Schreber, die von Freud [1911c] unter psychoanalytischen Gesichtspunkten neu interpretiert wurde), legen eine solche Annahme nahe. In ICD-10 (S. 123 ff.) gibt es eine eigene diagnostische Kategorie „anhaltende wahnhafte Störungen“ (F22); dort sind Symptombilder einzuordnen, „bei denen ein langandauernder Wahn das einzige oder das auffälligste klinische Charakteristikum ist, und die nicht als organisch, schizophren oder affektiv klassifiziert werden können“. Die schwierige Abgrenzung von der Schizophrenie wird aufgrund des Nichtvorhandenseins von Negativsymptomatik wie Affektverflachung, des Fehlens von akustischen Halluzinationen und aufgrund der spezifischen Wahninhalte vorgenommen: Verfolgungs-, Größen-, Querulanten- und Eifersuchtswahn wären mit der Diagnose vereinbar, der für die Schizophrenie weitgehend typische Kontrollwahn nicht.

Der Bezug der anhaltenden wahnhaften Störungen zur Schizophrenie ist nicht gesichert. Die einzige elaborierte Genesetheorie ist die Freuds zur Paranoia, die er über eine narzisstische Regression zur Abwehr homosexueller Impulse zu erklären versuchte (s. dazu Köhler, 2000a, S. 546 f.).

---

14 Ältere Bezeichnungen sind Paraphrenie und Paranoia, welche Begriffe teils Wahn allgemein, teils speziell Verfolgungswahn bezeichnen. Schon Kraepelin hatte in seinem diagnostischen System die Paranoia explizit von der Dementia praecox abgetrennt.

Therapeutisch werden Neuroleptika eingesetzt, wobei die Erfolge als recht gering eingestuft werden. Psychotherapeutische Behandlungen der wahnhaften Störungen sind zu wenig dokumentiert, um klar beurteilt zu werden.

Die „akuten vorübergehenden psychotischen Störungen“ (F23), über deren nosologische Einheitlichkeit und Zuordnung zu anderen Störungsbildern Unklarheit herrscht, sind durch akuten Beginn (oft auch rasche Rückbildung), das häufige Vorliegen vorausgegangener Belastungen und schließlich durch zeitlich sehr variable, typisch schizophrene (produktive) Symptome wie Wahn und Halluzinationen gekennzeichnet. Bei der seltenen „induzierten wahnhaften Störung“ (F24), übernimmt ein an sich zunächst unauffälliger Partner im Zusammenleben mit einer anderen, schizophrenen Person deren Wahnvorstellungen (daher auch die Bezeichnungen „symbiontischer Wahn“ oder „folie à deux“). Häufig besteht ein Verhältnis der Abhängigkeit gegenüber der erkrankten Person; das sich den Wahn teilende Paar soll häufig in einer ungewöhnlich engen Beziehung leben und von anderen Menschen durch „Sprache, Kultur oder die geographische Situation“ isoliert sein. Bei Trennung verschwindet die induzierte Wahnsymptomatik zumeist (nach ICD-10, S. 132 f.).

Bei den *schizoaffektiven Störungen* (F25), deren nosologische Zuordnung weitgehend umstritten ist, handelt es sich um „Mischpsychosen“: Gleichzeitig oder nur durch wenige Tage getrennt liegen dabei Symptome affektiver Störungen (manische Hochgestimmtheit oder depressive Verstimmung) und der Schizophrenie vor, etwa Wahnvorstellungen, insbesondere Kontrollwahn oder Gedankenausbreitung. Entsprechend unterscheidet ICD-10 eine „schizoaffektive Störung, gegenwärtig manisch“ (F25.0) von einer „schizoaffektiven Störung, gegenwärtig depressiv“ (F25.1). Bei den manischen Formen ist der Beginn meistens akut, der Verlauf im Allg. kurz mit vollständiger Rückbildung. Antrieb und Stimmung sind gesteigert; es kann gereizt-aggressives Verhalten mit Verfolgungswahn auftreten. Die depressiven Formen der schizoaffektiven Psychosen zeichnen sich durch herabgesetzte Stimmung und Antrieb aus, verbunden mit diversen körperlichen Symptomen wie Schlaflosigkeit, Appetit-

und Gewichtsverlust; Kontroll- und Verfolgungswahn mit der Vorstellung sich ausbreitender Gedanken und akustische Halluzinationen entsprechen gleichzeitig den Symptomen der Schizophrenie. Auch hier ist die Prognose insgesamt günstiger als bei den schizophrenen Erkrankungen; im Vergleich zu den manischen Formen ist die depressive schizoaffektive Störung weniger auffällig, nimmt einen längeren Verlauf, Übergänge in einen schizophrenen Residualzustand kommen vor.

Die *Genese* ist unklar. Unter Verwandten von Personen mit schizoaffektiven Störungen sollen sowohl Schizophrenie, affektive Störungen sowie weitere schizoaffektive Psychosen gehäuft vorkommen.

Die *Therapie* der schizomanischen Formen geschieht in der Regel mit Neuroleptika, der depressiven mit Neuroleptika und Antidepressiva; zur Vorbeugung werden Neuroleptika, bei ausgeprägter affektiver Symptomatik auch Lithiumpräparate und Carbamazepin (s. 5.10) empfohlen (nach Gaebel, 2002).

5 Affektive Störungen

5.1 Allgemeines; historische Vorbemerkungen

Affektive Störungen sind durch Veränderungen insbesondere der Stimmung gekennzeichnet, wobei sowohl eine ungewöhnlich gedrückte (depressive) als auch eine unangemessen gehobene (manische) unter diese Bezeichnung fällt. Andere Veränderungen der Affekte, beispielsweise gesteigerte Angst ohne begleitende depressive Symptomatik, werden nicht zu dieser Störungsgruppe gerechnet.

Auf kaum einem Gebiet der Klinischen Psychologie beziehungsweise Psychiatrie gehen die theoretischen Vorstellungen so weit auseinander wie hier. Die ältere psychiatrische Unterscheidung zwischen endogener („psychotischer") und neurotischer Depression wird von verschiedenen Seiten in ihrer Zweckmäßigkeit angezweifelt, und sowohl in ICD-10 als auch in DSM-IV nicht mehr durchgeführt. Andererseits weisen Kliniker, die mit jenen schweren Fällen zu tun haben, welche üblicherweise in der ambulanten Praxis nicht oder nur kurz gesehen werden, auf die Notwendigkeit hin, bezüglich Art, Schweregrad und Verlauf der Symptomatik depressiver Störungen grundlegende Differenzierungen vorzunehmen. In einigen psychiatrischen Lehrbüchern wird entgegen den Klassifikationsvorschlägen der diagnostischen Systeme die alte Unterteilung beibehalten, sicher aus begründeten klinischen Erwägungen. Mit Zusammenfassung zweier möglicherweise qualitativ unterschiedlicher Störungen erhebt sich die Frage, wieweit die bisher gefundenen Zusammenhänge generalisiert werden können, etwa ob biochemische Korrelate, die bei den in der älteren Terminologie „endogen" genannten Depressionen gefunden wurden, als generelles Charakteristikum depressiver Zustände anzusehen sind; umgekehrt ist in Diskussion, ob jene psychogenetischen Theorien, die nicht zuletzt von

Psychologen an eher leichteren Fällen entwickelt wurden (etwa die Becksche Kognitionstheorie), auch für die schwereren und qualitativ möglicherweise unterschiedlichen, „endogen" genannten, Gültigkeit haben.

Wie in 4.1 ausgeführt, hatte Kraepelin in seinem Klassifikationssystem innerhalb der „endogenen Psychosen" zwei große Grundformen unterschieden, die *Dementia praecox* und das *manisch-depressive Irresein*. Als Charakteristik der zweiten Krankheitsgruppe sah er vornehmlich Störungen der Affekte an, entweder im Sinne einer Herabgestimmtheit (Depression) oder einer gehobenen Stimmung (Manie). Da bei vielen Patienten abwechselnd die eine oder andere Stimmungslage zu beobachten war, wählte er die Bezeichnung manisch-depressives Irresein und fasste darunter auch Fälle zusammen, die nur durch depressive Phasen oder (sehr viel seltener) ausschließlich durch manische Episoden charakterisiert waren. Für die depressive Phase im Rahmen dieser endogenen Psychose wurde die Bezeichnung endogene Depression oder Melancholie gewählt. Spätere Namen für das manisch-depressive Irresein waren manisch-depressive Psychose, affektive Psychose sowie Zyklothymie (nicht zu verwechseln mit der Zyklothymia in ICD-10, s. u.). Von dieser „endogenen Depression" mit letztlich unbekannter Ätiopathogenese wurde schon bald eine *neurotische* unterschieden, für die man ein spezifisches Entstehungsmodell in Gestalt psychosexueller Konflikte annahm. Diese Depressionsform wurde als weniger phasenhaft charakterisiert, insgesamt leichter verlaufend, mit oft besserem Befinden in den Morgenstunden, schließlich durch das weitgehende Fehlen sogenannter Leib- oder Vitalsymptome. Als charakteristisch für die endogene Depression oder Melancholie sollten hingegen neben der stärkeren Beeinträchtigung der eher phasisch begrenzte Verlauf mit nicht selten manischen Nachschwankungen oder zuweilen bald anschließenden manischen Phasen, ein typisches Morgentief sowie Vitalsymptome sein, etwa deutliche Schlafstörungen, Libido- und Potenzverlust, Appetitlosigkeit und Gewichtsabnahme, Kopfschmerzen und diffuse Bauchbeschwerden. Schließlich wurde noch eine *reaktive Depression* als übergroße Reaktion auf ein nachzuweisendes äußeres Ereignis als Kategorie angefügt. Hinzu kamen *organisch begründbare depressive Zustände*, etwa bei Infektionen, endokrinen Erkrankungen oder hirnorganischen Veränderungen.

Aus verschiedenen Gründen wurde in ICD-10 die Unterscheidung zwischen endogener, neurotischer und reaktiver Depression aufgegeben. Wichtiges Argument ist, dass sich diese Trennung in der klinischen Praxis nicht mit hinreichender Zuverlässigkeit durchführen lässt und zudem damit allzu vorzeitig ätiologische Festlegungen getroffen werden. Beibehalten wurde lediglich die Unterscheidung zwischen Depressionen, bei denen sich organische Ursachen nachweisen lassen (mit F06.3, „organische affektive Störungen", zu verschlüsseln) und den anderen, unter F3 einzuordnenden Symptombildern. Immerhin wird die Möglichkeit angeboten, das von vielen für endogene Depressionen als charakteristisch erachtete „somatische Syndrom" (s. 5.2) zusätzlich zu kodieren.

Die folgende Darstellung hält sich an das Schema von ICD-10 und trennt nicht zwischen endogener und neurotischer Depression, wird aber auf diese Unterscheidung und ihre mögliche Zweckmäßigkeit wiederholt hinweisen.

5.2 Depressives und manisches Syndrom

Das *depressive Syndrom* ist im Wesentlichen durch Herabsetzung von Stimmung, Antrieb und Selbstwertgefühl gekennzeichnet, weiter nicht selten durch Veränderung im Denken wie Wahnvorstellungen, schließlich in vielen Fällen durch eine Reihe körperlicher Symptome. Die Psychomotorik kann sowohl reduziert (gehemmte Depression) als auch gesteigert sein (agitierte Depression).

Die Stimmung ist nur sehr ungenügend mit dem Begriff Traurigkeit umschrieben; charakteristisch ist eher eine innere Verödung oder die Empfindung des Ausgebranntseins („Gefühl der Gefühllosigkeit"). Der Antrieb für größere, einen gewissen intentionalen Bogen erfordernde Pläne ist reduziert. Dem widerspricht nicht, dass viele der Betroffenen psychomotorisch überaktiv sind, etwa ängstliche Anspannung zeigen, rastlos umherlaufen und dabei laut jammern. Diese als „unproduktiv" beschriebene motorische Unruhe ist jedoch seltener als eine Bewegungsarmut, die im Extremfall die Form eines *depressiven Stupors*, vollkommener Regungslosigkeit, annehmen kann. Die Antriebsstörung zeigt sich in Interesselosigkeit, oft für die unmittelbarsten und bedeutsamsten Angelegenheiten familiärer, beruflicher oder wirtschaftlicher Natur. Auffällig sind Konzentrationsschwierigkeiten sowie rasche Ermüdung nach kleinsten körperlichen oder geistigen Tätigkeiten. Das erniedrigte Selbstwertgefühl manifestiert sich häufig in Selbstvorwürfen, oft bezüglich geringfügiger und lange zurückliegender Sachverhalte. In diesem Zusammenhang kann es zu regelrechten Wahnideen kommen, die persönliche Schuld, Verarmung und schließlich unheilbare, zum Tode führende Erkrankung zum Inhalt haben. Suizidgedanken sind häufig, ebenfalls sehr ernst gemeinte und nicht selten erfolgreiche diesbezügliche Versuche. An körperlichen Symptomen sind besonders Schlafstörungen und verminderter Appetit zu nennen.

Bei einer Anzahl der Betroffenen wird das sogenannte somatische Syndrom beobachtet – melancholisches oder endogenomorphes Syndrom wäre eine ähnlich treffende Bezeichnung. Es akzentuiert noch einmal generelle Charakteristika depressiver Zustände, so den Verlust von Interesse und Freude an „normalerweise angenehmen" Tätigkeiten, die Unfähigkeit, auf positive Reize emotional adäquat zu reagieren sowie die psychomotorische Agitiertheit oder Hemmung. Hinzu kommt das von vielen Autoren für die „endogene Depression" charakteristisch angesehene Morgentief und deutliche Verminderung von Libido, Appetit und Gewicht. Das somatische Syndrom lässt sich diagnostizieren, wenn wenigstens vier der genannten Bestimmungsstücke zutreffen; sein Vorliegen kann (aber muss nicht) durch Anfügen einer weiteren Codenummer vermerkt werden (s. u.).

Das manische Syndrom zeichnet sich durch gehobene Stimmung, gesteigerten Antrieb und erhöhtes Selbstwertgefühl aus, stellt somit in vieler Hinsicht das Gegenstück des depressiven Syndroms dar. Die Stimmung ist dabei keineswegs immer euphorisch; gelegentlich kann auch eine „Überdrehtheit" oder aggressive Reizbarkeit auftreten; retrospektiv der manische Stimmungszustand keineswegs regelmäßig als angenehm beschrieben. Die Antriebssteigerung macht sich in einer Vielzahl gleichzeitiger Aktivitäten bemerkbar, welche jedoch angesichts wieder neuer Ideen selten zu Ende geführt werden, sodass letztlich ausgesprochene Unproduktivität resultiert. Dem entspricht das ideenflüchtige Sprachverhalten, bei dem die Themen äußerst rasch gewechselt werden. Die Abgrenzung von der zerfahrenen, assoziativ restlos gelockerten Sprache Schizophrener kann in schweren Fällen von Manie nicht einfach sein. Das gesteigerte Selbstwertgefühl zeigt sich insbesondere in einer grenzenlosen Überschätzung der eigenen intellektuellen und oft auch finanziellen Möglichkeiten (bis hin zum regelrechten Größenwahn), die bisweilen zu ruinösen Unternehmungen und sinnlosen Anschaffungen verleitet. Die unrealistische Einschätzung der eigenen sexuellen Attraktivität zusammen mit gesteigertem Antrieb und vermehrter Libido kann zu Distanzlosigkeit mit der Folge ausgesprochenen Fehlverhaltens führen. Körperlich fühlen sich manische Patienten zumeist ausgesprochen wohl; die Schlafdauer ist reduziert, ohne dass dies als unangenehm empfunden wird. Halluzinationen können vorkommen und erschweren bei zusätzlichem Größenwahn die Abgrenzung von der Schizophrenie.

Als *Hypomanie* bezeichnet man eine schwächere Ausprägung der Manie mit anhaltend leicht gehobener Stimmung, gesteigertem Antrieb und einem auffallenden Gefühl von Wohlbefinden und Leistungsfähigkeit. Die affektiven Veränderungen wie vermehrte Geselligkeit und Vertraulichkeit oder Libidosteigerung sind nicht groß genug, um „zu einem Abbruch der Berufstätigkeit oder zu sozialer Ablehnung“ zu führen; Wahn und Halluzinationen werden nicht beobachtet (nach ICD-10, S. 141 ff.).

5.3 Vorkommen und Verlauf affektiver Syndrome

Sowohl depressive wie manische Syndrome können im Rahmen *organischer Erkrankungen* auftreten und verschwinden in aller Regel mit deren erfolgreicher Behandlung. Als Ursache depressiver Zustände wären etwa Infektionskrankheiten zu erwähnen, degenerative Erkrankungen wie Morbus Parkinson oder Chorea

Huntington, weiter Anämien und Stoffwechselerkrankungen, bösartige Neubildungen, speziell Hirntumoren, besonders aber Störungen im endokrinen System. Von diesbezüglicher Bedeutung ist die Hypothyreose (Unterfunktion der Schilddrüse), weitere Störungen im System von Hypothalamus-Hypophyse-Nebennierenrinde[15], Östrogenmangel, insbesondere nach den Wechseljahren, die Veränderungen nach einer Geburt mit Einstellung der Hormonproduktion der Plazenta (postpartale Depression), altersbedingte Testosteronminderproduktion („männliche Menopause"). Manische Syndrome können ebenfalls im Rahmen diverser Erkrankungen auftreten, etwa bei Hyperthyreose.

Klinisch relevant und theoretisch bedeutsam sind zudem depressive und manische Zustände als *Folge von Medikamenteneinnahme* oder *Konsum psychotroper Substanzen*. Insbesondere das blutdrucksenkende Reserpin hat als Nebenwirkung oft ein depressives Syndrom, welches man durch Verminderung von Monoaminmolekülen in den präsynaptischen Zellen erklärt (s. 5.7); auch findet sich eine Dämpfung von Antrieb und Stimmung nach Gabe von Steroiden wie Cortisol. Ebenso können Steroide und das die Nebennierenrinde stimulierende ACTH aber ein manisches Syndrom hervorrufen. Auffällig ist weiter manische Symptomatik nach Konsum von Amphetaminen und Kokain (s. 3.5 und 5.8).

Der Großteil der depressiven und manischen Syndrome entwickelt sich nicht im Rahmen nachweisbarer organischer Grundkrankheiten oder infolge von Substanzeinnahme. In vielen Fällen ist bei diesen (augenblicklich) nicht organisch erklärbaren Formen eine *phasenhaft* begrenzte Symptomatik zu finden. Die depressiven und manischen Episoden gehen, in der Regel erst

---

15 Zu nennen ist die Addison-Krankheit bei Ausfall, das Cushing-Syndrom bei verstärkter Aktivität der Nebennierenrinde bzw. bei erhöhter externer Corticoidzufuhr. Das Auftreten depressiver Symptomatik im Rahmen dieser endokrinologischen Erkrankungen hat dazu geführt, bei den nicht organisch zu erklärenden affektiven Störungen Dysfunktionalitäten im Bereich einzelner Hormonsysteme anzunehmen.

nach Wochen bis Monaten, in einen Zustand normaler Stimmung über, häufig mit einem kleinen, teilweise medikamentös induzierten Stimmungsüberschuss in die andere Richtung, z. B. mit einer hypomanischen Nachschwankung im Anschluss an eine depressive Episode. Vielfach folgen in mehr oder weniger großen Abständen weitere Phasen. Je nachdem, ob eine oder mehrere Episoden auftreten und ob dies wiederum gleichsinnig sind oder entgegengesetzte Symptomatik aufweisen, ergeben sich unterschiedliche Verläufe (s. u.).

Während sich die Begriffe monophasisch, biphasisch und multiphasisch unabhängig von ihrer Richtung auf die Zahl der Episoden im Störungsverlauf beziehen, geben die Bezeichnungen unipolar (monopolar) und bipolar Hinweise auf eine einheitliche oder uneinheitliche Richtung von Stimmung und Antrieb im Fall von mehr als einer Episode. Demnach ist eine unipolare (rezidivierende) depressive Störung durch eine Folge von mindestens zwei ausschließlich depressiven Phasen gekennzeichnet; analog wäre eine unipolar manische Störung definiert (welcher Begriff in ICD-10 nicht auftaucht, s. 5.4). Bei einer bipolaren affektiven Störung ist mindestens je eine manische und depressive Episode zu beobachten. Im Übrigen gibt es (selten) auch Störungen, bei denen innerhalb ein- und derselben Phase im Wechsel depressive und manische Symptomatik zu finden ist; die Bezeichnung dafür lautet „gemischte Episode einer bipolaren affektiven Störung“ oder „gemischte affektive Episode“.

Die Dauer der Episoden schwankt beträchtlich: Als Regel lässt sich formulieren, dass manische Phasen mit einer mittleren Länge von etwa vier Monaten kürzer als depressive (durchschnittlich etwa sechs Monate) sind, und dass mit zunehmendem Alter speziell die depressiven Episoden länger werden. Die Länge der symptomfreien Intervalle zeigt erhebliche Schwankungen, von wenigen Wochen bis zu mehreren Jahren. Eine Extremvariante stellen die „rapid cyclers“ mit mindestens vier Episoden binnen eines Jahres dar sowie die „switchers“, bei denen depressive und manische Phasen ohne symptomfreies Intervall einander ablösen.

Wie erwähnt, gehen die Phasen (eventuell über eine kurze Nachschwankung) in einen Zustand affektiver Normalität über;

Residuen wie bei Schizophrenie kommen selten vor. Ist die Prognose der affektiven Störungen zwar somit insgesamt gut, muss doch der oft nicht geringe, zuweilen auch materielle Schaden bedacht werden, den Personen in einer manischen Phase anrichten. Schwerer wiegt noch die hohe Suizidrate; man geht davon aus, dass bis zu 15 % der Personen mit unipolaren Depressionen Selbstmord begehen; möglicherweise – nicht unbestritten – liegen diese Zahlen bei bipolar Gestörten sogar noch höher, zumindest nicht wesentlich niedriger; erwartungsgemäß suizidiert sich der Großteil davon in der depressiven Episode, immerhin aber auch 10–20 % während einer dysphorischen manischen Phase (Rihmer, 2007).

Neben episodenförmig verlaufenden depressiven und manischen Syndromen kommen *anhaltende affektive* Störungen vor, welche zwar in der Intensität über die Zeit schwanken, aber dabei selten schwer genug sind, um die Diagnose einer depressiven oder manischen Episode zu rechtfertigen. Die chronisch depressive Verstimmung wird *Dysthymia* genannt und entspricht ungefähr der früher als „neurotisch“ bezeichneten Depression mit leichterem und weniger klar phasenhaft abgegrenztem Verlauf. *Zyklothymia* (nicht zu verwechseln mit dem alten Begriff Zyklothymie als Synonym für manisch-depressive Psychose) bezeichnet eine andauernde Stimmungsinstabilität, bei der sich depressive und hypomanische Schwankungen finden, klinisch auffällig, jedoch nicht stark genug, um eine depressive oder (hypo-)manische Phase zu diagnostizieren.

Merke

▸ Depression ist keine einheitliche Krankheit, sondern ein Syndrom, das auf verschiedene, nicht zuletzt auch organische Ursachen (Hormonstörungen, Tumorerkrankungen) zurück gehen kann. Zu bedenken ist weiter, dass Schizophreniefälle mit vorwiegender Minussymptomatik nicht immer leicht von Depressionen zu unterscheiden sind. Depressionen können zudem kontinuierlich sein und episodenhaft auftreten, dann als einmalige depressive Episoden, bei rezidivierender depressiver Störung und schließlich im Rahmen bipolarer Verläufe. ◂◂

5.4 Diagnostik und Klassifikation

Die Diagnose einer affektiven Störung wird hauptsächlich im freien Gespräch durch Anamnese und Befunderhebung gestellt. Zunehmend kommen jedoch für Forschungszwecke, beispielsweise zur Verlaufskontrolle oder für die Zuteilung zu therapeutischen Bedingungen, stärker standardisierte Verfahren zum Einsatz. Bekannt sind hier das *Becksche Depressionsinventar* und die *Hamilton Depressionsskala* (für eine Zusammenstellung der Instrumente s. Hautzinger, 2003).

Die Diagnose *manische Episode* mit der Codenummer F30 in ICD-10 erfolgt, wenn die betreffende Person zum ersten Male solche Symptomatik aufweist. Dabei wird nach Intensität und Zusatzsymptomen noch einmal unterteilt: Bei der *Hypomanie* (F30.0) findet sich eine leichtere Ausprägung manischer Symptome ohne Wahn und Halluzinationen, eventuell mit „Beeinträchtigung der Berufstätigkeit oder der sozialen Aktivität"; im Gegensatz zur Manie ist die Symptomatik aber nicht schwer genug, um „zu einem Abbruch der Berufstätigkeit oder zu sozialer Ablehnung" zu führen. Letzteres ist Zeichen der *Manie ohne psychotische Symptome* (F30.1) und der *Manie mit psychotischen Symptomen* (F30.2). Die zweite Form ist schwerer und durch ausgeprägte Wahnideen in Form von Größen-, Verfolgungs- oder religiösem Wahn gekennzeichnet. Die Abgrenzung von der Schizophrenie und schizoaffektiven Störungen kann zuweilen schwierig sein. Für die Diagnose manische Episode ist erforderlich, dass die Symptome mindestens eine Woche bestehen und eine *Unterbrechung* beruflicher und sozialer Leistungsfähigkeit zur Folge haben; zudem muss die manische Symptomatik die erste affektive Auffälligkeit darstellen.

Hat die betreffende Person vor ihrer Episode mit manischer Symptomatik bereits eine depressive Episode durchgemacht, wird eine *bipolare Störung* (F31) diagnostiziert mit einer augenblicklich manischen Episode; mit einer Zahl an vierter Stelle ist die Art der gegenwärtigen manischen Symptomatik zu beschreiben (F31.0: bipolare affektive Störung, gegenwärtig hypomanische Episode; F31.1: bipolare affektive Störung, gegenwärtig manische Episode ohne psychotische Symptome; F31.2: bipolare affektive Störung, gegenwärtig manische Episode mit psychotischen Symptomen). Gelangt die Person erst später in eine depressive Phase, so müsste rückwirkend die Diagnose korrigiert werden, wäre also z. B. F30.1 (Manie ohne psychotische Symptome) in F31.1 (bipolare affektive Störung, gegenwärtig manische Episode ohne psychotische Symptome) umzuwandeln.

Der Sachverhalt wird dadurch kompliziert, dass – zunächst befremdend – auch dann von einer bipolaren affektiven Störung gesprochen wird, wenn bis dahin nur manische Phasen aufgetreten sind. Dahinter steckt die Überlegung, dass Personen mit ausschließlich rezidivierender manischer Symptomatik den Patienten, die daneben depressive Episoden erleben, „in Familienanamnese, prämorbider Persönlichkeit, Krankheitsbeginn und langfristiger Prognose" ähneln (ICD-10, S. 144). Hinzu kommt, dass rein manische Verläufe sehr selten sind, somit auch nach wiederholten manischen Episoden mit großer Wahrscheinlichkeit eine depressive Phase zu erwarten ist.

Konnte bei einer Person bis zum Untersuchungszeitpunkt ein bipolarer Verlauf gefunden werden – beziehungsweise waren ausschließlich bis dahin manische Phasen zu beobachten – und zeigt sie dann depressive Symptomatik, müsste die Diagnose *bipolare affektive Störung, gegenwärtig depressive Episode* gestellt werden, wobei hier eine zusätzliche Unterteilung nach Schweregrad des depressiven Syndroms und möglicher psychotischer Zusatzsymptomatik erfolgt. Es ergeben sich dann folgende Diagnose- und Verschlüsselungsmöglichkeiten: F31.3 (bipolare affektive Störung, gegenwärtig leichte oder mittelgradige depressive Episode), F31.4 (bipolare affektive Störung, gegenwärtig schwere depressive Episode ohne psychotische Symptome) und F31.5 (bipolare affektive Störung, gegenwärtig schwere depressive Episode mit psychotischen Symptomen); zu letzteren wären Wahnideen, Halluzinationen oder depressiver Stupor zu rechnen (ICD-10, S. 154; s. u.); das Vorhandensein eines somatischen Syndroms im Rahmen der depressiven Episoden könnte mit der fünften Stelle gekennzeichnet werden (s. u.).

Von diesen sich durch eine einmalige manische Episode manifestierenden oder bipolar verlaufenden affektiven Störungen sind die unipolaren depressiven Formen anzugrenzen; dabei kann es sich um eine einzige Phase handeln oder um rezidivierende (rein) depressive Störungen. Eine *depressive Episode* (F32) wird dann diagnostiziert, wenn dies die erste ausgeprägtere affektive Symptomatik der betreffenden Person darstellt; wie beschrieben, ist das Syndrom typischerweise gekennzeichnet durch die drei „Kernsymptome" depressive Stimmung, Verlust von Interesse und Freude sowie erhöhte Ermüdbarkeit (als Zeichen der Antriebsverminderung). Als häufige Symptome werden genannt: verminderte Konzentration und Aufmerksamkeit, vermindertes Selbstwertgefühl und Selbstvertrauen, Schuldgefühle und Gefühle von Wertlosigkeit, pessimistische Zukunftsperspektiven, Suizidgedanken oder Suizidhandlungen, Schlafstörungen und Abnahme des Appetits (verkürzt nach ICD-10, S. 149). Analog der Einteilung depressiver Episoden im Rahmen der bipolaren Störungen lassen sich bei den (bis zum Untersuchungszeitpunkt) als einmaliges affektives Syndrom auftretenden Episoden leichte (F32.0), mittelgradige (F32.1) sowie schwere depressive Episoden ohne (F32.2) und mit psychotischer Symptomatik (F32.3) unterscheiden. Für den Schweregrad ausschlaggebend ist das Vorliegen einer bestimmten Anzahl der drei genannten „Kernsymptome" (zwei davon bei den leichten und mittelgradigen depressiven Episoden, alle drei bei den schweren); zudem muss eine gewisse Anzahl der zusätzlich möglichen Symptome zu finden sein. Die Diagnose „schwere depressive Störung mit psychotischen Symptomen" erfolgt dann, wenn Wahnideen (gewöhnlich Ideen der Versündigung, der Verarmung oder einer bevorstehenden Katastrophe, für die sich der Patient verantwortlich fühlen kann), Halluzinationen oder ein depressiver Stupor auftreten. Akustische Halluzinationen „bestehen gewöhnlich aus diffamierenden oder anklagenden Stimmen", Geruchshalluzinationen „beziehen sich auf Fäulnis oder verwesendes Fleisch". Um von einer depressiven Episode sprechen zu können, sollten die Symptome in der Regel wenigstens zwei Wochen bestehen; dieses kritische Intervall kann kürzer sein, wenn die Symptome „ungewöhnlich schwer oder schnell aufgetreten" sind.

Tritt eine depressive Episode nicht zum ersten Mal auf und wurden bisher keine manischen Episoden beobachtet, spricht man von einer *rezidivierenden depressiven Störung* (F33), wobei analog zur einmaligen depressiven Episode die augenblickliche Symptomatik durch die vierte Stelle ausgedrückt wird, daher steht F33.0 für eine *rezidivierende depressive Störung, gegenwärtig leichte Episode.*

Liegt eine dauernde Stimmungsstörung vor, bei denen die Symptomatik nicht den Charakter regelrechter depressiver, hypomanischer oder manischer Phasen hat, spricht man von einer *anhaltenden affektiven Störung* (F34) und unterscheidet *Zyklothymia* (F34.0) mit andauernder Instabilität der Stimmung und *Dysthymia* (F34.1) für chronische depressive Verstimmung; eine Codenummer für anhaltend manische Gestimmtheit existiert nicht.

Fasst man die Klassifikation affektiver Störungen nach ICD-10 zusammen, so wird zunächst zwischen bis dato *einmaligen Episoden* und *rezidivierenden affektiven Störungen* differenziert. Bei den einmaligen Episoden lässt sich zwischen manischen (F30) und depressiven (F32) unterscheiden, wobei weitere Stellen die Symptomatik bezüglich Schweregrad oder Zusatzsymptomen psychotischer Art kennzeichnen. Handelt es sich wenigstens um die zweite Episode, spricht man von einer rezidivierenden depressiven Störung dann, wenn alle Episoden einschließlich der gegenwärtigen depressiver Art waren; neben der allgemeinen Diagnose rezidivierende depressive Störung (F33) muss der Schweregrad sowie die Zusatzsymptomatik (psychotisch oder nicht-psychotisch) der gegenwärtigen Phase angegeben werden. Handelt es sich bei der gegenwärtigen bereits um mindestens die zweite manische Episode oder sind einer depressiven Episode schon manische vorausgegangen, ist die Diagnose *bipolare affektive Störung* (F31) zu stellen und mit der dritten Stelle Art (manisch oder depressiv) sowie Schweregrad und Zusatzsymptomatik der gegenwärtigen Phase zu vermerken. Affektive Störungen, deren Symptome nie so schwer sind, um regelrechte Episoden zu diagnostizieren, bilden eine eigene Gruppe *anhaltende affektive Störungen* (F34) mit den Unterformen Zyklothymia (F34.0) bei Schwankungen in beide Richtungen und Dysthymia (F34.1) bei ausschließlich depressiver Symptomatik.

Stellt man diese neuere Klassifikation affektiver Störungen der älteren psychiatrischen gegenüber, so fällt zunächst auf, dass in ICD-10 ätiologische Kategorien der Art „endogene", „reaktive" oder „neurotische" Depression vermieden werden. Lediglich gibt es die Möglichkeit (nicht aber die Verpflichtung), das Vorliegen von Symptomen, die besonders typisch für die „endogene Depression" erachtet werden (etwa das Morgentief), mit dem zusätzlichen Code für das „somatische Syndrom" zu vermerken. Gleichzeitig wird aber nun genauer nach dem Verlauf differenziert: Sprach man im Sinne des alten Schemas oft von einer affektiven oder manisch-depressiven Psychose bereits dann, wenn eine einzige melancholische Phase beobachtet worden war, so werden heute eindeutig die lediglich einmal aufgetretenen Episoden von den rezidivierenden Verlaufsformen getrennt; innerhalb der letzteren wird noch einmal eine Unterscheidung zwischen den unipolar verlaufenden depressiven und den bipolaren Störungen getroffen, was üblicherweise im Rahmen der Diagnose „affektive Psychose" nicht genauer getrennt wurde. Da zunehmend Unterschiede zwischen den uni- und den bipolaren affektiven Störungen entdeckt werden, etwa hinsichtlich genetischer Determinanten oder Ansprechen auf Psychopharmaka, wird diese differenziertere Einteilung nach dem Verlauf sicher weitere Einsichten ermöglichen; Ähnliches gilt für die nun noch schärfere Unterscheidung zwischen den in Episoden verlaufenden und eher kontinuierlichen depressiven Syndromen – letztere als Dysthymia weitgehend der früheren „neurotischen" Depression entsprechend.

In DSM-IV ist die Einteilung ähnlich: Bei den depressiven Störungen kennt man – etwas vereinfacht wiedergegeben – neben der *dysthymen Störung* die *Major Depression*, die eine einzelne Episode bildet oder rezidivierend verlaufen kann. Dem werden die *Bipolaren Störungen* gegenübergestellt, wobei hier auch rein manische Verläufe eingereiht werden; dabei wird unterteilt in die *Bipolar I Störung* mit regelrechten manischen Episoden und *Bipolar II Störung*, wo nur hypomanische Episoden auftreten. Die *Zyklothyme Störung* entspricht der Zyklothymia in ICD-10.

5.5 Erstmanifestationsalter und Epidemiologie

Im Fall organisch bedingter oder durch psychotrope Substanzen und Medikamente hervorgerufener affektiver Störungen ist der Beginn der Symptomatik naturgemäß abhängig vom Beginn der Grunderkrankung oder der Substanzeinnahme.

Die episodenhaft abgrenzten depressiven Störungen können in jedem Lebensalter einsetzen (auch schon im Kindesalter, wenn auch mit etwas anderer Symptomatik; s. Schulte-Kröne & Allgaier, 2008); ihr Erstmanifestationsalter liegt aber meist zwischen dem 25. und dem 35. Lebensjahr. Bipolare Störungen setzen durchschnittlich einige Jahre früher als die unipolaren ein.

Anhaltende depressive Störungen (Dysthymia) machen sich typischerweise im frühen Erwachsenenalter bemerkbar und nehmen oft chronischen Verlauf über Jahre bis Jahrzehnte, wenngleich Intensitätsschwankungen zu beobachten sind.

Angaben zur *Häufigkeit affektiver Erkrankungen* differieren beträchtlich, was größtenteils auf die nicht einheitliche Terminologie zurückzuführen ist. Für die bipolaren affektiven Störungen mit mindestens einer regelrechten manischen Episode dürfte die Lebenszeitprävalenz zwischen 0,5 % und 1 % liegen, also ähnlich der für Schizophrenie sein. Unter Einbeziehung hypomanischer Phasen und zyklothymer Persönlichkeitsstörungen – was bei epidemiologischen Angaben aus dem angloamerikanischen Bereich nicht selten der Fall ist – muss das Lebenszeitrisiko mit 6–8 % deutlich höher angesetzt werden. Übereinstimmung besteht darin, dass Frauen und Männer von bipolaren Störungen ähnlich häufig betroffen sind.

Noch größere Diskrepanz in den Angaben findet sich hinsichtlich der *Häufigkeit depressiver Syndrome*; hier macht sich bemerkbar, dass zumeist nicht zwischen einmaligen Episoden und rezidivierenden depressiven Störungen unterschieden wird, zudem auch chronische Störungsbilder im Sinne von Dysthymie beziehungsweise neurotischer Depression zuweilen einbezogen werden. Weiter berücksichtigen manche Autoren auch leichte, nicht zur Behandlung führende depressive Zustände. So verwundert es nicht, dass Lebenszeitprävalenzen depressiver Syndrome von zwischen 15 % und 25 % angegeben werden (s. etwa Rot, Mathew & Charney, 2009; Schulte-Kröne & Allgaier, 2008), jeder Vierte bis Fünfte hätte demnach mindestens einmal einen solchen Zustand durchgemacht; nach Schätzungen entwickelt jede sechste Person in den USA eine behandlungsbedürftige depressive Symptomatik (Krishnan & Nestler, 2010). Etwa 20–30 % der Betroffenen erleben eine einzige Episode, ein ähnlicher Prozentsatz macht deren zwei oder drei durch, die Hälfte der Patienten vier oder mehr. (Bei den bipolaren Störungen wird ungefähr eine doppelt so hohe Phasenzahl angenommen.) Übereinstimmung besteht hinsichtlich Geschlechterverteilung: Frauen überwiegen deutlich, etwa im Verhältnis 2:1; bezüglich schwer depressiver Zustände scheint das Verhältnis sogar noch extremer zu sein. Anders als bei der Schizophrenie sind bei den affektiven Störungen die verschiedenen Einkommensschichten weitgehend gleich betroffen.

5.6 Familiäre Häufung und Vererbung

Affektive Störungen treten *familiär gehäuft* auf, wobei dies bei den bipolaren Formen wesentlich deutlicher ist: So haben Verwandte von manisch-depressiven Personen eine 5–10fach erhöhte Wahrscheinlichkeit, ebenfalls an dieser Störung zu erkranken; das Risiko bleibt deutlich erhöht, auch wenn sie von ihren Ursprungsfamilien getrennt lebten (Taylor, Faraone & Tsuang, 2002). Wie bei vielen anderen Störungen ist eine polygenetische Vererbung mit Abstand am wahrscheinlichsten. Versuche, für bipolare Störungen verantwortliche Gene verlässlich zu lokalisieren, sind mittlerweile zunehmend erfolgreicher; diese sind auf verschiedenen Chromosomen lokalisiert, dürften isoliert keine allzu große Penetranz besitzen und determinieren nicht zuletzt Eigenheiten im Stoffwechsel und den Rezeptoren für Monoamine. So wurden Varianten etwa der Serotonin-Transporterproteine (verantwortlich für die Inaktivierung dieses Transmitters), des 5-HT_{2A}-Rezeptors, der Monoaminoxydase oder der Noradenalin abbauenden Enzyme gefunden (Domschke & Deckert, 2006).

Weniger eindeutig sind die genetischen Verhältnisse bei den rein unipolaren depressiven Störungen. Wieder ist die Diskrepanz der mitgeteilten Daten weitgehend auf die mehr oder weniger weit gefassten Definitionen zurückzuführen: je stärker die Beschränkung auf die schweren depressiven Zustände mit somatischem Syndrom beziehungsweise endogener Natur, desto eindrucksvoller offensichtlich der Nachweis genetischer Determiniertheit. Die diesbezüglichen Konkordanzraten bei eineiigen Zwillingen betragen etwa 40 % (gegenüber 14 % bei zweieiigen; s. Schulte-Kröne & Allgaier, 2008 und die dort angeführte Literatur). Ähnlich wie bei Schizophrenie und den bipolaren Störungen lässt sich durch Untersuchungen von *Adoptivkindern* ausschließen, dass die familiäre Häufung allein Folge gemeinsamer Umweltbedingungen darstellt. Hier ist es bis jetzt schlechter gelungen, „Kandidatengene" sicher zu replizieren; diese dürften ebenfalls mit dem Monoaminstoffwechsel, insbesondere den Serotonintransportern und der Ausbildung der entsprechenden Rezeptoren, zu tun haben (Fan et al., 2010)

5.7 Biochemische Korrelate affektiver Störungen

Wie in 4.2.7 ausgeführt, sind bei psychischen Störungen gefundene biologische Veränderungen nicht als deren letzte Ursache zu betrachten, sondern als Korrelate beziehungsweise zugrunde liegende Prozesse; entsprechend stehen solche Befunde nicht im Widerspruch zu psychogenetischen Ansätzen.

Die *Monoaminhypothese* ist nach wie vor das bekannteste biochemische Modell depressiver Störungen, obwohl sie recht vage formuliert ist und im Widerspruch zu einer Anzahl empirischer Befunde steht. Monoamine haben u. a. die Funktion von Neurotransmittern; zu ihnen zählt man üblicherweise Serotonin, Dopamin und Noradrenalin. Serotonin wird aus der Aminosäure Tryptophan gebildet und gehört zur Untergruppe der Indolamine, die Katecholamine Dopamin und Noradrenalin werden aus Tyrosin synthetisiert.

Die Speicherung der Monoamine im präsynaptischen Neuron erfolgt in bläschenförmigen Gebilden (Vesikeln), die ihren Inhalt bei Reizung in den synaptischen Spalt entleeren; nach Diffusion zur postsynaptischen Membran können sich die Transmitter an Rezeptoren anlagern und zu Veränderung von Membraneigenschaften führen. Nach kurzer Zeit werden die Moleküle wieder aus dem synaptischen Spalt in die präsynaptische Zelle rücktransportiert (Reuptake); sie können dort entweder erneut in Vesikel geschleust oder abgebaut werden. Dieser Abbau findet v. a. bei Transmitterüberangebot statt und geschieht im Wesentlichen (bei den Katecholaminen jedoch nicht ausschließlich) durch das Enzym Monoaminoxydase (MAO). Aus Serotonin entsteht dabei 5-Hydroxyindolessigsäure (englische und in der Literatur gebräuchliche Abkürzung: 5-HIAA = 5-hydroxyindoleacetic acid), aus Dopamin Homovanillinsäure, aus Noradrenalin MHPG (3-Methoxy-4-Hydroxy-Phenylglycol). Die Konzentration dieser Metaboliten im Blutplasma und in der Zerebrospinalflüssigkeit wird (nicht unumstritten) als Indikator für die Menge der Monoamine im präsynaptischen Neuron und synaptischen Spalt angesehen. Zu ergänzen bleibt, dass an der Membran des präsynaptischen Neurons sogenannte Autorezeptoren sitzen, die ebenfalls durch Transmitter besetzt werden können. Der Grad dieser Besetzung gibt somit Hinweis auf die Konzentration der Botenstoffe im Spalt; ist diese hoch, so werden beim nächsten Impuls weniger Moleküle aus dem Endknöpfchen freigesetzt.

Die Monoaminhypothese der Depression nimmt eine *Minderaktivität an monoaminergen Synapsen* an. Dabei scheint Dopamin nicht wesentlich beteiligt zu sein[16] (nachdem die stark

16 Ob sich diese Hypothese noch lange aufrechterhalten lässt, darf allerdings bezweifelt werden. Zudem scheinen die eigentlich nur auf Serotonin und Noradrenalin zielenden Antidepressiva auch andere Transmittersysteme zu beeinflussen, so das glutamaterge und das GABAerge (Mathew et al., 2008), was Modifikationen der grundlegenden biochemischen Hypothesen notwendig machen dürfte. Generell muss man sich von der Vorstellung frei machen, die Wirkweisen der antidepressiven Behandlung annähernd verstanden zu haben.

dopaminagonistischen Amphetamine und Kokain keine längerfristige antidepressive Wirkung zeigen), sodass sich das Interesse (augenblicklich) auf Noradrenalin und Serotonin konzentriert. Entsprechend wird mangelnde Aktivität an noradrenergen und/oder serotonergen Synapsen als biochemisches Korrelat depressiver Zustände angesehen. Ob beide biochemischen Veränderungen bei ein- und derselben Person gleichzeitig vorliegen oder ob jeweils nur in einem ihrer Transmittersysteme Störungen zu finden sind oder ob je nach Symptomatik (beispielsweise agitiert versus gehemmt-depressiv) einmal eine Noradrenalin-, ein andermal Serotoninminderaktivität anzunehmen ist, wie also diese beiden Unterthesen der Monoamintheorie in Beziehung stehen – das alles ist wenig präzisiert. Ebenso wenig ist klar, an welchen Bahnen solche Minderaktivität zu finden sein könnte und wie man sich letztere genauer vorzustellen hat: Denkbar wären eine mangelnde präsynaptische Ausschüttung von Transmittern oder eine verminderte Rezeptorzahl bzw. Empfindlichkeit an der postsynaptischen Nervenzelle. **Tabelle 5.1** zeigt einige Befunde, welche die Monoaminhypothese stützen sollen.

Ein vergleichsweise direkter Hinweis ist die Tatsache, dass im Liquor cerebrospinalis von Depressiven, insbesondere nach Suizid, *erniedrigte Konzentration des Serotoninmetaboliten 5-HIAA* gefunden wurde, was für erniedrigte Konzentration in den Endknöpfchen sprechen könnte. Weniger eindeutig ist die Befundlage zu *MHPG*, dem *Abbauprodukt von Noradrenalin* (s. Köhler, 2005, S. 138 ff.). Von Bedeutung war weiter die Feststellung, dass unter Gabe des Alkaloids *Reserpin* zur Behandlung des Bluthochdrucks gehäuft depressive Syndrome auftraten; Reserpin macht die Vesikel porös und führt die Transmitter in den Endknöpfchen vermehrtem Abbau durch MAO zu. Schließlich auch wurde beobachtet, dass sich tryptophanarme Diät (und damit Erschwerung der Serotoninproduktion) negativ auf den Verlauf depressiver Symptomatik auswirkt (Rot et al., 2009).

Weitere Hinweise für die Gültigkeit der Hypothese ergeben sich aus dem Wirkmechanismus zur Depressionsbehandlung eingesetzter Medikamente. Die ursprünglich zur Therapie der Tuberkulose verwendete Substanz Iproniazid führte bei depressiven Patienten zur Stimmungsaufhellung. Da sich die Wirkweise dieser Substanz über eine Blockade der Monoaminoxydase (MAO-Hemmung) und die daraus folgende Erhöhung der Monoaminmenge in den Endknöpfchen erklären ließ, schloss man, depressiven Syndromen liege ein Mangel an diesen Transmitterstoffen zugrunde.

Tab. 5.1: Befunde zur Stützung der Monoaminhypothese der Depression (nach Köhler, 2005)

Stichwort	Befund
Reserpininduzierte Depression	– Gabe des die Monoaminspeicher entleerenden Reserpin führt zu depressiven Verstimmungen
Wirkung von Aminpräkursoren	– Vorstufen von Noradrenalin u. Serotonin bessern depressive Symptome – tryptophanarme Diät verschlechtert Symptomatik
Effekte von Kokain und Psychostimulantien	– Dopamin- u. Noradrenalinverfügbarkeit erhöhende Stoffe wirken antriebssteigernd, euphorisierend
Effekte von MAO-Hemmern	– MAO-Hemmer erhöhen Verfügbarkeit von Monoaminen und wirken antidepressiv
Wirkung trizyklischer Antidepressiva	– Stoffe, welche die Monoamin-Wiederaufnahme hemmen, haben antidepressive Wirkung
Konzentrationen von Monoaminen und ihren Metaboliten	– reduzierte Serotoninmengen im Hirnstamm Depressiver – erniedrigte Konzentration von 5-HIAA im Liquor depressiver Patienten – evtl. erniedrigte Konzentration von MHPG im Urin depressiver Patienten

Unterstützt wird die Monoaminhypothese mit gewissen Einschränkungen durch die Wirkweise der Antidepressiva, welche die Konzentration von Noradrenalin und Serotonin im synaptischen Spalt durch Störung der Wiederaufnahme in das präsynaptische Neuron erhöhen. Indem sie mehr oder minder stark gleichzeitig die präsynaptischen Autorezeptoren blockieren,

„täuschen“ sie einen Transmittermangel im Spalt vor und veranlassen die präsynaptische Nervenzelle zu verstärkter Ausschüttung. Diese Reuptake-Hemmung betrifft zumeist beide Transmittersysteme. Bei den zunehmend erfolgreicheren Versuchen, selektive Serotonin- und Noradrenalin-Wiederaufnahme-Hemmer zu entwickeln, wird es auf lange Sicht vielleicht möglich, den spezifischem Transmittermangel noch genauer zur Symptomatik bzw. den Personengruppen zuzuordnen.

Versuche, durch Vorstufen der Transmitter depressive Syndrome zu bessern, sind wenig überzeugend ausgefallen. L-Tryptophan als Ausgangspunkt der Serotoninsynthese war zeitweise als Antidepressivum im Handel, hat aber die Erwartungen nicht erfüllt und wird bestenfalls noch als Schlafmittel eingesetzt. Umgekehrt ließen sich durch tryptophanarme Diät depressive Zustände produzieren, ein jedoch nicht zweifelsfrei zu replizierender Befund.

Im Kontext der Monoaminhypothese bleiben einige Punkte zu klären. Als wichtigster ist zu nennen, dass die Erhöhung der Serotonin- und Noradrenalinmenge im Spalt als Folge der Reuptake-Hemmung und der Autorezeptor-Blockade rasch einsetzen müsste, während bis zum Wirkungseintritt der Antidepressiva im Allg. zwei bis vier Wochen vergehen. So wird diskutiert, ob nicht die eigentliche Wirkung in einer Verminderung der Rezeptorempfindlichkeit als Folge permanent erhöhter synaptischer Konzentration besteht (down-regulation, s. 5.9), ein Modell, welches nur schwer mit der tradierten Monoaminmangel-Hypothese vereinbar ist. Im Übrigen bleibt ungeklärt, ob diese Korrelate bei allen depressiven Zuständen gefunden werden oder nur bei jenen Formen, welche man früher mit „endogen depressiv“ bezeichnete.

Nicht zuletzt aufgrund der Beobachtung, dass übermäßige Aktivität von Hormonen der Nebennierenrinde oder die Einnahme von Medikamenten mit solchen Bestandteilen (Cushing-Syndrom, s. 5.3) häufig von affektiver Verstimmung begleitet ist, wurde als Grundlage depressiver Syndrome eine *Störung* im *Hypothalamus-Hypophysen-Nebennierenrinden-System* angenommen. Hier geht man von einer Fehlregulation der Rückkopelungskreise aus, bei denen normalerweise die erhöhte Konzentration von Nebennierenrindenhormonen (etwa Cortisol) zu einer gedrosselten ACTH-Ausschüttung aus der Hypophyse führt, was die Hormonsekretion der Nebennierenrinde verringert. Ein Beleg für solche veränderten Regelsysteme bei Depressiven ist der negative Ausfall des Dexamethason-Suppressionstests: Die Gabe des synthetischen Corticoids Dexamethason unterdrückt bei gesunden Personen die ACTH-Produktion der Hypophyse und lässt somit insbesondere die Cortisolkonzentration sinken, ein Effekt, der bei Depressiven häufig ausbleibt.

Vor dem Hintergrund dieser Annahmen werden therapeutische Versuche mit Substanzen gemacht, die auf das hypothalamische Hormon CRH (CRF, engl. Corticotropin Releasing Factor) wirken, allerdings zunächst wenig erfolgreich (Rot et al., 2009). Veränderungen anderer Hormonsysteme wurden gleichfalls mit Depression in Verbindung gebracht, so Störungen der Achse Hypothalamus-Hypophyse-Schilddrüse; interessanterweise wirkt die Gabe von Schilddrüsenhormonen auch bei Patienten ohne Schilddrüsenunterfunktion augmentativ, d. h. den Effekt von Antidepressiva verstärkend (Köhler, 2008b, S. 133). In jüngster Zeit hat sich die Forschung, angeregt durch die typischen Tagesschwankungen bei vielen depressiven Patienten und den oft positiven Effekt von Lichtexposition, auf das Melatonin konzentriert, das Hormon der Zirbeldrüse (Epiphyse). In Zeiten vermehrter Dunkelheit wird mehr davon ausgeschieden. Es kommt zu Verlangsamung biologischer Funktionen, als deren pathologische Steigerung man die Depression ansehen könnte. Dies würde die saisonalen Stimmungstiefs erklären. Insofern erscheint der therapeutische Einsatz von Melatoninagonisten wie Agomelatin (Valdoxon®) widersinnig, wird aber mit gewissem Erfolg durchgeführt (Mathew, Manji & Charney, 2008); möglicherweise handelt es sich um eine langfristige Stabilisierung des Systems.

Noch unklarer ist, welche biochemischen Veränderungen der Manie zugrunde liegen. Da nach Einnahme der noradrenalinagonistischen Amphetamine und des Kokains eine manische Symptomatik mit Aktivitätssteigerung, mangelndem Schlafbedürfnis, gehobener Stimmung und Selbstüberschätzung auftreten kann, liegt eine Beteiligung von Noradrenalin nahe. Auch soll bei diesen Patienten der MHPG-Spiegel im Liquor cerebrospinalis vermehrt sein, daher möglicherweise an den Synapsen mehr Noradrenalinmoleküle zur Verfügung stehen. Überraschend wurde aber der 5-HIAA-Spiegel im Liquor erniedrigt gefunden; entsprechend soll sich bei tryptophanreicher Kost auch manische Symptomatik bessern. Man hat daher die interessante, aber bis jetzt weder widerlegte noch ausreichend gestützte Annahme vertreten, dass aufgrund des niedrigen Serotoninspiegels die Noradrenalinkonzentration überhaupt erst die Schwankungen zeigt, durch die es zu depressiven und manischen Zuständen kommen könnte („permissive"-Hypothese; s. Köhler, 2005, S. 150).

5.8 Erklärungsansätze

Biologische Erklärungsansätze gehen im Wesentlichen von der *genetischen Komponente* bei der Entstehung von affektiven Störungen aus, speziell bei bipolaren Verläufen. Externe, das Erkrankungsrisiko erhöhende Faktoren wie perinatale Komplikationen oder frühkindliche Infektionen wurden – anders als bei der Schizophrenie – nicht gefunden.

Erklärungen unipolarer Verläufe dürften eher für die schwereren endogenen Formen zutreffen und basieren auf der erblichen Determiniertheit in Form gewisser Abnormitäten im noradrenergen und serotonergen System. In eher seltenen Fällen dürften diese Faktoren allein schon das Auftreten sicher begründen, sodass auch psychologischen Erklärungsansätzen eine gewisse Bedeutung zukommt.

Ein neuerer Ansatz geht von funktionellen Abnormitäten kreisförmig verbundener Hirnstrukturen aus; dieser hypothetische „Depressionskreis" (depression circuit) umfasst den präfrontalen Kortex, Teile des Gyrus cinguli, Amygdala und Striatum. Die zunehmend ins Interesse rückenden Verfahren der „tiefen Hirnstimulation" (s. 5.9) könnten ihre Wirkung dadurch entfalten, dass sie genau in diesen Arealen eingreifen (Krishnan & Nestler, 2010)

Biologische Modelle zur Entstehung der Manie beziehungsweise der bipolaren Störungen sind kaum explizit formuliert. Anregend ist die Hypothese, dass es sich letztlich um eine genetisch determinierte Störung von Ionenkanälen und resultierende Instabilität der Neuronenmembranen handelt.

Psychologische Erklärungsansätze: Das erste bekanntere psychologische Modell der Depression wurde von Freud in „Trauer und Melancholie“ (Freud, 1916–17g) entwickelt, dies jedoch in aller Zurückhaltung und mit der Einschränkung, hiermit nur Zusammenhänge für eine „kleinere Gruppe“ gefunden zu haben. Die schwierigen Gedankengänge können hier nur schematisch wiedergegeben werden (für eine genauere Darstellung s. Köhler, 2000a, S. 550 ff.). Freud hebt die Ähnlichkeit zwischen Trauer und Depression hervor (gedrückte Stimmung, Verlust von Interesse an der Außenwelt); beides stelle eine Reaktion auf Verlust dar, der bei der Trauer bewusst sei, bei der Melancholie häufig unbewusst. Bei der Trauer werde nach gewisser Zeit (nach Ableistung der Trauerarbeit) die libidinöse Beziehung zum verlorenen Objekt gelöst, bei der Melancholie hingegen dieses introjiziert. Die depressive Person identifiziert sich nach Freud mit dem Objekt, die Selbstvorwürfe gelten nicht der eigenen Person, sondern stellen Vorwürfe gegenüber dem Verlorenen dar: „So hat man denn den Schlüssel des Krankheitsbildes in der Hand, indem man die Selbstvorwürfe als Vorwürfe gegen ein Liebesobjekt erkennt, die von diesem weg auf das eigene Ich gewälzt sind“ (Freud, 1916–17g, S. 434). Der psychodynamische Mechanismus ist kompliziert: Da die Introjektion eine *narzisstische Regression* darstellt, rechnet Freud die Melancholie entsprechend zu den *narzisstischen Neurosen*, vermisst dort die Übertragung und folglich die psychotherapeutische Zugänglichkeit (s. 4.2.8). Die Regression geht hier jedoch nicht so weit wie bei der Schizophrenie, sondern in ein Stadium zwischen der Ichliebe und ersten libidinösen Besetzungen der Außenwelt. In diesem Stadium werden die Objekte gewissermaßen einverleibt, bilden Teil des eigenen Ichs und werden im Rahmen der Ichliebe ebenfalls geliebt. Dieses Einverleiben stelle ein Charakteristikum der oralen Phase der Libidoentwicklung dar: „Dürfen wir eine Übereinstimmung der Beobachtung mit unseren Ableitungen annehmen, so würden wir nicht zögern, die Regression von der Objektbesetzung auf die noch dem Narzissmus angehörige orale Libidophase in die Charakteristik der Melancholie aufzunehmen“ (ebd., S. 436). Zu den Bedingungen einer solchen Regression äußert sich Freud entgegen vielen Darstellungen nicht; bei der Theorie, dass in der oralen Phase eine Frustration vorgefallen sei, welche die Depressionsentwicklung begünstige, handelt es sich um eine Zutat von späteren Analytikern.

In seiner Theoriebildung ist Freud ohnehin sehr zurückhaltend: „An diese Erörterungen schließt die Frage an, ob nicht Ichverlust ohne Rücksicht auf das Objekt (rein narzisstische Ich-Kränkung) hinreicht, das Bild der Melancholie zu erzeugen, und ob nicht direkt toxische Verarmung an Ichlibido gewisse Formen der Affektion ergeben kann" (ebd., S. 440). Diese Überlegungen sind v. a. im metapsychologischen Rahmen von Bedeutung und stellen eher beiläufige Bemerkungen über ein spezielles Krankheitsmodell dar, keineswegs eine allgemeine psychoanalytische Theorie der Depression; trotzdem haben sie umfangreiche Forschung angeregt. Speziell die Annahme eines Verlustes als Auslöser der Depression, analog zum Vorgang bei der Trauer, wurde mehrfach, auch in einigen interessanten Tierexperimenten überprüft (für eine Darstellung s. Comer, 2008, S. 223 ff.). Hinweise für die Gültigkeit gibt es; der Bezug zur psychoanalytischen Theorie bliebe zu diskutieren. Auch wurden Versuche gemacht, die aggressiven Reaktionen Depressiver (gegen das angenommene introjizierte Objekt) nachzuweisen, dies aber mit unterschiedlichen Resultaten und teils etwas dubioser Methodik (projektiven Tests, Inhaltsanalysen von Träumen). Untersuchungen, die frühe orale Frustration mit Depressionsneigung in Verbindung zu bringen versuchen, haben ebenfalls methodische Schwächen (beispielsweise den retrospektiven Ansatz) und stehen nur in sehr bedingter Beziehung zur psychoanalytischen Theorie.

Freud versucht auch (vorsichtig) eine Erklärung der Manie, die er Jubel und Freude gleichsetzt, bei denen ein psychischer Aufwand überflüssig werde und nun eine beliebige Abfuhr erfahren könne: „In der Manie muss das Ich den Verlust des Objekts [...] überwunden haben, und nun ist der ganze Betrag von Gegenbesetzung, den das schmerzhafte Leiden der Melancholie aus dem Ich an sich gezogen und gebunden hatte, verfügbar geworden." Der Manische, setzt sich die Argumentation fort, „demonstriert auch unverkennbar seine Befreiung von dem Objekt, an dem er gelitten hatte, indem er wie ein Heißhungriger auf neue Objektbesetzungen ausgeht" (ebd. S. 442).

Ein *lerntheoretisches* Entstehungsmodell der Depression ist die *Theorie des Verstärkerverlusts*. Sie geht auf Lewinsohn (Lewinsohn, Antonuccio, Steinmetz & Teri, 1984) zurück und war früher deutlich populärer als heute. Zentrale Annahme ist, dass aus verschiedenen Gründen die gewohnten Verstärkungen für die üblichen Verhaltensweisen entfallen und entsprechend das Aktivitätsniveau der Betroffenen sinkt, bis hin zur depressiven Verstimmung und Interesselosigkeit. Lewinsohn und seine Mitarbeiter konnten diese Annahme auch in einer Anzahl von Untersuchungen bestätigen, allerdings zumeist aufgrund von Selbsteinschätzungen der depressiven Versuchspersonen; dies belegt zunächst jedoch lediglich die bekannte Tatsache, dass in diesem Zustand eine bevorzugt negative Sichtweise objektiv unveränderter Sachverhalte vorliegt. Zudem verhalten sich Depressive häufig genug selbst abweisend und ziehen sich zurück, sodass positive Verstärker zwangsläufig seltener werden.

Bekannter und deutlich interessanter ist die Theorie der *gelernten Hilflosigkeit*, die nicht nur auf klinischen Beobachtungen, sondern auch auf tierexperimentellen Untersuchungen basiert und somit die bei Humanstudien oft schwer zu klärende Ursache-Wirkungs-Beziehung eindeutiger herausarbeitet. Diese von Seligman in den 1970er Jahren entwickelte Theorie (Seligman, 1979) ist genauer (inklusive ihrer späteren attributionstheoretischen Modifikationen) bei Comer (2008, S. 225 ff.) und Davison et al. (2007, S. 319 ff.) herausgearbeitet, denen die Darstellung weitgehend folgt. In einem sehr beachteten Versuch der Arbeitsgruppe um Seligmann wurden zwei Gruppen von Hunden mit angekündigten Elektroschocks konfrontiert, die leicht durch Wechsel von einer Abteilung der Versuchsbox in die andere zu vermeiden waren. Der einen Gruppe der Versuchstiere, den „naiven" Hunden, die keine Vorerfahrung hatten, gelang dies leicht. Die andere Gruppe war zuvor mit unvermeidbaren Elektroschocks konfrontiert worden und zeigte keine Fluchtreaktionen; die Tiere legten sich hin und ließen die aversiven Reize winselnd über sich ergehen. Hunde, die länger mit unvermeidbaren Schocks konfrontiert worden waren, fraßen schließlich weniger, nahmen ab und verloren auch sexuelle und sonstige soziale Interessen. Diese Versuche wurden verschiedentlich repliziert;

dabei ergab sich bei Ratten der interessante Befund, dass nach gewisser Zeit die Aktivität von Noradrenalin im Gehirn abnahm. Ähnliche, wenn auch kürzere und weniger aversive Versuche wurden bei Menschen durchgeführt. So nutzten Probanden, die längere Zeit mit einem unangenehmen, nicht kontrollierbaren akustischen Reiz konfrontiert worden waren, später nicht die Gelegenheit, Geräusche abzustellen, auch als es schließlich mittels eines einfachen Hebeldrucks möglich war.

Seligman vertrat die Auffassung, Menschen würden depressiv, wenn sie glauben, keine Kontrolle mehr über die Verstärkungen in ihrem Leben haben und sich für diesen hilflosen Zustand selbst verantwortlich halten. Die erste Hypothese lässt sich bedingt aus den Experimenten ableiten, die zweite ist v. a. Resultat klinischer Beobachtungen, wobei möglicherweise als Ursache der Depression angesehen wird (Eigenverantwortlichkeit für Unglück), was nach anderer Auffassung lediglich ein typisch wahnhaftes Symptom darstellt (s. 5.2 u. 5.4). Unbelegt ist, dass alle Symptome der Depression aus der Wahrnehmung von Hilflosigkeit und Selbstbeschuldigung erwachsen. Bestenfalls gezeigt wurde in den Tierstudien, dass Resignation, Appetit- und Libidoverlust durch induzierten (massiven) Kontrollverlust hervorgerufen werden können; ob dies auch beim Menschen gilt, ob andere Symptome der Depression (erniedrigtes Selbstwertgefühl, Wahnideen) so erzeugt werden können und schließlich v. a., ob es nicht andere Wege der Entstehung gibt, bleibt offen.

Auf die schwer zu interpretierenden Befunde der Stress- bzw. Life-Event-Forschung kann hier nicht eingegangen werden. Tatsächlich finden sich vor Ausbruch depressiver Episoden gehäuft aversive Vorkommnisse, welche jedoch bei anderen Personen keine solch gravierende Symptomatik hervorrufen würden. Daher wurde die interessante Hypothese vertreten, dass genetisch festgelegte Besonderheiten im Monoaminstoffwechsel, speziell die Serotonintransporter betreffend, die Verarbeitung von Stresssituationen erschweren könnten (Kendler et al, 2005).

Später wurde die Theorie unter *kognitionspsychologischen* und *attributionstheoretischen Gesichtspunkten* reformuliert. Zunächst musste sie dahingehend geändert werden, dass nicht der Kontrollverlust an sich, sondern die *Empfindung* des Kontrollverlustes (die nicht den tatsächlichen Gegebenheiten entsprechen muss) die depressive Symptomatik hervorruft. Weiter wurde herausgearbeitet, dass es die Attributionen, die Arten der Zuschreibung sind, welche die Ausbildung der Depression begünstigt: Speziell anfällig sollen Personen sein, die *internal, global* und *stabil* attribuieren, also insbesondere negative Ereignisse sich selbst zuschreiben sowie sie für allgemeine und nicht situationsabhängige Vorkommnisse halten. Diese Revision hat eine Anzahl von Untersuchungen angeregt, deren Ergebnisse höchst konträr beurteilt werden. Hingewiesen sei nur darauf, dass die meisten dieser Studien offenbar nicht an „endogen" Depressiven, sondern an Probanden mit reaktiven oder neurotischen Depressionen durchgeführt wurden, nicht selten sogar mit klinisch unauffälligen Personen, die lediglich in Depressionsinventaren erhöhte Scores aufwiesen. Wesentliche Frage bleibt jedoch, warum Personen aus offenbarem psychischen Wohlbefinden und Stabilität heraus eine zum Teil schwer depressive Symptomatik entwickeln und ob dies durch von außen herbeigeführten Kontrollverlust oder durch Änderungen des Attributionsstils hervorgerufen werden kann. Nur Längsschnittstudien, die angesichts der Phasenhäufigkeit bei rezivierenden depressiven Störungen nicht allzu aufwendig scheinen, könnten über den tatsächlichen Erklärungswert der Hilflosigkeitstheorie entscheiden.

Am bekanntesten, weil auch häufig therapeutischen Interventionen als rationale Begründung unterliegend, ist die von Beck (etwa Beck, 1967) entwickelte *kognitive Theorie* der Depression. Beck sieht Depression als Folge fehlangepasster Einstellungen, einer bestimmten Betrachtungsweise (der sogenannten kognitiven Triade), gewisser Denkfehler und schließlich automatischer Gedanken. Wie diese vier Bestimmungsstücke logisch und genetisch zusammenhängen, bleibt offen; sie seien hier ohne Erörterung dieses Problems skizziert. Fehlangepasste Einstellungen haben nach Beck ihren Ursprung bereits in der Kindheit und stellen inadäquate Schemata dar, sich in Relation zur übrigen Welt zu beurteilen. Sie bilden die kognitive Grundlage für bestimmte Formen des Denkens, die im Fall von Belastungen manifest werden, eben die kognitive Triade: negative

Interpretation eigener Erfahrungen, des eigenen Ichs und der eigenen Zukunft. Im Rahmen dieser kognitiven Triade zeigen sich *typische Denkfehler*: Beim willkürlichen Schlussfolgern leiten die Betroffenen in logisch unzulässiger Weise aus zufälligen Gegebenheiten Aussagen (typischerweise negativer Natur) über sich selbst ab. Bei der *selektiven Abstraktion* wird ein negatives Ereignis besonders beachtet, während andere neutrale oder positive ignoriert werden; *Übergeneralisierung* zeigt sich darin, dass aus einem einzigen (in der Tat negativen Sachverhalt) der eigene Wert generell in Frage gestellt wird; bei der *Maximierung* wird die Bedeutung negativer Ereignisse überschätzt, bei der *Minimierung* die positiver Vorkommnisse unterschätzt; bei der *Personalisierung* wird der eigenen Person Schuld für nicht beeinflussbare Ereignisse zugeschrieben (nach Comer, 2008, S. 228 ff.; dort auch Beispiele für solche Denkfehler). Ein weiteres, bei Depressiven nicht fehlendes Moment sind *automatische*, immer wiederkehrende und schwer zu abzustellende *Gedanken*, die sich vornehmlich um die eigene Wertlosigkeit drehen. Im Sinne eines Rückkoppelungssystems führen die negativen Kognitionen zur Depression, und die depressiven Symptome verstärken weiter die pathogenen Denkfehler.

Becks kognitive Theorie der Depression hat eine große Anzahl von Untersuchungen stimuliert, die vielfach auch die Beziehung zwischen Depressivität und den erwähnten negativen Denkschemata bestätigen konnten. Die Schwierigkeit ist zum einen wiederum die Auswahl der Probanden, oft Normalpersonen mit erhöhten Depressivitätsscores in Fragebogen, selten aber depressiv gestörte Patienten. Zum anderen drängt sich die Frage auf, ob der gefundene kognitive Stil tatsächlich die Ursache der Depression ist und nicht nur eine Umschreibung der in den ICD-10-Kriterien gewissermaßen als Definition depressiver Symptomatik eingeführten negativen Sichtweisen. Ob diese Denkfehler der depressiven Phase vorausgehen und deshalb vielleicht als ihre Ursache aufgefasst werden können, wird kontrovers diskutiert.

Bei allen erwähnten Theorien ist zudem nicht genauer spezifiziert, auf welche Art depressiver Syndrome sie sich beziehen, ob auf die eher chronisch verlaufenden Formen im Sinne von

Dysthymia (neurotischer Depression) oder die episodenhaft abgegrenzten Störungen; bei letzteren scheint es unerlässlich zu unterscheiden zwischen depressiven Zuständen bei Personen, die in gewissen Abständen ausschließlich diese erleiden, und anderen, bei denen oft genau die gegenteilige Stimmungsschwankung erfolgt, die also eine bipolare Störung aufweisen. Dass beispielsweise in der Kindheit erworbene negativistische Denkstile wiederholt depressive Zustände begünstigen können, wirkt plausibel; dass dieselben Personen plötzlich konträre Einschätzungen ihrer Person und der Realität zeigen, ist schwer mit einer solchen Sicht vereinbar. Überhaupt ist auffällig, wie sehr die Manie – von jenen wenigen Bemerkungen Freuds abgesehen (s. o.) – als Forschungsgegenstand von der Psychologie ignoriert wurde, obgleich sie ein besser definiertes und interessanteres Störungsbild bietet. Allerdings steht die Psychologie mit dieser Abstinenz nicht isoliert da; auch biochemische Theorien der Manie sind, wenn überhaupt, eher beiläufig formuliert.

5.9 Therapie

5.9.1 Pharmakologische Behandlung

Die Behandlung episodenhaft depressiver Zustände, insbesondere der schweren, geschieht zumeist medikamentös, oft begleitend zu psychotherapeutischen Maßnahmen. Bevorzugt kommen hier Antidepressiva zum Einsatz, Medikamente, die speziell auf die Besserung der Stimmung und Veränderung des Antriebs zielen. Daneben haben die „Antidepressiva", insbesondere einige trizyklische Substanzen und SSRI, andere Indikationen wie Angstsyndrome, Zwangsverhalten, Essstörungen, Impulskontrollstörungen, Entzugssymptomatik und Schmerzzustände; insofern ist die Bezeichnung etwas unglücklich. Am zweckmäßigsten scheint die Unterteilung in trizyklische und tetrazyklische (heterozyklische) Antidepressiva, MAO-Hemmer und selektive Serotonin-Rückaufnahmehemmer (Reuptake-Hemmer).

Die Kategorisierung der Antidepressiva, die in der Literatur teils nach der Struktur (etwa trizyklisch und tetrazyklisch), teils nach dem Wirkprinzip (beispielsweise Serotonin-Reuptake-Hemmer, MAO-Hemmer), teils nach historischen Gesichtspunkten (Antidepressiva der ersten und der zweiten Generation) erfolgt, ist nicht befriedigend gelöst. Aus Gründen der Übersichtlichkeit schien es sinnvoll, eine Art Restklasse einzuführen, in die alle anderen Antidepressiva als die trizyklischen, die MAO-Hemmer und die SSRI eingeordnet werden (ungenau als tetra- und heterozyklische Antidepressiva bezeichnet). In diese Kategorie fallen auch selektive Noradrenalin-Wiederaufnahmehemmer wie Reboxetin (Edronax®, Solvex®).

Die am längsten im Einsatz befindlichen Antidepressiva sind die *trizyklischen* (TZA) die (wie die Neuroleptika der Phenothiazingruppe) durch ein Gerüst mit drei Ringen gekennzeichnet sind; neben Imipramin, dessen stimmungsaufhellender Effekt bereits 1957 entdeckt wurde und das unter dem Namen Tofranil® im Handel ist, gehören dazu u. a. Desipramin, Clomipramin (Anafranil®), Amitriptylin (Saroten®), Doxepin (Aponal®), Trimipramin (Stangyl®). Der stimmungsaufhellende Effekt ist bei allen prinzipiell gleich; bedeutsamer sind die Unterschiede in der Wirkung auf den Antrieb, indem Desipramin antriebssteigernden Effekt hat, Amitriptylin und Trimipramin hingegen einen sedierenden, während Imipramin sich weitgehend antriebsneutral verhält. Diese Wirkunterschiede basieren wesentlich darauf, wie stark die Substanz auch Histaminrezeptoren blockiert – je stärker, desto größer die Sedierung – und sind unbedingt zu berücksichtigen, etwa bei der Therapie agitiert depressiver Patienten.

Der therapeutische Effekt der TZA tritt (wie der anderer Antidepressiva) in der Regel erst nach zwei bis vier Wochen ein, sodass nur nach längerem Ausbleiben des Therapieerfolgs Wechsel auf ein anderes Präparat indiziert ist. Da der antriebssteigernde Effekt typischerweise vor dem stimmungsaufhellenden einsetzt, gilt in dieser kritischen Übergangsphase die Selbstmordgefahr als besonders groß („Suizidermöglichung").

Der Wirkmechanismus besteht in der Wiederaufnahmehemmung für Monoamine, gleichzeitig in der Blockade präsynaptischer Autorezeptoren. Aufgrund der langen Dauer bis zum Wirkungseintritt setzt sich die Auffassung durch, der eigentliche therapeutische Effekt beruhe nicht auf einer erhöhten Verfügbarkeit der Transmitter im synaptischen Spalt, sondern auf Verringerung der postsynaptischen Rezeptoren als Anpassung an das vergrößerte Angebot (down-regulation). Die trizyklischen Antidepressiva wirken nicht selektiv auf Serotonin- und Noradrenalin; Amitriptylin beeinflusst beide Systeme etwa gleich, während insbesondere Trimipramin stärker die Wiederaufnahme von Noradrenalin hemmt, Clomipramin weitgehend selektiv die von Serotonin.

Daneben werden weitere Transmittersysteme beeinflusst, wobei durch Blockade von Acetylcholinrezeptoren zahlreiche vegetative Nebenwirkungen auftreten können, die bei Anwendung bedacht werden müssen; diese „anticholinergen" Effekte erklären sich weitgehend durch Hemmung der Parasympathikusaktivität und umfassen Symptome wie Mundtrockenheit, Akkommodationsstörungen, Obstipation (mit der möglichen Folge einer Darmlähmung) und Schwierigkeiten beim Wasserlassen (bis hin zum kompletten Harnverhalt). Nicht anticholinerge Nebenwirkungen sind Überleitungsstörungen am Herzen und teilweise starke Gewichtszunahme; aus diesen Gründen verbietet sich zuweilen der Einsatz der TZA, speziell bei älteren Personen.

Die sogenannten *Antidepressiva der zweiten Generation* sind diesbezüglich oft besser verträglich; hierzu rechnet man die tetrazyklischen Antidepressiva, beispielsweise Maprotilin (Ludiomil®) oder Mianserin (Tolvin®) sowie andere, die nicht oder nur bedingt in das oben eingeführte Schema passen, etwa Trazodon (Thombran®), Mirtazepin (z. B. Remergil®) oder Venlafaxin (Trevilor®). Wieweit diese weniger mit Nebenwirkungen behafteten Medikamente hinsichtlich ihres antidepressiven Effektes mit den trizyklischen Substanzen vergleichbar sind, steht in Diskussion.

Gut etablierte Medikamente, nicht nur als Antidepressiva, sind die selektiven Serotonin-Wiederaufnahmehemmer (SSRI) wie Fluoxetin (Fluctin®), Fluvoxamin (Fevarin®), Paroxetin (Seroxat®, Tagonis®), Sertralin (Gladem®, Zoloft®), Citalopram (Cipramil®) oder Escitalopram (Cipralex®). Sie blockieren keine Histaminbindungsstellen und sind daher oft stark antriebssteigernd, zudem keine muskarinergen Acetylcholinrezeptoren (was das weitgehende Fehlen vegetativer Nebenwirkungen erklärt); auch werden weder größere Gewichtszunahme noch Überleitungsleitungsstörungen beobachtet; allerdings wirken sie nicht selten erheblich hemmend auf Sexualfunktionen und Libido.

Eine interessante Gruppe bilden die *MAO-Hemmer*, deren antidepressive Wirksamkeit ebenfalls 1957 – mehr oder weniger zufällig – entdeckt wurde. Sie verhindern den Abbau u. a. von Noradrenalin und Serotonin in der präsynaptischen Zelle und erhöhen damit deren Verfügbarkeit für die synaptische Übertragung. MAO baut auch andere Stoffe ab, beispielsweise das mit der Nahrung aufgenommene Tyramin (welches speziell in Käse reichlich vorhanden ist), sodass eine Hemmung dieses Enzyms zur Anhäufung von Tyramin mit der ernsten Gefahr von Blutdruckkrisen führen kann. Neuere selektive MAO-A-Hemmer, die den Tyraminabbau nicht wesentlich stören, wie Moclobemid (z. B. Aurorix®), werden zunehmend häufiger eingesetzt, nachdem MAO-Hemmer in Deutschland über viele Jahre so gut wie nicht verordnet wurden.

Antidepressiva werden üblicherweise auch nach Ende der depressiven Episoden für einige Monate verabreicht und dann ausschleichend abgesetzt. Bei rezidivierenden depressiven Zuständen können sie länger zur Prophylaxe eingenommen werden. Bedeutsamer bei der Phasenprophylaxe sind mittlerweile *Lithiumpräparate*, speziell bei bipolaren Störungen, da Antidepressiva manische Phasen nicht verhindern, sie sogar provozieren können. Lithium liegt in den Medikamenten als Salz vor, beispielsweise als Lithiumaspartat, Lithiumkarbonat (Hypnorex retard®, Quilonum retard®) oder Lithiumsulfat (Lithiofor®); als einwertiges Ion entspricht es Kalium und Natrium. Die phasenreduzierende Wirkung ist nachgewiesen, allerdings erst nach mehrmonatiger Einnahme, wobei sowohl bipolare affektive Störungen als auch unipolare rezidivierende depressive Syndrome ansprechen. Der Wirkmechanismus ist nur bedingt geklärt; es wird angenommen, dass nachgeschaltete Signaltransduktionsprozesse (second-messenger-Prozesse") stabilisierend beeinflusst werden. Da Lithiumionen in höheren Konzentrationen sehr toxisch sind, sind sorgfältige Dosierung und regelmäßige Kontrolle des Spiegels im Serum unerlässlich. Bei Überdosierung (beispielsweise bei Niereninsuffizienz) kommt es u. a. zu neurologischen Symptomen wie Artikulations- und Gangstörungen, epileptischen Anfällen, Verwirrtheit sowie Bewusstseinstrübung bis hin zum zuweilen tödlichen Koma. Auch in normaler Dosierung wird Lithium von vielen Personen nicht vertragen (Tremor, Übelkeit, kardiale Nebenwirkungen), sodass die Therapie in etwa einem Drittel der Fälle schließlich abgebrochen wird; hierbei ist ein Ausschleichen unerlässlich, da sonst leicht manische Phasen provoziert werden. Häufig wechselt man auf die ebenfalls phasenprophylaktischen Antikonvulsiva Carbamazepin (Tegretal®, Timonil®) oder Valproinsäure (z. B. Ergenyl®, Orfiril®), die ähnliche Angriffspunkte wie Lithium besitzen dürften. Alle genannten Stimmungsstabilisierer wirken auch therapeutisch bei manischen Phasen, bei depressiven hauptsächlich durch Verstärkung der Wirkung von Antidepressiva.

Manische Phasen werden üblicherweise mit *Neuroleptika* behandelt, oft zusätzlich mit Lithiumsalzen oder Antikonvulsiva, insbesondere wenn anschließende Prophylaxe geplant ist; alleinige Gabe dieser Medikamente reicht in manchen Fällen aus.

Bei der neurotischen Depression, der Dysthymia in neuerer Terminologie, ist man traditionsgemäß mit der Gabe von Antidepressiva eher zurückhaltend, obwohl auch damit gute Erfolge berichtet werden. Zunehmend seltener kommen angesichts ihres Abhängigkeitspotentials Benzodiazepine zum Einsatz.

5.9.2 Weitere biologische und somatische Verfahren

Die mittlerweile zunehmend wieder in das therapeutische Inventar aufgenommene *Elektrokonvulsivbehandlung* oder *Elektrokrampftherapie (EKT)* wird im Wesentlichen zur Behandlung therapieresistenter depressiver Syndrome eingesetzt; dabei sind die Response-Raten auch von jenen Patienten erstaunlich hoch, die auf Antidepressiva nicht angesprochen haben. Die Wirkmechanismen sind unklar und offenbar vielfältig (Grover, Mattoo & Gupta, 2005); diskutiert wird u. a. eine Herabsetzung der Zahl oder Empfindlichkeit von Monoaminrezeptoren (zur Literatur s. Köhler, 2005, S. 161).

Eine einfache und oft rasch wirksame Maßnahme bei depressiven Zuständen diverser Genese stellt der *Schlafentzug* dar (auch

„Wachtherapie“ oder „Nachttherapie“ genannt); beim totalen Schlafentzug werden die Patienten für eine Nacht wach gehalten, worauf sich häufig am folgenden Tag eine Besserung einstellt, die aber oft nach der nächsten nicht durchwachten Nacht wieder zurückgeht; deshalb werden mehrere Schlafentzüge pro Woche durchgeführt, neben totalen auch partielle, vorzugsweise mit Wecken in der zweiten Nachthälfte. Die Wirkungsweise dieser zweifellos effizienten, zumeist mit antidepressiver Medikation kombinierten Therapie ist wenig geklärt (s. dazu Köhler, 2005, S. 160).

Die *Lichttherapie* wird hauptsächlich bei Patienten mit saisonal abhängigen Depressionsformen eingesetzt und hat hier auch deutliche Erfolge. Die Patienten werden dabei täglich, vorzugsweise morgens, künstlichem Licht ausgesetzt. Die Mechanismen der Wirkung sind nicht geklärt; diskutiert wird Beeinflussung der „Zeitgeber“, die den circadianen Rhythmus kontrollieren.

Neuere Verfahren sind die der *Hirnstimulation*, welche noch nicht endgültig beurteilt werden können, aber viel versprechende Ansätze darstellen. So konnte etwa für die Magnetfeldstimulation des präfrontalen Kortex Wirksamkeit bei depressiver Symptomatik gezeigt werden (Hadley et al., 2011). Ein weiteres Verfahren ist die Vagusnervstimulation durch Einsetzen eines Schrittmachers, der über Aktivierung von afferenten Fasern dieses Hirnnerven indirekt die Aktivität von Hirnarealen beeinflusst. Stärker invasiv ist die „tiefe Hirnstimulation“ durch implantierte Elektroden, die üblicherweise bei einigen neurologischen Erkrankungen eingesetzt wird, aber auch bei schweren depressiven Störungen Wirkung zeigt (Kuhn et al., 2010).

5.9.3 Psychotherapeutische Verfahren

Psychoanalytische (allgemeiner: *psychodynamische*) Therapien depressiver Zustände werden nicht selten durchgeführt, sind aber nicht in größeren Therapiestudien evaluiert worden. Unklar ist in den Falldarstellungen, ob es sich bei den Patienten eher um chronisch Depressive oder um solche mit episodenhaft verlaufenden depressiven Zuständen handelte. Ersteres dürfte häufiger der Fall sein, da die Kürze depressiver Episoden (im Schnitt etwa sechs Monate) und die folgende typische Beschwerdefreiheit oder gar manische Symptomatik klassischen psychoanalytischen Behandlungen große Schwierigkeiten entgegensetzt. Zudem hatte erwähntermaßen Freud die Melancholie zu den *narzisstischen Neurosen* gerechnet, also das für die psychoanalytische Behandlung seines Erachtens entscheidende Moment der Übertragung bei diesen Patienten vermisst. Die Therapien basieren im Großen und Ganzen auf der Annahme, dass der Depression ein Verlusterlebnis (oft unbewusster Natur) zugrunde liegt, und versuchen, dies dem Bewusstsein zugänglich zu machen und zu bearbeiten. Der Wert klassischer, sich über lange Zeit erstreckender psychoanalytischer Therapien bei der Depressionsbehandlung wird im Allg. eher gering geschätzt, wobei in schwer depressiven Zuständen auch die Behandlung intellektuell zu anstrengend sein dürfte. Die therapeutische Hoffnung liegt zunehmend auf anders gestalteten Kurztherapien, über deren Effizienz jedoch noch wenig gesagt werden kann.

Verhaltenstherapeutische Interventionen im engeren Sinne, also nach den älteren Modellen der Umkonditionierung durch alleinige Veränderung von Stimuli und Konsequenzen konzipiert, basieren auf der von Lewinsohn vertretenen Annahme, dass depressiven Zuständen ein Verlust von verstärkenden Reizen zugrunde liegt. Entsprechend wird versucht, alte vor Beginn der Störung effektive Verstärker zu finden (bspw. gern verrichtete Tätigkeiten) und bei den Betroffenen zu reaktivieren; weiter soll depressives Verhalten wie Weinen oder Jammern ignoriert, erwünschte Verhaltensweisen hingegen belohnt werden; hinzu kommt Training sozialer Fertigkeiten, damit die Patienten durch verstärkte Kontakte wieder mehr in den Genuss von Verstärkungen aus sozialen Beziehungen kommen. Nicht überraschend sprechen diese Therapieverfahren bei leichten und mittelschweren Depressionen besser an als bei schweren.

Gängiger sind *kognitiv-verhaltenstherapeutische* Verfahren, welche die klassischen verhaltenstherapeutischen Techniken mit Elementen einsichtsorientierter Behandlungsverfahren verknüpfen (s. dazu Hautzinger, 2003). Die ersteren zielen auf direkte Verhaltensbeeinflussung und Abbau von defizitären Verhaltensweisen, wozu Methoden zur Hebung des Aktivitätsniveaus (Planung des Tagesablaufes, Herbeiführen von verstärkenden Bedingungen und Vermeidung unangenehmer Stimuli) und Verbesserung der sozialen Kontaktfreudigkeit (Kompetenztrainings und Rollenspiele) gehören. Die kognitiven Methoden setzen im Wesentlichen an dem von Beck (s. 5.8) als pathogen betrachteten negativen Denk- und Bewertungsstil und den automatischen Gedanken an. Techniken sind dabei zunächst eine genaue Selbstbeobachtung mit Protokollierung negativer und automatischer Gedanken hinsichtlich Auslösesituationen und dabei auftretender Empfindungen, deren Überprüfung hinsichtlich ihrer Angemessenheit, was zu einer Veränderung und schließlich zur Entwicklung alternativer Überzeugungen führt.

Eine neue, sich besonders in den letzten Jahren zunehmende verbreitende Interventionsmethode bei Depressiven ist die *Interpersonelle Psychotherapie* (s. Hautzinger, 2005). Es handelt sich um ein weitgehend ekklektizistisches Verfahren, welches Methoden der Konfliktbearbeitung im analytischen Sinne, direktiver verhaltenstherapeutischer Interventionen und einsichtsorientierter Therapien kombiniert und nicht zuletzt durch seine Kürze (etwa 15–20 Sitzungen, die im Laufe von drei bis vier Monaten durchgeführt werden) sowie seine starke Strukturiertheit überzeugt. Ziel ist insbesondere die Bearbeitung aktueller interpersoneller und sozialer Probleme, die im Zusammenhang mit der Entwicklung der depressiven Störung gesehen werden; dabei werden auch Bewältigungsstrategien und soziale Fertigkeiten geübt sowie versucht, die eigenen Einstellungen zu ändern.

Die Wirksamkeit dieser Therapien, insbesondere der kognitiv-verhaltenstherapeutischen, wurde auch im Vergleich zu rein pharmakologischen Behandlungen mehrfach evaluiert und hat sich als befriedigend herausgestellt, wobei offensichtlich die Einschätzung von Psychiatern diesen Sachverhalten noch nicht die gewünschte Anerkennung gezollt hat. Immerhin besteht wenigstens insoweit Konsens, dass Pharmako- und Psychotherapie nicht als unvereinbare Alternativen angesehen werden, sondern in vielen Fällen eine Kombination als sinnvoll betrachtet wird. Bei leichten und mittelschweren depressiven Zuständen wird auch von Psychiatern teilweise reine Psychotherapie empfohlen, während bei schwer depressiven Symptombildern eine pharmakologische Behandlung als unerlässlich betrachtet wird; in Diskussion steht noch, wie weit dort (zusätzliche) Psychotherapie hilfreich ist. Augenblicklich zu wenig beachtet als Indikation wird die Rückfallprophylaxe rezidivierender depressiver Störungen; gerade im Intervall, wo die eigentliche Symptomatik fehlt und das Interesse der Betroffenen nicht an sich ziehen kann wie in der floriden Phase, sollte es am sinnvollsten sein, pathogene Denkstrukturen zu verändern und Rezidive begünstigende Situationen aus der Welt zu schaffen.

So gut wie nichts findet sich in der Literatur zur Psychotherapie der Manie, wobei offenbar den wenigsten Autoren diese Leerstelle überhaupt auffällt. Schwierigkeiten bei einem therapeutischen Versuch bereiten hier die mangelnde Krankheitseinsicht und der fehlende Leidensdruck der Betroffenen, deren oft große Impulsivität und Aggressivität, weiter die fehlende Bereitschaft, sich länger mit ein und derselben Tätigkeit abzugeben. Die wenigen Therapiestudien beziehen sich im Wesentlichen auf das symptomfreie Intervall, wo die Betroffenen u. a. zur korrekten Durchführung der Lithiumeinnahme angehalten werden (Medikationsmanagement) und psychoedukative, aufklärende Maßnahmen Betroffene und Angehörige mit der Krankheit und Bewältigungsmöglichkeiten vertraut machen sollen. Wichtig wäre es auch, die Patienten in den symptomfreien Intervallen so zu schulen, dass sie die ersten Anzeichen von manischer Stimmung erkennen können, um sich dann rechtzeitig, bei noch vorhandener Krankheitseinsicht, in Behandlung zu begeben.

6 Neurotische, Belastungs- und somatoforme Störungen

6.1 Allgemeines; historische Vorbemerkungen

Die große ICD-Kategorie „Neurotische, Belastungs- und somatoforme Störungen“ (F4) umschließt eine Anzahl äußerlich verschiedener Syndrome, deren Zusammenfassung sich vornehmlich *historisch* begründen lässt. Dabei handelt es sich im Wesentlichen um Symptombilder, die den *Übertragungsneurosen* (*Zwangsneurose*, *Angst-* und *Konversionshysterie*) in Freuds Einteilung entsprachen und deren Genese in der Verdrängung psychosexueller Konflikte unter Symptombildung gesehen wurde. Obwohl dieses psychoanalytische Modell der Ätiopathogenese nie unumstritten war, blieb diese Gruppe als diagnostische Kategorie auch in der betont deskriptiven ICD-10 erhalten. Zudem wurden einige Symptombilder darunter subsumiert, die nach Freud anders einzuordnen wären; dies sind die *generalisierten Angststörung* und die *Neurasthenie* (von Freud als Aktualneurosen aufgefasst, s. u.), die *Belastungsstörungen* (der klassifikatorisch unklaren traumatischen Neurose entsprechend) und die *somatoformen Störungen*, die als wesentlich vegetative Syndrome in der Freudschen Klassifikation keinen rechten Platz gefunden hatten. Versucht man darüber hinaus, die klinisch-phänomenologischen Gemeinsamkeiten der mit F40–F48 kodierten Syndrome herauszuarbeiten, so ist im Gegensatz zu den organischen psychischen Störungen der fehlende Nachweis von Organveränderungen und in Abgrenzung zu den Störungen durch psychotrope Substanzen der nicht feststellbare Zusammenhang mit Substanzkonsum anzuführen. In Abhebung von Schizophrenie und wahnhaften Störungen wäre der nicht gestörte Bezug zur Realität zu nennen. Am schwierigsten stellt sich die Abgrenzung von den affektiven Störungen dar; Kriterium muss eher ein quantitatives sein, nämlich dass affektive Symptome bei den Störungen der Kategorie F4 nicht in entscheidender Weise das klinische Bild prägen – eine für manche Phobien nicht unproblematische Aussage.

Wie in 4.1 angedeutet, herrschte gegen Ende des 19. Jahrhunderts bezüglich der Einteilung psychischer Störungen eine erhebliche terminologische Verwirrung und Willkür, indem unter diversen Begriffen wie Psychosen, Neurosen, Psychasthenie und Neurasthenie, teils auch unter Hysterie, unterschiedliche Bilder wenig konsistent zusammengefasst wurden. Erst Freud schuf hier eine gewisse Ordnung; von ihm geprägte Begriffe wie Zwangsneurose oder Angstneurose haben sich lange gehalten und werden erst in den letzten Jahren aufgrund allzu eindeutiger ätiologischer Implikationen der Namensgebung verlassen. Freud, der selbst für einige Zeit Neuropsychose und Psychoneurose mehr oder weniger austauschbar verwendete und zu dieser Kategorie neben Hysterie und Zwangsneurose auch Fälle von halluzinatorischen Psychosen zählte, unterschied ab etwa 1898 die *Aktualneurosen* (Angstneurose und Neurasthenie) von den *Psychoneurosen*. Die Störungen der ersten Gruppe waren dadurch gekennzeichnet, dass sie letztlich keine psychische Ableitung zuließen, also nicht über die komplizierten Prozesse der Verdrängung und Ersatzbildung erklärt werden konnten, sondern sich als direkte, zumeist körperliche Manifestationen von Sexualstau und Sexualerschöpfung präsentierten. Die Psychoneurosen gehen hingegen nach Freud auf die Kindheit zurück und stellen in komplizierter Art die Lösung intrapsychischer Konflikte dar; die Symptome als deren verdeckter Ausdruck gestatten eine sprachlich-symbolische Ableitung, die nach Aufhebung der Verdrängung möglich wird. Später, etwa ab 1914, unterteilte Freud noch einmal die Psychoneurosen in die *narzisstischen Neurosen* (im Wesentlichen Schizophrenie, Paranoia, Melancholie und Manie), bei deren Behandlung sich keine Übertragung einstellte und die *Übertragungsneurosen*, wo dieses Moment in der Therapie rasch zu Tage trat und – trotz dadurch auftretender Schwierigkeiten – die Aufdeckung und Bearbeitung unbewusster Konflikte überhaupt erst ermöglichte. Zu den Übertragungsneurosen rechnete Freud zum einen die Hysterie mit den Unterformen Konversionshysterie (heute teils den somatoformen, teils den dissoziativen sensorischen und motorischen Störungen zugeordnet), Dissoziationshysterie (etwa den dissoziativen Amnesien entsprechend) und Angsthysterie (in erster Näherung mit Phobien gleichzusetzen); die zweite große Übertragungsneurose stellte die Zwangsneurose dar. Diese Einteilung wurde in der späteren psychoanalytischen Krankheitslehre im Wesentlichen beibehalten, wobei allerdings das Konzept der Aktualneurosen sehr an Bedeutung verloren hat und auch die Scheidung zwischen den Übertragungsneurosen und den nach Freud therapeutisch schlecht zugänglichen narzisstistischen Neurosen weniger streng durchgeführt wird.

Im Rahmen der zunehmenden Entwicklung *alternativer Genesekonzepte*, etwa der *verhaltenstheoretischen*, welche die genannten psychischen Störungen nicht mehr als Ausdruck eines durch Verdrängung partiell unschädlich gemachten Konfliktes frühkindlichen Ursprungs sehen, sondern als oft spät erworbenes Fehlverhalten, ist der Neurosebegriff zunehmend kritischer reflektiert worden. Hinzu kommt, dass hier auch pharmakologische Therapie angewendet wird; die alte pragmatische Unterscheidung von vornehmlich medikamentös zu behandelnden *Psychosen* und *Neurosen* mit eindeutiger Indikation für Psychotherapie wird dadurch immer problematischer. Insofern ist es nicht unwahrscheinlich, dass in späteren Revisionen von ICD Störungen der Kategorie F4 Zuordnungen zu anderen Störungskategorien erfahren oder neue diagnostische Subgruppen bilden werden. In DSM-IV werden unter der großen Rubrik „Angststörungen" u. a. Agoraphobie, Panikstörung, spezifische Phobie, soziale Phobie, Zwangsstörung, posttraumatische Belastungsstörung und generalisierte Angststörung aufgeführt, während somatoforme und dissoziative Störungen eigene Kategorien bilden.

Die anschließende Darstellung der „neurotischen, Belastungs- und somatoformen Störungen" folgt den Subkategorien von ICD-10 und stellt für jede einzelne – unter gewissen Auslassungen, etwa der Neurasthenie – Symptomatik, Genesemodelle und Therapiemöglichkeiten zusammen. Brüche innerhalb der Subkategorien sowie Redundanzen bei den Darstellungen der verschiedenen

Subkategorien sind unvermeidlich, da die ICD-10-Klassifikation im Wesentlichen phänomenologisch erfolgt.

6.2 Phobische Störungen

6.2.1 Symptomatik, Klassifikation, Epidemiologie

Phobien sind nach ICD-10 (S. 168 ff.) durch Angst vor im Allg. ungefährlichen Situationen und Objekten gekennzeichnet. Definitionsgemäß müssen diese außerhalb der betroffenen Person liegen; nicht gerechtfertigte Angst vor Krankheit wäre als hypochondrische Neurose (s. 6.7) zu klassifizieren. ICD-10 nennt drei Untergruppen phobischer Störungen, nämlich *Agoraphobie*, *soziale Phobien* und die Sammelkategorie der *spezifischen (isolierten) Phobien*, welche durch Angst vor sehr umschriebenen Situationen oder Objekten gekennzeichnet sind.

Die *Agoraphobie*, früher und teilweise heute noch in der eingeschränkten Bedeutung als Angst vor offenen Plätzen gebraucht (griech. agora = Marktplatz), wird in ICD-10 im weiteren Sinne verwendet: als Angst, die eigene schützende Wohnung zu verlassen und sich auf Plätze, in Menschenmengen oder Geschäfte zu begeben oder allein in Zügen, Bussen oder im Flugzeug zu reisen. Das Gemeinsame der Angst auslösenden Situationen ist das Fehlen einer sofortigen Rückzugsmöglichkeit (Gefühl, in der Falle zu sitzen); insofern entspricht die Agoraphobie in gewisser Hinsicht der früher häufiger gebrauchten Bezeichnung „Klaustrophobie“ (Angst vor Eingeschlossensein). Die auslösende Vorstellung für die Patienten ist „zu kollabieren und hilflos in der Öffentlichkeit liegen zu bleiben“; infolge dessen verlassen viele ihre Wohnung selten oder gar nicht.

Bereits Freud wies darauf hin, dass bei einer Phobie aufgrund der Vermeidungsmaßnahmen die Angst kaum noch bewusst ist. Eine ähnliche Anmerkung findet sich in ICD-10 (S. 170), nämlich dass „manche Agoraphobiker wenig Angst erleben, da es ihnen ständig gelingt, phobische Situationen zu vermeiden“.

Agoraphobien beginnen meist später als andere phobische Störungen, hauptsächlich im 3. Lebensjahrzehnt, und nehmen oft chronischen Verlauf. Kompliziert wird dieser dadurch, dass chronischer Alkoholismus und Medikamentenabusus (möglicherweise als Selbsttherapie) häufig ist; zudem treten vergesellschaftet mit Agoraphobien nicht selten Depressionen auf (Bentz & Margraf, 2010).

Die Diagnose Agoraphobie (F40.0) wird gestellt, wenn 1) die Symptome „primäre Manifestationen der Angst" sind und „nicht auf anderen Symptomen wie Wahn- oder Zwangsgedanken beruhen", 2) die Angst in mindestens zwei der folgenden Situationen auftritt: „in Menschenmengen, auf öffentlichen Plätzen, bei Reisen mit weiter Entfernung von Zuhause oder bei Reisen alleine" und 3) Vermeidung der phobischen Situation stattfindet (vereinfacht nach ICD-10, S. 169 f.). Bei einem Wahnkranken, der aus Angst vor Verfolgung nicht seine Wohnung verlässt, wäre also nicht diese Diagnose zu stellen; auch Personen, welche die geschilderten Ängste haben und sich trotzdem in die genannten Situationen begeben, würden nicht als Agoraphobiker bezeichnet werden. Hingewiesen wird auf den Sachverhalt, dass phobische Ängste, so auch Agoraphobien, häufig gleichzeitig mit Depressionen auftreten, wobei die Hauptdiagnose nach der beherrschenden Symptomatik gestellt wird. Tritt in den gefürchteten Situationen eine Panikattacke auf, so kann dies in der Diagnose vermerkt werden (F40.00 = Agoraphobie ohne Panikstörung, F40.01 = Agoraphobie mit Panikstörung); die Panikstörung bildet hingegen eine eigene Kategorie, wenn sie unabhängig von den erwähnten Stimuli in Erscheinung tritt.

Soziale Phobien zentrieren sich „um die Furcht vor prüfender Betrachtung durch andere Menschen in verhältnismäßig kleinen Gruppen (nicht dagegen in Menschenmengen)"; folglich werden soziale Situationen vermieden. Sie beginnen zumeist zwischen 15. und 20. Lebensjahr und verlaufen wie andere Phobien vornehmlich chronisch; wiederum liegt oft gleichzeitig Alkoholmissbrauch vor. Die diagnostischen Leitlinien für die Einordnung in die Kategorie soziale Phobien (F40.1) sind analog denen für die Agoraphobie (Symptome als primäre Manifestationen der Angst, Vermeidung der betreffenden Situationen), wobei die Angst „auf bestimmte soziale Situationen beschränkt sein muss".

Spezifische (isolierte) Phobien (F40.2) beziehen sich auf sehr eingegrenzte Situationen; als Beispiele werden angegeben: Nähe bestimmter Tiere, Höhen, Donner, Dunkelheit, geschlossene Räume, „Urinieren oder Defäzieren auf öffentlichen Toiletten", „Verzehr bestimmter Speisen", Zahnarztbesuch oder die Furcht, bestimmten Krankheiten ausgesetzt zu sein. Der Beginn ist im Allg. früher als bei sozialen und Agoraphobien; im Vergleich zu letzteren Störungen gelten spezifische Phobien als weniger einschränkend auf die Lebensgestaltung. Die diagnostischen Leitlinien entsprechen denen für Agoraphobien und sozialen Phobien; dazu gehört, dass die „phobische Situation – wann immer möglich – vermieden" wird.

Agoraphobien sind vergleichsweise verbreitet; nach bei Bentz und Margraf (2010) zitierten Studien beträgt die Lebenszeitprävalenz zwischen 1 % und 8 %. Ganz andere Zahlen werden bei Heidenreich, Noyon und Stangier (2010) präsentiert, nämlich eine Lebenszeitprävalenz von etwa 13 % für soziale Phobien; offenbar werden sehr unterschiedliche diagnostische Kriterien angelegt. Konsens besteht darin, dass Frauen circa zwei- bis dreimal häufiger betroffen sind. Soziale Phobien dürften etwa halb so häufig wie Agoraphobien sein. Sie betreffen beide Geschlechter ungefähr gleich oft, möglicherweise mit leichtem Überwiegen der Frauen. Mit 8 % bis 20 % wird die Lebenszeitprävalenz spezifischer Phobien als sehr hoch angegeben (Wade, 2010), wobei allerdings die Beeinträchtigung erwähntermaßen weniger stark als bei Agoraphobien ist; Frauen sind wiederum deutlicher öfter betroffen.

Familiäre Häufung ist gut belegt: So weisen Verwandte ersten Grades von Personen mit Phobien im Vergleich zur Normalbevölkerung ein etwa zwei- bis viermal höheres Erkrankungsrisiko auf; obwohl zweifellos Modellernen bei der Entstehung eine wesentliche Rolle spielt, dürften gewisse genetische Zusammenhänge bestehen.

6.2.2 Erklärungsansätze

Spezifische *biologische Erklärungsmodelle* stehen aus; allgemeine Theorien der Ängstlichkeit (s. 6.3) sollten auch für das Verständnis dieser situationsspezifischen Ängste hilfreich sein. Phobien liegt eine gewisse angeborene Angstbereitschaft zugrunde; diese könnte in gesteigerter Reaktionsfähigkeit des Autonomen Nervensystems, erhöhter Aktivität im Bereich des Locus coeruleus oder in erniedrigter Dichte von Benzodiazepinrezeptoren begründet sein.

Psychoanalytische Erklärungen der Phobien sind wesentlich komplizierter als gemeinhin dargestellt. Die Agoraphobie rechnet Freud in seinen frühen Schriften zu den Angstneurosen, stellt sie also pathogenetisch in die Nähe der situationsungebundenen frei flottierenden Ängste (s. 6.3); später, so in den *Vorlesungen zur Einführung in die Psychoanalyse* (1916–17a, S. 278 f.), ordnet er sie den Psychoneurosen zu und sieht hier dieselben Bildungsmechanismen wie bei den spezifischen Phobien, etwa den Tierphobien. Der wesentliche dabei angenommene psychodynamische Prozess ist die Verschiebung, die Ersetzung durch eine assoziativ verbundene andere Vorstellung: Das ursprüngliche Angstobjekt wird gegen ein anderes vertauscht, wie in der berühmten Pferdephobie des „kleinen Hans" der Vater durch ein Pferd; die Ersetzung ist nicht willkürlich, sondern begründet sich teils durch äußere Gemeinsamkeiten, teils durch Erlebnisse, die Hans mit Pferden in Gesellschaft des Vaters hatte; hinzu kam ein angedeutetes traumatisches Erlebnis des Knaben mit Pferden, welches diesen eine weitere Eignung als phobisches Objekt verlieh (Freud, 1909b). Die Zwischenglieder zwischen zu Ersetzendem und Ersatz sind zahlreich und die assoziativen Wege so verschlungen, dass das ursprüngliche Angstobjekt nicht mehr als solches erkannt wird; um das neue wird nun das System von Vermeidungsmaßnahmen errichtet, welches, wenn auch unter Einschränkungen der Lebensqualität, weitgehend Angstfreiheit gestattet. Die Angst vor dem ursprünglichen Objekt ist im Zusammenhang mit dem Sexualleben zu sehen und kommt weitgehend aus der Verdrängung libidinöser Impulse, welche in Form von Angst wieder auftauchen.

Lerntheoretische Erklärungen von Phobien basieren teils auf Vorstellungen einer klassischen Konditionierung mit anschließendem Vermeidungsverhalten, teils auf den Konzepten des Modelllernens und schließlich zunehmend auf der Annahme einer phylogenetischen Erbschaft situationsgebundener Ängste (preparedness). Seit den berühmten Versuchen von Watson und Rayner (1920) mit dem kleinen Albert, dem durch Paarung mit aversiven Stimuli Angst vor einer Ratte ankonditioniert worden war, wurde das Zusammentreffen eines unangenehmen Eindrucks mit einem neutralen Reiz vielfach als Genesemodell einer Phobie angesehen.[17] Eine mit Annahme der klassischen Konditionierung verbundene Schwierigkeit ist die Frage, warum die konditionierte Reaktion nicht bei fehlender Paarung mit dem aversiven Stimulus im Weiteren gelöscht würde; diese kann durch das Zwei-Faktoren-Modell von Miller und Mowrer (Mowrer, 1939) als befriedigend beantwortet angesehen werden: Demnach löst ein Stimulus S_1, der mit dem ursprünglich neutralen, jetzt aber angstauslösenden konditionierten CS verbunden ist (also eine Situation, in der CS auftreten könnte), ebenfalls (geringere) Angst aus und wird deshalb gemieden; Folge ist Reduktion der durch S_1 hervorgerufenen Angst (negative Verstärkung) und damit zunehmende Vermeidung von S_1 (in Folge auch von immer weiter entfernten Stimuli); das betreffende Individuum bringt sich durch diese Kette von präventiven Fluchtmaßnahmen um die Möglichkeit, die einmal festgestellte Assoziation von CS mit dem aversiven UCS erneut zu prüfen.

Lässt sich zwar auf diese Weise das Problem der Löschungsresistenz konditionierter Angstreaktionen erklären, so bleibt doch eine Anzahl weiterer Schwierigkeiten bestehen, welche den

17 Dieser Versuch war übrigens keineswegs so gelungen, wie meist dargestellt: Zunächst mussten Watson und Rayner ein lautes Geräusch (Schlag auf eine Eisenstange direkt hinter dem Kind) nicht weniger als siebenmal mit der Präsentation einer Ratte paaren, bis der Knabe bereits beim Anblick des Tieres zu schreien begann; schon nach zehn Tagen wurde die Löschung der konditionierten Reaktion festgestellt, sodass sich die Autoren zu einer Auffrischung entschlossen. Wieder einen Monat später war die Reaktion deutlich schwächer, und nachdem die Mutter den Knaben zu diesem Zeitpunkt aus dem Krankenhaus nahm, ist der weitere Verlauf der Phobie nie verfolgt worden. Dass Albert durch Gegenkonditionierung von den Experimentatoren wieder von seiner gelernten Phobie befreit wurde, ist ein frommes wissenschaftliches Märchen.

Erklärungswert dieses Genesemodell sehr herabsetzen. Zunächst ist anzumerken, dass in den Pawlowschen Versuchen CS und UCS mehrfach gleichzeitig präsentiert werden mussten, um eine erfolgreiche Konditionierung hervorzurufen, und auch in den Versuchen von Watson und Rayner eine wiederholte Paarung von aversivem und neutralem Reiz durchgeführt worden war. Insofern wäre die Wahrscheinlichkeit einer solchen Entwicklung schon aus statistischen Überlegungen nicht allzu groß. (Tatsächlich entstehen traumatische Phobien oft nach nur einem einzigen eindrucksvollen Erlebnis, beispielsweise nach einem schweren Autounfall; fraglich ist allerdings, ob dies durch eine klassische Konditionierung erklärt werden kann und muss.) Hinzu kommt, dass dieses ohnehin nur mäßig gelungene Experiment nie mehr an Menschen repliziert werden konnte und dass ein Großteil der Betroffenen keine begründenden aversiven Erlebnisse mit dem phobischen Objekt angibt, sodass dieses Modell (Erwerb durch klassische Konditionierung, Aufrechterhaltung durch operante Konditionierung im Sinne antizipatorischer Fluchtreaktionen) bestenfalls einen kleinen Teil der zahlreichen Phobien erklären könnte. Zunehmend hat man daher als eine weitere Möglichkeit des Erwerbs Lernen am Modell ins Auge gefasst und diese Annahme an Tierversuchen auch eindrucksvoll bestätigen können. So entwickeln etwa domestizierte Affen, die noch nie mit einer Schlange konfrontiert waren, Angst davor, wenn sie wilde Artgenossen beobachten, die angesichts von Schlangen Furcht zeigen (s. die bei Comer, 2008, S. 125 f. dargestellten Versuche).

Eine weitere Schwierigkeit lerntheoretischer Genesevorstellungen resultiert aus der Tatsache, dass verschiedene Objekte (eher seltene Tiere wie Spinnen oder Schlangen) häufig Gegenstände von Phobien sind, andere, sehr viel verbreitetere wie technische Instrumente, hingegen selten, obwohl doch gerade die Verknüpfung mit aversiven Eindrücken öfter vorkommen sollte. Das von Seligman (1971) entwickelte Konzept der „preparedness“ (etwa: Bereitschaft) trägt diesem Befund Rechnung, indem es angesichts von Objekten, welche in der Stammesgeschichte für das Überleben eine besondere Rolle spielten, eine leichtere Angstentwicklung annimmt; so wäre also eine Schlangenphobie unter evolutionsbiologischen Erwägungen für Tiere und Menschen früherer Zeiten durchaus ein Vorteil gewesen, während es sich heute nur noch um eine hinderliche Einschränkung ohne wirkliche Schutzfunktion handelte.

6.2.3 Therapie

Die *medikamentöse* Therapie phobischer Störungen ist in den letzten Jahren zwar etwas in den Hintergrund gerückt, hat aber weiterhin große Bedeutung. Mittel der Wahl waren für viele Jahre die *Benzodiazepine*, also Substanzen aus der Gruppe der Sedativa oder Anxiolytika (s. 3.4), welche die GABAerge Hemmung im Zentralnervensystem verstärken. Ihre kurzfristige angstreduzierende Wirkung ist unumstritten, der Effekt hält jedoch im Allg. nach Absetzen nicht an, wenn nicht gleichzeitig psychotherapeutische Verfahren zum Einsatz kommen. Angesichts des hohen Abhängigkeitspotentials der Medikamente sowie ihrer negativen Wirkung auf Wachheit und Konzentration kommen zunehmend *Betarezeptorenblocker* zur Anwendung, die bereits in niedrigen Dosen durch Dämpfung sympathischer Reaktionen (wie Senkung der Pulsfrequenz) die vegetativen Begleiterscheinungen der Angst vermindern und somit den Circulus vitiosus von Symptomwahrnehmung und Angststeigerung unterbrechen. Ebenso werden zunehmend *trizyklische Antidepressiva* und SSRI bei Angststörungen, so auch Phobien, eingesetzt; ihr Wirkmechanismus ist hier letztlich nicht bekannt; explizit zugelassen zur Behandlung der sozialen Phobie ist auch der MAO-A-Hemmer Moclobemid.

Psychoanalytische Therapie wird bei Phobien praktiziert und zielt, hält man sich das oben gegebene Entstehungsmodell vor Augen, auf Rückgängigmachen der Verschiebungen und Aufarbeitung der pathogenen Konfliktsituationen. In einzelnen Fallberichten wird eine Wirksamkeit durchaus festgestellt; es fehlen allerdings größere Evaluationsstudien mit Vergleich zu unbehandelten Kontrollgruppen.

Verhaltenstherapeutische Interventionen werden von vielen bei Phobien als Behandlung der Wahl angesehen und sind auch am besten evaluiert. Lange Zeit war die *systematische Desensibilisierung* am gebräuchlichsten; hierbei stellten die Patienten eine

Hierarchie von angstauslösenden Situationen auf, setzen sich in Gedanken oder in Realität diesen Situationen aus, beginnend mit der am wenigsten die Angst induzierenden und praktizieren gleichzeitig angst-antagonistische Verfahren, bevorzugt Progressive Muskelentspannung. Obwohl die Erfolge der systematischen Desensibilisierung bei Phobien nicht prinzipiell in Frage gestellt werden, bevorzugen Verhaltenstherapeuten zunehmend direktere Konfrontationsverfahren, insbesondere die *Exposition mit Reaktionsverhinderung*. Hier setzen sich die Patienten, typischerweise in Begleitung des als Modell dienenden Therapeuten, den Angst auslösenden Situationen (wenn möglich in der Realität) aus und werden angehalten, kein Vermeidungsverhalten zu praktizieren. Dieser vornehmlich auf Verhaltensebene angreifenden Intervention werden gleichzeitig noch *kognitive* Elemente angefügt, indem die Betroffenen genau über die Rolle von Vermeidungsstrategien bei der Aufrechterhaltung der Phobien aufgeklärt werden; auch eine realistische Einschätzung der angstauslösenden Situation soll erreicht werden (für genauere Darstellung der Verfahren und Einschätzungen ihrer Wirksamkeit bei den verschiedenen Phobieformen s. Wade, 2010).

6.3 Panikstörung und generalisierte Angststörung

6.3.1 Symptomatik, Klassifikation, Epidemiologie

Die *Panikstörung*, auch als „episodisch paroxysmale“ (anfallartige) Angst bezeichnet, ist durch wiederkehrende schwere Angstattacken charakterisiert, die meist einige Minuten, bei manchen auch länger dauern. Typischerweise beginnen sie plötzlich mit Herzklopfen, Brustschmerz, Erstickungsgefühlen und Schwindel; Entfremdungsgefühle, beispielsweise die Empfindung der Unwirklichkeit und der Fremdheit des eigenen Körpers, kommen hinzu, weiter Todesangst oder die Furcht, verrückt zu werden. Der Patient flieht aus der Situation, in der die Attacke auftritt, etwa aus einer Menschenmenge, und vermeidet entsprechende Situationen in Zukunft; die unvorhersehbaren Panikattacken können Angst vor dem Alleinsein hervorrufen; Furcht vor einem neuen Angstanfall beherrscht das Denken (nach ICD-10, S. 174 ff.). Das Paniksyndrom kommt häufig assoziiert mit der Agoraphobie auf, ist aber als eigenständiges Störungsbild zu betrachten. Es setzt typischerweise im frühen Erwachsenenalter ein, das erste Auftreten kommt meist unvermittelt. Der Verlauf ist im Allg. chronisch, Spontanremissionen sind eher selten.

Die *generalisierte Angststörung* ist durch eine nicht an Objekte gebundene Angst gekennzeichnet; die Beschwerden ähneln denen der Panikattacke, sind aber weniger ausgeprägt, jedoch länger anhaltend: Nervosität, Benommenheit, Schwindelgefühle, Herzklopfen, Muskelanspannung, um nur einige zu nennen. Die Patienten berichten über eine Anzahl relativ unspezifischer Sorgen und Vorahnungen; nicht selten werden Befürchtungen geäußert, der erkrankten Person selbst oder ihren Angehörigen werde etwas (nicht näher Bestimmtes) zustoßen. Die ersten Symptome treten typischerweise im dritten Lebensjahrzehnt auf, die Störung nimmt in der Regel einen chronischen Verlauf.

Die Symptomatik der Panikstörung und der generalisierten Angststörung entspricht zusammengenommen im Wesentlichen der von Freud (1895b) eingeführten Angstneurose, welche sich durch nicht oder bestenfalls sehr variabel an Objekte gebundene, als „frei flottierend“ bezeichnete Angst charakterisieren lässt; daneben finden sich in Freuds Beschreibung (objektlose) Angstanfälle mit Arrhythmien, Schwindel und Schweißausbrüchen.

Panikstörung und generalisierte Angststörungen werden unter der Bezeichnung „sonstige Angststörungen“ (F41) zusammengefasst, welche sich von den „phobischen Störungen“ (F40) dadurch unterscheiden, dass die das Bild beherrschende Angst nicht auf „bestimmte Umgebungssituationen“ begrenzt ist. Panikstörung wird dann diagnostiziert und mit F41.0 verschlüsselt, wenn die geschilderte anfallartig begrenzte psychische und körperliche Symptomatik mehrfach binnen eines Monats aufgetreten ist und zwar in objektiv gefahrlosen Situationen, die als Auslöser nicht vorhersagbar und nicht bekannt sind. Treten die Panikattacken jedoch bei bekannter Phobie auf, sind sie also auf die mehr oder weniger scharf bestimmten und vorhersagbaren angstauslösenden Situationen, insbesondere die des „Gefangenseins", beschränkt, so wäre primär Phobie als Diagnose zu stellen, in diesem Fall Agoraphobie mit Panikstörung (F40.01). Eine generalisierte Angststörung (F41.1) wird dann diagnostiziert, wenn die oben geschilderten Symptome während eines zumindest mehrwöchigen Zeitraums an den meisten Tagen aufgetreten sind und aufgrund der Symptomatik und der Auslösesituationen nicht anderweitig zu klassifizieren sind (verkürzt nach ICD-10, S. 160 ff.).

Panikstörungen sind vergleichsweise häufig; die Lebenszeitprävalenz wird mit 0,5–5 % angegeben, wobei Frauen deutlich häufiger betroffen sind; zudem liegt eine hohe Komorbidität mit anderen psychischen Störungen wie Depressionen sowie mit Alkohol- und Medikamentenabusus vor. Für das generalisierte Angstsyndrom schwanken die Häufigkeitsangaben beträchtlich, was sicher eine Folge von bis jetzt wenig verbindlichen Diagnosekriterien ist; die Lebenszeitprävalenz wird auf 5 % geschätzt, wobei Frauen leicht überwiegen (Hoyer & Beesdo-Baum, 2010).

Familiäre Häufung der Panikstörung ist gut belegt: Für Verwandte ersten Grades von Personen mit Paniksyndrom ist das Erkrankungsrisiko um das 5–10fache erhöht. Für die generalisierte Angststörung sind die Verhältnisse weniger klar; auch hier ist jedoch von einer gewissen genetischen Komponente auszugehen (s. Köhler, 2005, S. 173 ff. und die dort angeführte Literatur).

6.3.2 Erklärungsansätze

Biologische Modelle der Panikstörung gehen davon aus, dass die Bereitschaft zur Entwicklung des Symptombildes in gewissem Grade genetisch determiniert ist und zum Tragen kommt, wenn entsprechende Bedingungen vorliegen. Als ein Beleg für diese Annahme wird angeführt, dass klinisch unauffällige Verwandte von Personen mit Panikstörungen in Provokationsversuchen (Natriumlaktatinfusionen oder Atmen von Luft mit erhöhter CO_2-Konzentration) überdurchschnittlich häufig Angstattacken entwickeln. Als Grundlage dieser Bereitschaft wird eine Überaktivität gewisser Hirnregionen diskutiert, etwa Teilen des Temporallappens, speziell aber des Locus coeruleus im Hirnstamm, dessen elektrische oder pharmakologische Stimulation bei Tieren, mutmaßlich durch Aktivierung noradrenerger Bahnen, Panikattacken auslöst. Dieselben Strukturen werden mit der Ausbildung generalisierter Angststörungen in Verbindung gebracht, wobei speziell auf die Rolle des Überträgerstoffs GABA und der Benzodiazepinrezeptoren hingewiesen wird. (Hinweise auf die Bedeutung auch des serotonergen Systems ergeben sich aus der Wirksamkeit von Medikamenten, die speziell auf dieses wirken, insbesondere der SSRI und von Buspiron.)

Wie in 3.4 ausgeführt, ist GABA ein hemmender Transmitter, dessen Wirkung durch Benzodiazepine verstärkt werden kann. Nach einer (etwas groben) Modellannahme befinden sich in funktioneller Nähe der GABA-Rezeptoren Bindungsstellen für Benzodiazepine, bei deren Besetzung die GABA-Rezeptoren ihre Empfindlichkeit erhöhen. Als genetische Grundlage vermehrter Ängstlichkeit (und damit auch erhöhter Wahrscheinlichkeit, eine klinisch relevante Angststörung zu entwickeln) vermutet man eine reduzierte Dichte von Benzodiazepinrezeptoren. Dafür spricht nicht nur die anxiolytische (angstlösende) Wirkung der Benzodiazepine; auch Tierversuche deuten in diese Richtung: So waren Katzenjunge, die während der Tragzeit diese Substanzen erhalten hatten, besonders ängstlich und wiesen weniger Benzodiazepinrezeptoren in verschiedenen Hirnarealen auf, Folge eines Abbaus aufgrund eines Benzodiazepinüberangebots im Embryonalstadium.

Psychoanalytische Erklärungen von Panik- und generalisierter Angststörung entsprechen im Wesentlichen denen der Angstneurose. Wie ausgeführt, nahm Freud für die Angstneurose eine aktualneurotische Genese an, sah also im Gegensatz zu seinen sonstigen Neurosemodellen die verursachenden Faktoren nicht in der Kindheit, sondern in Störungen des aktuellen Sexuallebens. Er ging davon aus, dass aufgestaute Sexualerregung sich in körperlichen und psychischen Angstsymptomen Bahn schaffe, vertrat somit letztlich die These einer toxischen Entstehung; Ursache sollte eine Erregung ohne adäquate Abfuhr sein, so bei Frauen etwa Einschränkungen im Sexualleben bei Impotenz des Mannes, bei Männern beispielsweise Koitus interruptus als Praxis der Empfängnisverhütung, bei unverheirateten Paaren sexuelle Stimulierung ohne folgenden Geschlechtsverkehr. Die Theorie hat letztlich wenig Anerkennung gefunden und ist auch in der psychoanalytischen Literatur selten erwähnt, während Freud selbst nie explizit von ihr abgerückt ist.

Lerntheoretische Modelle der *Panikstörungen* (im streng behavioristischen Sinn) existieren nicht; *verhaltenstheoretische Erklärungsansätze* beziehen sowohl kognitive als auch biologische Faktoren ein und werden am besten mit der Bezeichnung „psychophysiologische Modelle“ belegt. Verkürzt formuliert beinhalten sie, dass kleine körperliche Veränderungen als bedrohlich wahrgenommen werden können (wie etwa eine leichte Erhöhung der Herzfrequenz als erstes Anzeichen einer schweren kardiovaskulären Störung, im schlimmsten Fall als Vorbote oder Symptom eines Herzinfarkts interpretiert wird), wobei die so induzierte Angst zu weiteren körperlichen Veränderungen führt. Ein wichtiger pathogenetischer Mechanismus ist möglicherweise die *Hyperventilation*, die übermäßige Abatmung von CO_2 mit der Folge von pH-Verschiebungen im Blut (respiratorische Alkalose) und Veränderungen des Calciumspiegels; dies führt u. a. zu Schwindel, Missempfindungen und muskulären Verkrampfungen (Hyperventilationstetanie), verstärkt also noch die körperlichen Beschwerden und die Angstsymptome. Ebenso könnte dieser Prozess der positiven Rückkoppelung, also der Selbstverstärkung der körperlichen und psychischen Angstsymptomatik, mit einem kognitiven Stimulus beginnen, etwa mit der Erinnerung an einen ähnlichen Anfall in denselben oder vergleichbaren Räumlichkeiten, was wiederum körperliche Reaktionen, erst schwacher und schließlich immer intensiverer Natur hervorruft. Demnach wären Personen mit einem Paniksyndrom dadurch gekennzeichnet, dass sie körperliche Reaktionen als besonders bedrohlich wahrnehmen und dass der beschriebenen Aufschaukelung hier nicht negative Rückkoppelungsprozesse wie Gewöhnung oder Ermüdung entgegenwirken; erstere Annahme wird gut belegt durch die Beobachtung, dass die gleiche Induktion körperlicher Veränderungen bei Panikpatienten größere Angstzustände auslöst als bei klinisch unauffälligen Personen. Dieses Modell, nützlich insofern, als sich auf diesen Annahmen rationale Therapien aufbauen lassen, bezieht sich allerdings mehr auf die Pathogenese als auf die Ätiologie des Paniksyndroms, lässt insbesondere die Frage offen, bei welchen Personen diese gestörte Wahrnehmung und Bewertung körperlicher Vorgänge auftritt; auch hier diskutiert man Dispositionen nicht zuletzt biologischer Natur.

Lerntheoretische Genesemodelle der *generalisierten Angststörung* im engeren Sinne existieren ebenfalls nicht oder haben nie besondere Kenntnisnahme erfahren; im weiteren Sinne *verhaltenstheoretische* Entstehungshypothesen, die auch biologische und kognitive Faktoren berücksichtigen, sind zu ungenügend ausgearbeitet, um hier genauere Darstellung zu rechtfertigen. Angedeutet sei lediglich, dass bei den Betroffenen ein erhöhtes generelles Angstniveau angenommen wird sowie eine gesteigerte Aufmerksamkeit (Hypervigilanz), die sich jedoch vornehmlich auf irrelevante und speziell auf bedrohliche Sachverhalte konzentrieren soll.

6.3.3 Therapie

Medikamentös wird das akute Paniksyndrom häufig mit den sedierend und anxiolytisch wirksamen Benzodiazepinen behandelt, speziell um den Circulus vitiosus zwischen Symptomwahrnehmung, sich dabei steigernder Angst und Ausbildung weiterer Symptome zu unterbrechen; zur Therapie der „Angst vor der Angst", der Erwartung eines Anfalls, wäre prinzipiell wohl Dauertherapie mit Benzodiazepinen erfolgreich, wovon man allerdings angesichts ihres erheblichen Suchtpotentials möglichst Abstand nimmt. Zur Behandlung von Panikstörungen sind auch diverse auf das serotonerge System wirkende Antidepressiva zugelassen, neben Clomipramin (Anafranil®) einige SSRI. Eine bewährte Beeinflussung der häufig im Rahmen des Paniksyndroms auftretenden Hyperventilationstetanie ist die CO_2-Rückatmung, beispielsweise mittels einer Plastiktüte, sodass der pH-Wert des Blutes gesenkt und die Ionenverschiebungen rückgängig gemacht werden. Medikamentöse Therapie der generalisierten Angststörungen kann mit SSRI geschehen, daneben mit dem ebenfalls das serotonerge System beeinflussenden Buspiron (Busp®, Anxut®), schließlich mit dem GABA-Agonisten Pregabalin (Lyrica®).

Psychoanalytische Therapie bei Panik- und generalisierter Angststörung scheint nicht häufig zur Anwendung zu kommen und wenn, wurden die Verfahren nicht hinreichend evaluiert. Freud selbst sah die Angstneurose nicht als Indikation für die Psychoanalyse an, da es bei diesem Störungsbild seiner Auffassung nach nicht um die Aufhebung von Verdrängungen ging. Die von ihm vorgeschlagene Behandlung bestand vornehmlich im Auffinden und Aufzeigen der Zusammenhänge zwischen Libidostau und Angstsymptomatik sowie in der Anleitung zu einer diesbezüglich weniger pathogenen Lebensweise.

Wie bei den Phobien, so gilt auch bei Panikstörung *Verhaltenstherapie unter Einbeziehung kognitiver Verfahren* augenblicklich als psychotherapeutische Methode der Wahl. Dabei werden den Patienten Informationen über die Entstehung von Angstanfällen und insbesondere die Bedeutung des Circulus vitiosus bei der Ausbildung der Symptome gegeben, auf die Rolle von Fehlinterpretationen körperlicher Anzeichen hingewiesen und Bewältigungsstrategien vermittelt; hinzu kommt die Konfrontation mit auslösenden Situationen und mit körperlichen Symptomen, die beispielsweise über Hyperventilation provoziert werden. Erfolg dieser Verfahren wurde in mehreren Studien belegt (nach Margraf & Becker, 1997).

Für die *psychoanalytische Therapie der generalisierten Angststörung* gilt das bezüglich des Paniksyndroms Gesagte. Da keine klaren situativen Auslöser vorliegen, sind kognitiv-verhaltenstherapeutische Interventionen eher unspezifisch und bestehen in Entspannungsverfahren, Biofeedback oder Angst-Management-Training; bei neueren Ansätzen werden die Patienten mit den diversen Sorgen kognitiv zu konfrontiert und sollen durch oftmaliges Vorstellen die begleitende Angst abbauen.

6.4 Zwangsstörungen

6.4.1 Symptomatik, Klassifikation, Epidemiologie

Die Zwangsstörung (früher und zuweilen heute noch mit Zwangsneurose bezeichnet) ist charakterisiert durch wiederkehrende Zwangsgedanken und Zwangshandlungen. Zwangsgedanken können verschiedene Gestalt annehmen, nämlich die von Zwangsvorstellungen (sich immer wieder aufdrängenden, zumeist unangenehm empfundenen Bildern, beispielsweise obszöner oder blasphemischer Natur), von Zwangsimpulsen (einem inneren Drang, bestimmte, häufig aggressive oder sexuelle Handlungen auszuführen) oder von Zwangsgrübeln (hartnäckigem Sich-Beschäftigen-Müssen mit nebensächlichen Problemen); Zwangsgedanken sind im Allg. quälend, die betroffene Person versucht, dagegen (zumeist erfolglos) Widerstand zu leisten; charakteristisch und nützlich in Abgrenzung von auftauchenden Vorstellungen im Rahmen schizophrener Erkrankungen ist, dass Zwangsgestörte ihre Gedanken als unsinnig ansehen und dabei doch als ihr eigenes Produkt betrachten, nicht als Einwirkung äußerer Mächte.

Zwangshandlungen, zuweilen besser als *Zwangsrituale* charakterisiert, sind zumeist *stereotype Handlungen*, die ständig wiederholt werden, obwohl sie der betroffenen Person als sinnlos erscheinen und ihre Ausführung kein Vergnügen bereitet, oft sogar als ausgesprochen unangenehm empfunden wird; ihrer Durchführung wird wenigstens zu Beginn noch versucht, Widerstand entgegenzusetzen. Häufig ist nach Abschluss der Handlung eine kurzfristige Erleichterung zu bemerken, bis sich der Zwang erneut einstellt und abgewehrt werden muss. Im Fall schwerer Zwangshandlungen sind die Betroffenen zu wenig sonstigen Leistungen fähig, können bei Kontrollzwang kaum mehr das Haus verlassen, weil sie immer neu überprüfen müssen, ob der Herd abgedreht oder die Wohnungstür verschlossen ist. Bei ausgeprägtem Waschzwang reinigen sich manche Personen über hundertmal täglich die Hände, oft mit scharfen Mitteln, sodass bedenkliche Hautschäden resultieren. Oft werden die Zwangshandlungen als Vorbeugung gegen Unheil für die eigene Person angesehen, zuweilen dienen sie im Denken der Zwangskranken auch der Abwendung von Schäden, die sie selbst anderen Personen zufügen könnten. Die meisten Zwangshandlungen beziehen sich auf Reinlichkeit (besonders Händewaschen), auf Ordnung und auf Kontrollen, mit denen eine gefährliche Situation verhindert werden soll. Die Ausführung dieser Rituale nimmt lange Zeit in Anspruch; damit einher geht oft ausgeprägte Entschlusslosigkeit und Langsamkeit (nach ICD-10, S. 177 ff.).

Eine *Zwangsstörung* (F42) wird dann diagnostiziert, wenn für wenigstens zwei Wochen an den meisten Tagen Symptome (Zwangsgedanken und/oder Zwangshandlungen) nachweisbar sind, die entweder als quälend empfunden werden oder die normalen Aktivitäten stören. Sie müssen darüber hinaus vier charakteristische Merkmale besitzen, nämlich als „eigene Gedanken oder Impulse für den Patienten erkennbar" sein, die Gedanken oder die Handlungsausführung dürfen „nicht an sich angenehm sein", müssen sich zudem „in unangenehmer Weise wiederholen". Hinzu kommt, dass wenigstens anfangs einem Gedanken oder einer Handlung, wenn auch erfolglos, noch Widerstand geleistet wird. Charakteristisch für Zwangssymptome ist also ihr wiederholtes Auftreten, wobei sie nicht als angenehm empfunden werden und Widerstand erfahren; letztere Eigenschaften würden sie von schlichten Angewohnheiten unterscheiden; insofern ist es auch höchst missverständlich, von zwanghaftem Spielen oder Trinken zu sprechen, denn in aller Regel leiden die Betroffenen nicht unter der Ausführung (bestenfalls an ihren Folgen). Obwohl ich-fremd und sinnlos, werden sie als *eigene psychische Produkte* angesehen, was sie von den Vorstellungen und Handlungen Schizophrener unterscheidet, die den Patienten als von außen eingegeben erscheinen (Eindruck des „Gemachten").

Liegen vorwiegend *Zwangsgedanken* oder *Grübelzwang* vor, ist dies mit F42.0 zu verschlüsseln, beim Vorherrschen von Zwangsgedanken (Zwangsritualen) wäre F42.1 einzusetzen; wenn, wie häufig der Fall, Zwangshandlungen und Zwangsdenken in ungefähr gleicher Weise das Symptombild prägen, soll die Unterkategorie F42.2 (Zwangsgedanken und -handlungen, gemischt) verwendet werden. Nachdrücklich weisen die Autoren von ICD-10 darauf hin, dass Zwangssymptome und Depression häufig vergesellschaftet vorkommen, wobei die Diagnose aufgrund der vorherrschenden oder zuerst aufgetretenen Symptomatik gestellt wird.

Der Beginn der Störung liegt typischerweise zu Beginn des dritten Lebensjahrzehnts. Anders als lange gedacht, haben Zwangsstörungen jedoch bereits im Kindes- und Jugendalter eine gewisse klinische Bedeutung (Walitza et al., 2011). Kontrollzwänge treten im Mittel fast ein Jahrzehnt früher als Waschzwänge auf; da Frauen häufiger an Waschzwängen leiden, Männer bei Kontrollzwängen deutlich überrepräsentiert sind, liegt das Erstmanifestationsalter bei Männern früher (im Mittel bei etwa 20 Jahren gegenüber 25 Jahren bei weiblichen Zwangskranken). Waschzwänge beginnen eher abrupt, Kontrollzwänge hingegen schleichend (Reinecker 1994, S. 13 f.). Bis es, wenn überhaupt, zur Therapie kommt, vergeht fast ein Jahrzehnt; unbehandelt nimmt die Störung in der Regel einen chronischen Verlauf. Häufig zeigen sich prämorbid zwanghafte Persönlichkeitszüge.

Lebenszeitprävalenzen schwerer Zwangssymptome wurden früher als niedrig geschätzt, heute hingegen mit 2–3 % ausgesprochen hoch (Ruscio, Stein, Chiu & Kessler, 2010). Frauen und Männer sind nach übereinstimmenden Angaben ungefähr gleich häufig betroffen, wobei, wie gesagt, Handwaschrituale bei Frauen, Kontrollzwänge bei Männern häufiger sind.

Mittlerweile gibt es gute Belege für eine genetische Komponente, insbesondere bei den bereits im Kindesalter einsetzenden Verläufen; die möglicherweise dabei veränderten Gene bestimmen die Ausbildung einzelner Transmittersysteme, so des serotonergen, dopaminergen und glutamatergen, des Weiteren die Entwicklung der weißen Hirnsubstanz (Stewart & Pauls, 2010).

6.4.2 Erklärungsansätze

Zur Erklärung der Zwangssymptomatik gibt es verschiedenste Ansätze, insofern nicht erstaunlich, als Zwangsstörungen höchst unterschiedliche Gestalt annehmen können, von der reichen, phantasievollen Symptomatik psychoanalytischer Fallgeschichten (etwa der des „Rattenmanns“; Freud, 1909d) bis hin zu den stereotypen Kontrollzwängen und Zwangsverlangsamung.

Biologische Erklärungsmodelle basieren zum einen auf der häufigen Vergesellschaftung von Depression und Zwangsstörungen sowie auf der therapeutischen Wirkung einiger Antidepressiva auch bei den letzteren, zum anderen aus Ergebnissen der „Psychochirurgie“ und auf Zufallsbefunden nach Hirnverletzungen. Dass Stoffe, welche die Wiederaufnahme von Serotonin hemmen, wie Clomipramin (Anafranil®) oder SSRI, Zwangssymptome bessern, hat das Augenmerk auf diesen Transmitter gelenkt. Da die Wirkungsweise der Substanzen nicht in einer Erhöhung der synaptischen Verfügbarkeit des Transmitters, sondern in einer langfristig abnehmenden Empfindlichkeit der Serotoninrezeptoren gesehen wird (down-regulation, s. 5.10), geht man von einer besonderen Empfindlichkeit bestimmter Rezeptortypen aus. Hierzu würde passen, dass die therapeutische Wirkung von Clomipramin und SSRI bei Zwangsstörungen noch stärker verzögert einsetzt als bei Depression. Auch weisen Studien darauf hin, dass Stimulation von Serotoninrezeptoren Zwangssymptome verstärkt (Benkert & Lenzen-Schulte, 2004).

Diskutiert wird, ob bei Zwangskranken eine Überaktivität in jenen (vorwiegend serotonergen) Strukturen vorliegt, die im Sinne eines geschlossenen Kreises tiefer gelegene Hirnteile wie Basalganglien und Thalamus mit der Orbitalhirnregion im Stirnlappen sowie dem Gyrus cinguli verbinden und (vereinfacht ausgedrückt) für die Bewertung von Eindrücken und Aktivierung von Impulsen verantwortlich sind, Für diese sogenannte Basalganglienhypothese spricht u. a., dass die Zwangssymptomatik nach Hirnverletzungen zuweilen verschwindet und dass bei Zwangskranken die mittlerweile obsolete Leukotomie, mit der Durchtrennung der erwähnten Fasern direkt über der Orbita (Augenhöhle), eine affektive Distanzierung von den Symptomen erreichte. Auch die Wirksamkeit der inzwischen als psychochirurgischer Eingriff – im Sinne einer ultima ratio – bevorzugten Cingulotomie, die Zerstörung von Gewebe im Gyrus cinguli, ist gut mit diesem Modell vereinbar. Neuere Studien mit bildgebenden Verfahren zum Nachweis funktioneller Besonderheiten weisen direkt auf eine Überaktivität dieser Regionen bei Zwangsgestörten hin (Köhler, 2005, S. 181 ff.). Unklar ist noch, woher diese Veränderungen kommen könnten; nach Infektionen des Zentralnervensystems auftretende Zwangssymptome werden beschrieben, können aber nicht die Verbreitung des Störungsbildes erklären.

Psychoanalytische Modelle von Zwangsstörungen sind kompliziert und tragen der komplexen Symptomatik der Fallgeschichten Rechnung. Freud, der die Zwangsneurose als nosologische Entität einführte, hatte in seiner frühen Abwehr- und Verführungstheorie der Psychoneurosen (s. 6.6) Zwangsvorstellungen als entstellte Wiederkehr frühkindlicher (aktiver) Sexualerlebnisse aufgefasst; die Zwangshandlungen betrachtete er als Versuche, die unangenehmen Zwangsvorstellungen zu bekämpfen. Im Rahmen seiner späteren triebthereotischen Neuformulierung der Neurosenlehre ist der Sachverhalt wesentlich komplizierter: Die frühkindliche Bedingung der Zwangsneurose sei danach eine anal-sadistische Fixierung, teils als Folge besonderer anatomischer Gegebenheiten („Sexualkonstitution"), teils auf Erlebnisse in jener Zeit, häufig auf übertriebene Reinlichkeitserziehung, zurückzuführen. Begünstigt durch die anale Fixierung kann im Erwachsenenalter eine anal-sadistische Regression stattfinden, etwa dann, wenn die genitale Sexualbetätigung behindert wird (s. dazu die grundlegende Schrift „Die Disposition zur Zwangsneurose"; Freud, 1913i). Die zwangsneurotische Symptomatik dient der Abwehr der anal-sadistischen Impulse, wobei Reaktionsbildung, die Mobilisierung gegensinniger Antriebe, den wichtigsten Abwehrmechanismus darstellt. So wird, vereinfacht ausgedrückt, ein Waschzwang als Versuch aufgefasst, durch gesteigerte Reinlichkeit die exzessiven Verschmutzungstendenzen zu bekämpfen und sich ihre Existenz nicht einzugestehen. Zwangsvorstellungen entstehen wenigstens teilweise durch den bereits bei der Phobie eingeführten Abwehrmechanismus der Verschiebung (s. 6.2): Der Affekt wird einer aus dem Bewusstsein zu tilgenden Vorstellung entrissen und auf eine andere, zwar unangenehme, aber doch tolerablere transponiert, die dann als Zwangsvorstellung das Denken beherrscht. Die Abwehr dieser Zwangsvorstellung wird mit einer Zwangshandlung versucht, eine Praxis, die ihre Wurzel im archaischen magischen Denken hat.

Zwangshandlungen können also zweierlei Funktionen haben: Einige dienen direkt der Abwehr des verdrängten Impulses (Beispiel: Waschzwang); andere sollen eine unangenehme Zwangsvorstellung, die bereits ein Abkömmling des Verdrängten ist (also Produkt einer Abwehr darstellt), aus dem augenblicklichen geistigen Blickfeld verscheuchen. Auf die Beziehungen zwischen magischen Praktiken, religiös-zeremoniellen

Ritualen und Zwangssymptomen wies Freud wiederholt in äußerst lesenswerten Abhandlungen hin, so in „Zwangshandlungen und Religionsübungen“ (1907b) und besonders in „Totem und Tabu“ (1912–13a).

Die unangenehmen Symptome der Zwangsneurose haben nach Freud folglich auch einen positiven Effekt für die erkrankte Person, nämlich die Unterdrückung von Inhalten, die sie (möglicherweise fälschlich) als noch weniger erträglich ansieht (primärer Krankheitsgewinn). Bekanntermaßen ist diese Theorie, welche die Aufrechterhaltung der neurotischen Symptomatik gut erklären kann, nicht in befriedigendem Maße empirisch abgesichert. Immerhin stimmt sie mit Auffassungen anderer Theoretiker überein (genauer gesagt: nimmt diese vorweg), dass Zwangshandlungen wenigstens teilweise zur Bekämpfung der Zwangsvorstellungen dienen. Zudem trägt die Theorie durch die Annahme der disponierenden analen Fixierung (Stichwort: analer Charakter) der Beobachtung Rechnung, dass sich zwangsneurotische Symptomatik bevorzugt bei gewisser prämorbider Persönlichkeitsstruktur entwickelt (s. auch 8.2). Schließlich liefert das Freudsche Konzept der Abwehrmechanismen (wie Reaktionsbildung, Verschiebung, Ungeschehenmachen) nützliche Begriffe zur Beschreibung der psychischen Prozesse bei Zwangssymptomen und erleichtert den Vergleich mit magisch-animistischem Denken und Praktiken.

Ältere *lerntheoretische Erklärungsansätze* von Zwangshandlungen basieren im Wesentlichen auf dem Zwei-Faktoren-Modell von Mowrer, nehmen also eine Entstehung und Aufrechterhaltung wie bei den Phobien an (s. 6.2). So könnte die Angst vor Schmutz über klassische Konditionierung erworben werden; das Waschen der Hände beseitigt kurzfristig die mit der Verschmutzung verbundene Angst (negative Verstärkung) und würde entsprechend häufiger eingesetzt; statt oder neben der Fluchtreaktion vor Schmutz reduziert das Waschen die Angst. Dieses an sich plausible Modell hat allerdings die Schwierigkeit entsprechender Genesetheorien von Phobien, nämlich dass der Erwerb über klassische Konditionierung nur selten nachgewiesen werden kann; daneben wäre zu erklären, warum die aversiven Reize der durch das Waschen hervorgerufenen Schädigung und der Einschränkung des Aktionsradius nicht auf lange

Sicht die kurzfristig bewirkte Angstreduktion als Konsequenzen bedeutungsmäßig übersteigen. Etwas komplizierter ist die Erklärung von Zwangshandlungen, die nicht in sofort nachvollziehbarer Weise einen aversiven Stimulus entfernen, zum Beispiel von magischen Ritualen. Hier geht man davon aus, dass das vage Befürchtete, beispielsweise ein unwahrscheinliches Unglück, nach Ausführung des Rituals immer wieder ausgeblieben ist, sodass diese Handlung als effektiver Verhinderungsmechanismus dem Verhaltensrepertoire eingegliedert wurde. Da die Ausführung der Zwangshandlung nicht unterbleibt, kann sich die betroffene Person niemals davon überzeugen, ob das Befürchtete auch sonst nicht eingetreten wäre. Das Verhalten erinnert an das der abergläubischen Tauben Skinners, die eine bizarre Bewegung immer wieder ausführen, weil zufällig einmal in zeitlichem Zusammenhang damit ein Futterkorn präsentiert wurde. Die Herleitung der Zwangsbefürchtungen, wie überhaupt das Auftauchen der Zwangsvorstellungen, die ja einen starken aversiven Stimulus darstellen, können mit diesem Modell der instrumentellen Konditionierung aber nur schwer erklärt werden.

Neuere verhaltenstheoretische Erklärungsansätze beziehen auch biologische Gegebenheiten (beispielsweise im Sinne erhöhter neurophysiologischer Reaktivität) oder kognitive Faktoren ein. Ein verbreitetes auf Rachman zurückgehendes Modell (s. Davison et al., 2007, S. 184) impliziert, dass negative Vorstellungen durchaus etwas Normales seien und von den meisten ohne Probleme akzeptiert und kaum beachtet würden; bei zwangsgestörten Personen komme es hingegen zu einem vergeblichen Versuch, diese zu unterdrücken und in Folge zu einer zunehmend schuldbewussten Auseinandersetzung mit den aufdringlichen Gedanken. Der Versuch, diese mit Ritualen zu „neutralisieren“, führe zu weiterer Steigerung des Aktivitätsniveaus und Verstärkung des beschriebenen Prozesses. Dieses Modell steht gut im Einklang mit experimentellen Befunden, etwa dass der Versuch der Unterdrückung von Vorstellungen diese erst recht ins Bewusstsein hebt. Auch hier fehlt jedoch die Erklärung, warum es bei diesen Personen zur ungewöhnlichen Beachtung jener negativen Gedanken kommt; zudem sind die Zwangsvorstellungen – betrachtet man etwa die Freudschen Kasuistiken von Zwangsneurosen – oft so fern von den üblichen negativen Alltagsgedanken, dass man ihr Zustandekommen ohne Annahme ausgiebiger, in dem Modell nicht berücksichtigter Entstellungsprozesse über Verschiebungen und Symboldarstellungen kaum erklären könnte.

6.4.3 Therapie

Die erfolgreiche *medikamentöse* Behandlung mittels vornehmlich die Serotonin-Wiederaufnahme hemmender Antidepressiva wie Clomipramin (Anafranil®) oder Fluoxetin (Fluctin®) wurde schon erwähnt. Dabei ist der Wirkmechanismus wohl nicht die Erhöhung des Serotoninspiegels im synaptischen Spalt, sondern die Herabsetzung der Empfindlichkeit von Serotoninrezeptoren als Folge eines Transmitterüberangebots; dass die Wirkung spät eintritt, noch später als bei der Therapie von Depressionen, steht mit dieser Annahme in Einklang. Benzodiazepine, die früher zur Erreichung einer affektiven Distanzierung von den Zwangsvorstellungen verordnet wurden, werden heute bei dieser Indikation kaum mehr eingesetzt.

Zumindest in den USA nicht ganz selten kommt die Psychochirurgie zum Einsatz, etwa Zerstörungen im Gyrus cinguli (für weitere Techniken s. Benkert & Lenzen-Schulte, 2004). Die Eingriffe basieren auf der Annahme einer Überaktivität des im Rahmen der Basalganglienhypothese beschriebenen zentralnervösen Funktionskreises.

Die *psychoanalytische Therapie* besteht üblicherweise in Aufhebung von Verdrängungen und Bearbeitung des so ins Bewusstsein kommenden Materials. Umfangreichere Therapievergleichsstudien liegen nicht vor; allzu großer Optimismus dürfte nicht angebracht sein.

Wie bei Phobien und anderen Angststörungen sind die bei Zwängen augenblicklich am häufigsten zum Einsatz kommenden Verfahren *kognitiv-verhaltenstherapeutische*, deren Wirksamkeit kaum bezweifelt wird (Greist & Jefferson, 2007). Die insbesondere bei den Zwangshandlungen eingesetzten Techniken gleichen den bei Phobien angewandten; die Ähnlichkeit der Verfahren bei beiden Störungen basiert auf der Annahme, dass Zwangsgedanken als angstinduzierende Reize den phobischen Stimuli entsprechen und Zwangshandlungen dem Vermeidungsverhalten analog zu sehen sind (Margraf & Becker, 1997). Die zu behandelnde Person wird dabei Situationen ausgesetzt, in denen üblicherweise die Zwangshandlungen auftreten, und angehalten, diese nun zu unterlassen (Exposition mit Reaktionsverhinderung; s. auch Reinecker, 2005). Reine Zwangsgedanken werden mit Habituation therapiert, indem die Patienten ihre störenden Gedanken auf Tonband sprechen und immer wieder abhören.

6.5 Akute Belastungsreaktion und posttraumatische Belastungsstörung

6.5.1 Symptomatik, Klassifikation, Epidemiologie

Die *akute Belastungsreaktion* wird als vorübergehende psychische Störung in Form einer Reaktion auf eine außergewöhnliche körperliche oder seelische Belastung eingeführt, die zuweilen innerhalb von Minuten, längstens aber nach Stunden oder Tagen abklingt. Als charakteristisches Symptom wird eine Art von „Betäubung" beschrieben, eine „Bewusstseinseinengung" und die Unfähigkeit, Reize zu verarbeiten. Es kann ein (geistiges) Rückziehen aus der traumatischen Situation erfolgen, die eventuell bis zur Reaktionslosigkeit („dissoziativem Stupor") reicht; stattdessen können auch Unruhe und (körperliche) Fluchtreaktion auftreten, hinzukommen meist starke vegetative Reaktionen „panischer" Angst. Nach Abklingen der Erscheinungen tritt zuweilen partielle oder vollständige Amnesie für die Episode auf (verkürzt nach ICD-10, S. 181 f.).

Diagnostiziert wird eine akute Belastungsreaktion (F43.0), wenn im direkten Anschluss an ein belastendes Ereignis, höchstens einige Minuten danach, die genannten Symptome, insbesondere der Zustand von Betäubung, auftreten und sich nach der Entfernung aus der traumatisierenden Umgebung rasch zurückbilden; auch bei Weiterbestehen der Belastung sollte nach etwa 24 Stunden die Rückbildung beginnen und nach drei Tagen weitgehend abgeschlossen sein.

Die *posttraumatische Belastungsstörung* (PTB) wurde zwar spätestens seit dem Ersten Weltkrieg unter der Bezeichnung „Kriegsneurose“ als psychiatrisches Leiden anerkannt, erfuhr aber erst in den letzten Jahrzehnten größere Beachtung und wurde unter der neuen, weiter gefassten Bezeichnung schließlich als eigene Kategorie in die diagnostischen Systeme aufgenommen. Dies ist nicht zuletzt auf die Auswirkungen des Vietnamkrieges zurückzuführen, dessen Heimkehrer noch viele Jahre später zu einem auffällig hohen Prozentsatz unter psychischen Störungen litten, was sich u. a. durch hohe Delinquenz-, Suizid- und Scheidungsraten manifestierte. Durch den Afghanistankrieg ist dieses Symptombild in der letzten Zeit wieder sehr ins öffentliche Interesse gerückt. Auch der zunehmend geschärfte Blick für die Folgen sexueller Gewalt hat zu stärkerer Beachtung dieser Krankheitsbilder beigetragen und die Erkenntnis geliefert, dass sie keineswegs allein auf extreme Erfahrungen in Kriegssituationen zurückgeführt werden können.

Bei der posttraumatischen Belastungsstörung handelt es sich um eine verzögerte Reaktion auf ein belastendes Ereignis oder eine „Situation außergewöhnlicher Bedrohung oder katastrophenartigen Ausmaßes“, die „bei fast jedem eine tiefe Verzweiflung“ hervorrufen würde. Dazu, präzisieren die Autoren, gehören „eine durch Naturereignisse oder von Menschen verursachte Katastrophe, eine Kampfhandlung oder ein schwerer Unfall oder Zeuge des gewaltsamen Todes anderer oder selbst Opfer von Folterung, Terrorismus, Vergewaltigung oder anderen Verbrechen zu sein“. Die Kriterien für ein solches „traumatisierendes Ereignis von außergewöhnlicher Schwere“ sind also sehr eng gefasst; danach würde das akute Scheitern einer partnerschaftlichen Verbindung ebenso wenig dazu gehören wie der plötzliche natürliche Tod einer nahestehenden Person.

Von den charakteristischen Merkmalen der Störung wird an erster Stelle genannt das „wiederholte Erleben des Traumas in sich aufdrängenden Erinnerungen (Nachhallerinnerungen, Flashbacks) oder in Träumen“, welches sich auf dem Hintergrund eines „andauernden Gefühls von Betäubtsein und emotionaler

Stumpfheit", einer Gleichgültigkeit anderen Menschen und Dingen gegenüber abspielt. Aktivitäten und Situationen, die an das Trauma erinnern, werden vermieden; ebenso gefürchtet werden Stichworte, welche die Erinnerungen aufleben lassen können. In seltenen Fällen kommt es zu akuten Angst- oder Aggressionsausbrüchen, ausgelöst durch die Erinnerung an das Trauma. Die Betroffenen sind typischerweise vegetativ übererregt, weisen eine gesteigerte Vigilanz auf und neigen zu Angst und Depression; als komplizierende Faktoren können Drogeneinnahme und Alkoholabusus hinzutreten.

Die scheinbare Unvereinbarkeit von erhöhtem Erregungsniveau einerseits und der allgemeinen Stumpfheit und Interessenlosigkeit andererseits wird in ICD-10 nicht weiter thematisiert. Die akute Steigerung der Aktivität dürfte sich auf die Konfrontation mit dem Trauma in der Erinnerung beziehen, Stumpfheit ein generelles Charakteristikum, insbesondere in Zeiten ohne Konfrontation, darstellen.

Im Unterschied zur akuten Belastungsreaktion erfolgt die Diagnose einer posttraumatischen Belastungsstörung (F43.1) im Regelfall innerhalb von sechs Monaten nach einem „traumatisierenden Ereignis von außerordentlicher Schwere", wenn wiederholte Erinnerungen an das Trauma weiterbestehen. Der emotionale Rückzug und die Vermeidung von Situationen und sonstigen Reizen, die an das Ereignis erinnern könnten, sind für die Diagnosestellung nicht unbedingt erforderlich, ebenso wenig vegetative Störungen und Beeinträchtigungen der Stimmung (nach ICD-10, S. 183 f.).

Nachdem die posttraumatische Belastungsstörung erst in den letzten Jahrzehnten stärkere Beachtung erfahren hat und überhaupt nur in die neueren Revisionen der diagnostischen Systeme eingegangen ist, liegen zu ihrem Verlauf noch kaum verlässliche Angaben vor; er dürfte vornehmlich chronisch sein und wird durch den erwähnten Drogen- und Alkoholabusus kompliziert; Spontanremissionen stellen eher die Ausnahme dar. Dagegen ist die akute Belastungsreaktion definitionsgemäß durch eine sehr rasche Rückbildung der Symptome gekennzeichnet.

Für die posttraumatische Belastungsstörung wird eine Lebenszeitprävalenz von 1,5–3 % angenommen (Maragkos, 2010);

Männer und Frauen sind etwa gleich häufig betroffen; dies ist insofern bemerkenswert, dass letztere öfter in Form von sexueller oder häuslicher Gewalt mit pathogenen Situationen konfrontiert sind, diese aber offenbar besser verarbeiten. Familiäre Häufung ist sicher gegeben, allein schon, weil sich traumatisierende Bedingungen in ein- und derselben Familie finden; auch gewisse genetische Determinierung ist nachgewiesen (Afifi, Asmundson, Taylor & Jang, 2010).

6.5.2 Erklärungsansätze

Definitionsgemäß ist das Trauma die Ätiologie – ohne dieses keine Belastungsstörungen –, andererseits aber – da viele ein Trauma weitgehend folgenlos durchmachen – nicht hinreichend. Die Forschung konzentriert sich deshalb auf disponierende und protektive Faktoren, daneben auf Aspekte der Ereignisse, die diesen in besonderem Maße traumatisierenden Charakter verleihen. Zudem studiert man die physiologischen und biochemischen Begleiterscheinungen der Reaktionen.

Diese Forschung ist noch weitgehend in den Anfängen, und der Großteil der ohnehin spärlichen Befunde erwartet Replikationen. Allgemein wird das höhere Erregungsniveau auf eine gesteigerte Sympathikusaktivität zurückgeführt, wobei speziell eine vermehrte Verfügbarkeit von Noradrenalin an zentralnervösen Synapsen diskutiert wird. Andere Theorien gehen von verminderter Aktivität im Hypothalamus-Hypophysen-Nebennierenrinden-System aus; auch ein Mangel von endogenen Opiaten wird diskutiert; der Behebung dieses Mangelzustands könnte das gedankliche Wiedererleben des Traumas dienen (s. Köhler, 2005, S. 189 f. und die angeführte Literatur).

Frühe Trennung von den Eltern, eine in der Vergangenheit durchgemachte psychische Störung sowie gehäufte psychische Erkrankungen in der Familie werden als disponierende Faktoren angesehen. Bevorzugt scheinen belastende Ereignisse im häuslich-familiären Rahmen eine PTB hervorzurufen (s. Margraf & Becker, 1997); dies leuchtet insofern ein, als für diese die Gefahr der Wiederholung besteht und zudem die Erinnerung auslösenden Stimuli weiter präsentiert sind.

Die Kriegsneurosen hatten auch das Interesse Freuds und anderer Psychoanalytiker gefunden, da sie während des Ersten Weltkriegs und danach gehäuft zu beobachten waren und gegen die psychoanalytische Theorie von der sexuellen Ätiologie der Neurosen angeführt wurden. Freud selbst war sich weder über die nosologische Einordnung der Störung klar – zuweilen rechnete er sie zu den Aktualneurosen, zuweilen zu den Psychoneurosen, auch machte er Unterschiede zwischen den eigentlichen Kriegsneurosen und den traumatischen Neurosen der Friedenszeiten – noch vertrat er eine eindeutige Auffassung zu ihrer Psychodynamik; die Wiederholung des Traumas sah er als Versuch an, die mit ihm verbundenen Reizenergien unter psychische Kontrolle zu bringen.

6.5.3 Therapie

Medikamentöse Behandlung: Angesichts des gesteigerten Alkoholkonsums und Drogenabusus bei den Betroffenen – der oft per se behandelt werden muss – ist man mit der Gabe von Sedativa der Benzodiazepingruppe sehr zurückhaltend, bevorzugt zur affektiven Distanzierung eher Betablocker. Die diesbezügliche Wirksamkeit von SSRI ist gut belegt, die anderer Antidepressiva, speziell einiger trizyklischer, wahrscheinlich.

Psychologischen Behandlungsverfahren, gleich welcher Schule, ist gemeinsam, dass sie die Patienten zur Auseinandersetzung mit dem traumatisierenden Erlebnis bringen; da dieses in aller Regel bewusst ist, setzen auch *psychodynamische Therapien* weniger an der Aufhebung von Verdrängungen an, sondern haben direktiven, stützenden Charakter und versuchen, Bewältigungstechniken zu vermitteln. *Verhaltenstherapeutische Interventionen* zielen auf eine vielfältige Konfrontation mit dem Trauma ab, etwa in Gesprächen, Vorstellungsübungen und Abhören von selbst gesprochenen Tonbandberichten über das traumatisierende Erlebnis; auch Angst-Management-Trainings kommen zur Anwendung, weiter Entwicklung von Problemlösefähigkeiten und Einübung von Entspannungsverfahren. Wirksamkeit scheint durchaus gegeben; das Problem liegt in der *hohen Abbrecherrate*, da die massive Auseinandersetzung mit dem Trauma vielen zu belastend ist (nach Margraf & Becker, 1997).

6.6 Dissoziative Störungen

6.6.1 Symptomatik, Klassifikation, Epidemiologie

Dissoziative Störungen sind gekennzeichnet durch Störungen der Erinnerung (Amnesien), des Identitätsbewusstseins (Persönlichkeitsspaltung), des Empfindens und der Kontrolle über die Willkürmotorik (beispielsweise dissoziative Sensibilitäts- und Bewegungsstörungen). Hier seien – in Anlehnung an ICD-10 (S. 187 ff.) – einige interessante Symptombilder herausgegriffen.

Bei der *dissoziativen Amnesie* besteht ein partieller oder vollständiger Erinnerungsverlust für kurz zurückliegende Ereignisse oft traumatischer Natur (Unfälle, unerwartete Trauerfälle), der nicht durch Vergesslichkeit oder Ermüdung zu erklären ist und sich auch nicht auf organische Ursachen (wie Alzheimer-Krankheit, Gehirnerschütterung) oder auf toxische Schädigungen (etwa Blackouts nach Alkoholkonsum) zurückführen lässt.

Bei der *dissoziativen Fugue* (französisch: Flucht) findet sich eine „zielgerichtete Ortsveränderung" weg von der gewohnten Umgebung, wobei in einigen Fällen auch eine neue Identität angenommen wird; das ganze Geschehen dauert im Allg. nur wenige Tage. Der Patient verhält sich geordnet und kann auf Außenstehende völlig normal wirken; für die Zeit des Vorfalls besteht Amnesie.

Die *dissoziativen Störungen der Bewegung und Sinnesempfindung* bilden zusammen mit den dissoziativen Krampfanfällen im Wesentlichen die Symptome, welche als Hysterie die Nervenärzte des 19. Jahrhunderts beschäftigt und Freud zur Entwicklung der Psychoanalyse als Therapiemethode und Theorie veranlasst haben. Bei den *dissoziativen Bewegungsstörungen* liegt vollständiger oder partieller Verlust der Bewegungsfähigkeit bzw. eine Bewegungsstörung vor, was nicht auf organische Ursachen zurückzuführen ist. Die (früher hysterisch genannten) *dissoziativen Krampfanfälle* ähneln epileptischen Anfällen, unterscheiden sich jedoch typischerweise durch Ausbleiben von Verletzungen (etwa Zungenbiss) und Fehlen von Bewusstlosigkeit (stattdessen Auftreten von Stupor oder tranceähnlichen Zuständen). Bei den *Sensibilitätsstörungen* finden sich Einschränkungen der Empfindlichkeit (Anästhesien) oder Missempfindungen (Parästhesien) im Hautbereich, die wie andere „hysterische" Symptome eher im Einklang mit den naiven Körpervorstellungen der Patienten stehen als mit pathologisch-anatomischen Gegebenheiten; so sind dissoziative Sensibilitätsausfälle im Handbereich häufig handschuhförmig begrenzt, während bei organischen Störungen die Einschränkungen den kompliziert angeordneten Versorgungsarealen einzelner Nerven entsprechen. Andere Empfindungsstörungen sind beispielsweise *Gesichtsfeldausfälle*, die ebenfalls wenig zu den anatomischen Tatsachen passen und nicht zu den erwarteten Behinderungen der Motorik oder gar Verletzungen führen; Simulation ist in einzelnen Fällen schwer auszuschließen. Eine (seltene und kontrovers diskutierte) dissoziative Störung ist die *multiple Persönlichkeitsstörung*, bei der zwei oder mehr verschiedene Persönlichkeiten in ein und demselben Individuum existieren, welche zu verschiedenen Zeitpunkten in Erscheinung treten und in der Regel keine Kenntnis voneinander haben, nur teilweise einen gemeinsamen Erinnerungsspeicher zu besitzen scheinen.

Als Beispiel werden immer die beiden Persönlichkeiten von Dr. Jekyll und Mr. Hyde in der Stevensonschen Geschichte angeführt, die auf einem tatsächlichen Fall basiert. Auch Anna O., Breuers berühmte Patientin, ist insofern als „double personalité" anzusehen, als sie in einem somnolenten, autohypnotischen Zustand Erinnerungen produzierte, die ihr im Wachbewusstsein verschlossen waren, u. a. an die Ursprünge ihrer hysterischen Symptome. Im Übrigen ist die Existenz solcher multipler Persönlichkeiten keineswegs eindeutig abgesichert; auf jeden Fall gilt das Phänomen als sehr selten. Erwähntermaßen hat diese „Persönlichkeitsspaltung" nichts mit der bei der Schizophrenie beschriebenen, gänzlich anders zu verstehenden Spaltung zu tun (s. 4.1).

Die *Diagnose* dissoziativer Störungen und Kodierung mit einer der Nummern F44.0–F44.8 soll nur dann erfolgen, wenn keine körperliche Erkrankung als Erklärung für die Symptome festgestellt werden kann und zudem ein „Beleg für eine psychische Verursachung" zu finden ist, also sich ein „zeitlicher Zusammenhang mit Belastungen, Problemen oder gestörten Beziehungen" nachweisen lässt. Die dissoziative Amnesie (F44.0) muss von Amnesien anderer Ursache abgegrenzt werden; dies geschieht aufgrund der sonstigen Symptomatik (Fehlen anderer Gedächtnisstörungen, wie im Fall des amnestischen Syndroms sowie Fehlen der für das Delir typischen Bewusstseinstrübung und Desorientiertheit), durch Ausschluss organischer Ursachen (z. B. Epilepsie), teils durch Erfassung der Begleitumstände (fehlender Alkoholabusus, kein Hinweis auf Unfall mit schwerem Schädel-Hirn-Trauma); am schwierigsten ist die Unterscheidung zwischen dissoziativer Amnesie und bewusster Simulation. Die dissoziative Fugue (F44.1) ist von ähnlicher Symptomatik im Rahmen von Temporallappenepilepsien abzugrenzen, die dissoziativen Krampfanfälle (F44.5) von epileptischen Anfällen, was aufgrund der Symptomatik (fehlende Selbstverletzungen, keine Bewusstlosigkeit) und anhand des EEGs im Anfall geschieht. Dissoziative Bewegungs- (F44.4) sowie Sensibilitäts- und Empfindungsstörungen (F44.6) sind nur dann zu diagnostizieren, wenn neurologische Erkrankungen, insbesondere Multiple Sklerose, sicher ausgeschlossen werden können; multiple und „schlecht definierte körperliche“ Beschwerden, speziell unklare vegetative Beschwerden oder Schmerzzustände, wären nicht unter „dissoziative“, sondern unter „somatoforme“ Störungen (s. 6.7) oder unter Neurasthenie (F48.0) einzuordnen. Die multiple Persönlichkeitsstörung ist in die Restkategorie „sonstige dissoziative Störungen“ (F44.8) einzureihen und mit F44.81 zu kodieren.

Dissoziative Störungen sind selten, viel seltener etwa als affektive oder Angststörungen. Insofern liegen kaum aussagekräftige epidemiologische Daten vor; unbestritten ist nur, dass dissoziative Bewegungs- und Empfindungsstörungen („Hysterien“) um 1900 deutlich häufiger waren, wobei Frauen deutlich überwogen. Hysterie kommt bekanntlich von griechisch hystera = Gebärmutter; wie der Name schon zeigt, betrachtete man sie als eine Frauenkrankheit und brachte ihre Genese mit Störungen sexueller Funktionen in Zusammenhang.

6.6.2 Erklärungsansätze

Sie sollen nur angedeutet werden; die Krankheitsbilder sind zu selten, um über Einzelfallhypothesenbildungen hinauszugehen.

Von *Psychoanalytikern* wird dissoziative Amnesie, die sich durch Erinnerungslücken für große zusammenhängende Partien kennzeichnet, als extreme Form von Verdrängung aufgefasst, als deren Resultat auch Fugue oder Ausbildung von multipler Persönlichkeit entstehen könnten; *lerntheoretisch* kann man die Syndrome als besonders ausgeprägtes Vermeidungsverhalten ansehen. Alle Theorien dissoziativer Störungen haben in Rechnung zu setzen, dass die Symptome weit überzufällig häufig nach großen psychischen Belastungen auftreten.

Obwohl dissoziative Bewegungs- und Empfindungsstörungen heute selten sind, lohnt es sich, die von Freud konzipierten Entstehungsmodelle genauer darzustellen, da an ihnen die *Psychoanalyse entwickelt* wurde. Beiträge zu diesen, damals mit dem Begriff Hysterie belegten Störungen stammen von einer Anzahl früherer Forscher, auf deren Befunden Freud teilweise aufbauen konnte. Hier ist zunächst J. M. Charcot zu nennen, der erstmals eine klare Symptombeschreibung leistete, hysterische Symptome mittels Hypnose hervorrief und auch wieder zum Verschwinden brachte sowie auf die pathogenetische Bedeutung psychischer Traumen hinwies. Sein Schüler P. Janet vertiefte diese Erkenntnisse; ihm gelang es in einigen Fällen, mittels hypnotischer Ausforschung die ersten, in der Regel scheinbar vergessenen Anlässe der Symptombildung herauszufinden; weiter konnte er durch hypnotische Suggestion die Symptome zum Verschwinden bringen und zwar dadurch, dass er die pathogene Situation in der Erinnerung der Erkrankten kognitiv umstrukturierte. Als Grundlage der hysterischen Symptomatik nahm er eine wenig klar definierte „Einengung des Bewusstseinsfeldes“ an, eine permanente Einschränkung der Aufmerksamkeit, welche zur Vernachlässigung von Vorstellungskomplexen führen sollte; diese kognitive Minderleistung wurde als Zeichen einer allgemeinen, weitgehend erblich bedingten „zerebralen Erschöpfung“ aufgefasst (s. dazu Köhler, 2000a, S. 152 ff.).[18]

18 Janet selbst behauptete später, er habe die Verdrängungstheorie der Neurosen vor Freud entwickelt, und diese These wurde auch von einigen Wissenschaftshistorikern und in der „Anti-Freud-Literatur“ vertreten; tatsächlich aber haben Janets Einengung des Bewusstseinsfeldes und das Freudsche Verdrängungskonzept nichts gemeinsam, wie bei Köhler (2000a, S. 152 ff.) durch Textvergleich ausführlich belegt. Im Übrigen hatte Freud Janets Vorarbeiten, so die Rückführung hysterischer Symptome auf unbewusste Gedanken, wiederholt nachdrücklich anerkannt und bezüglich dieses letzten Punktes nie eine Priorität reklamiert.

Mehr noch konnte Freud auf Beobachtungen aufbauen, die sein älterer Kollege Breuer um 1880 (lange vor den Publikationen Janets) an seiner Patientin Anna O. machte; diese zeigte eine Vielzahl motorischer und sensorischer Symptome, welche von Breuer, in Übereinstimmung mit mehreren, höchst renommierten Kollegen als nichtorganischer Natur angesehen wurden. Breuers Therapie bestand nun – und dies unterscheidet sie wesentlich von den hypnotischen Suggestivbehandlungen jener Zeit – darin, dass die Patientin in Hypnose über die ersten, im Wachbewusstsein nicht erinnerbaren Anlässe der Symptombildung berichtete, diese Situationen noch einmal „durcharbeitete" und die seinerzeit unterdrückten affektiven Reaktionen nachholte. Damit verschwanden die meisten Symptome – wenn auch nicht so dauerhaft wie berichtet. Breuers „kathartisches" Verfahren wandelte Freud insofern ab, als er die Ausforschung der pathogenen Situationen im Wachbewusstsein mittels Psychoanalyse vornahm. Der dabei zu beobachtende Widerstand führte ihn zur Annahme, dass die Erinnerungen zur Vermeidung von Unlust vom Bewusstsein ausgeschlossen (verdrängt) worden waren, und – verkürzt ausgedrückt – sich die zugehörige affektive Energie in körperliche Symptome „umgesetzt" hatte (Konversion). Als unerlässliche Bedingung für eine zu hysterischen Symptomen führende Verdrängung sah Freud einen *sexuellen Missbrauch im frühen Kindesalter* an; aufgrund dieses belastenden Eindrucks mussten spätere sexuelle Eindrücke besonders nachdrücklich aus dem Bewusstsein verbannt werden, um nicht die Erinnerung an das frühkindliche Trauma zu wecken. Diese *Verführungstheorie*, wie sie in der Schrift „Zur Ätiologie der Hysterie" (Freud, 1896c) entwickelt wurde, gab Freud bekanntermaßen jedoch sehr bald auf, was wiederholt, teils wohl mit Absicht, falsch verstanden oder inkorrekt dargestellt worden ist. Freud leugnete auch später keineswegs den sexuellen Missbrauch von Kindern und dessen pathogene Rolle, sondern nahm nur insofern eine Einschränkung vor, als er die Entstehung von Hysterie auch ohne solche Erlebnisse für möglich hielt und letztlich in den meisten Fällen als wahrscheinlicher ansah. Später präsentierte er eine *triebtheoretische Neuformulierung*, der zufolge die Symptome nicht mehr typischerweise der Verdrängung frühkindlicher Sexualtraumen, sondern der Abwehr von Triebregungen infantilen Ursprungs dienen sollten (s. dazu Köhler, 2007, S. 128 ff.). Prinzipiell hat sich die heutige psychoanalytische Ansicht nicht allzu sehr davon entfernt, wobei häufig allerdings die ausschließliche Herleitung der Neurose aus Triebkonflikten sexueller Natur nicht mehr versucht wird.

Lerntheoretische Erklärungsansätze haben kaum Verbreitung gefunden; sie gehen – wenig überzeugend – von einem operant aufrechterhaltenen gelernten Verhalten aus.

6.6.3 Therapie

Die *psychoanalytische Therapie dissoziativer Amnesien* sollte sich nicht wesentlich von den Verfahren zur Aufhebung jener Amnesien unterscheiden, die Freuds Theorie nach allen neurotischen Störungen zugrunde liegen: Überwindung der Verdrängungswiderstände im Wachbewusstsein. Neuere Therapien, auch von Analytikern, scheinen bei der dissoziativen Amnesie jedoch wieder die von Freud verworfene Hypnose anzuwenden, teilweise sogar mittels medikamentöser Induktion durch Hypnotika. Überzeugende Dokumentationen der Wirksamkeit stehen ebenso aus wie die von therapeutischen Bemühungen, bei multipler Persönlichkeitsstörung eine Integration der verschiedenen Persönlichkeiten zu leisten. *Psychoanalytische Therapie* der *Konversionsstörungen* entspricht im Wesentlichen der bereits von Freud praktizierten. *Verhaltenstherapeutisch* wird versucht, durch Nicht-Verstärkung des Krankheitsverhaltens und Belohnung damit unvereinbarer anderer Verhaltensformen die Symptome zum Verschwinden zu bringen (zu weiteren verhaltenstherapeutischen Methoden bei körperlichen Symptomen s. 6.7).

6.7 Somatoforme Störungen

6.7.1 Symptomatik, Klassifikation, Epidemiologie

Die somatoformen (wörtlich übersetzt: körperliche Gestalt annehmenden) Störungen werden in ICD-10 (S. 198 ff.) charakterisiert durch „die wiederholte Darbietung körperlicher Symptome in Verbindung mit hartnäckigen Forderungen nach medizinischen Untersuchungen trotz wiederholt negativer Ergebnisse". Sind tatsächlich körperliche Befunde vorhanden, so erklären sie „nicht die Art und das Ausmaß der Symptome oder das Leiden und die innerliche Beteiligung des Patienten"; letzterer widersetzt sich in der Regel den Versuchen, „die Möglichkeit einer psychischen Ursache zu diskutieren". Diese Störungen, die etwa der Hypochondrie der Umgangssprache entsprechen, werden in verschiedene Unterformen eingeteilt. Die *Somatisierungsstörung* ist gekennzeichnet durch „multiple, wiederholt auftretende und häufig wechselnde körperliche Beschwerden", etwa im Magen-Darm-System (Schmerz, Erbrechen, Übelkeit) oder im Bereich der Haut (Jucken, Brennen, Taubheitsgefühl); auch sexuelle und menstruelle Störungen sind häufig. Der Verlauf der Symptomatik wird als „chronisch fluktuierend" beschrieben; die Beschwerden haben meist schon einige Jahre vor der Überweisung zum Psychiater bestanden. Für die Diagnosestellung wird eine Dauer der Symptome von mindestens zwei Jahren gefordert. Sind weniger Symptome vorhanden und ist der Verlauf kürzer, ist die Diagnose *undifferenzierte Somatisierungsstörung* zu stellen. Nicht einfach davon unterscheiden lässt sich die *hypochondrische Störung*, deren „vorherrschendes Kennzeichen" die „beharrliche Beschäftigung mit der Möglichkeit" ist, „an einer oder mehreren schweren und fortschreitenden körperlichen Krankheiten zu leiden, manifestiert durch anhaltende körperliche Beschwerden oder ständige Beschäftigung mit der eigenen körperlichen Erscheinung". Die Betroffenen interpretieren dabei normale Erscheinungen oft als abnorm bzw. belastend und richten (anders als bei der Somatisierungsstörung) ihre Aufmerksamkeit meist nur auf ein oder zwei Organe oder Organsysteme. Der „Verlauf der Symptome sowie der Behinderung" ist im Allg. „chronisch und wechselhaft". Die *somatoforme autonome Funktionsstörung* unterscheidet sich von der Somatisierungsstörung im Wesentlichen dadurch, dass deutliche vegetative Symptome vorhanden sind und das Störungsbild bestimmen, etwa Herzklopfen, Schwitzen, Erröten, Zittern; hinzu kommen eher subjektive Beschwerden wie Schmerzen, Brennen oder Engegefühl; auch hier wird von den Patienten die Möglichkeit einer Erkrankung des betreffenden Organsystems intensiv und in quälerischer Weise erwogen. Bei der *anhaltenden somatoformen Schmerzstörung* ist die „vorherrschende Beschwerde" ein „andauernder, schwerer und quälender Schmerz, der durch einen physiologischen Prozess oder eine körperliche Störung nicht vollständig erklärt werden kann"; er tritt „in Verbindung mit emotionalen Konflikten und psychosozialen Problemen" auf.

Das Gemeinsame der somatoformen Störungen (F45) ist also das Vorliegen von Beschwerden, die teilweise gar nicht objektivierbar und auch nicht auf einen körperlichen Prozess zurückzuführen sind, teilweise zwar tatsächliche körperliche Symptome darstellen (wie Herzklopfen, Blähungen, vermehrter Harndrang), jedoch nicht das subjektive Leiden und die qualvolle Beschäftigung mit ihnen rechtfertigen. Hinzu kommt, dass die Betroffenen diese Symptome Ärzten mit Nachdruck präsentieren und sich nicht mit dem Hinweis auf deren Harmlosigkeit zufrieden geben. Die Unterscheidung der einzelnen Unterformen der somatoformen Störung ist zuweilen recht schwierig. Grob kann man so zusammenfassen, dass es sich bei der Somatisierungsstörung (F45.0) und ihrer rudimentären Form, der undifferenzierten somatoformen Störung (F45.1) um *häufig* das Organsystem *wechselnde*, schlecht objektivierbare Beschwerden handelt, während bei der somatoformen autonomen Funktionsstörung (F45.3) die Betonung auf *einem* bestimmten vegetativ innervierten Organsystem liegt, in dessen Bereich (in ihrer Bedeutung überschätzte) Symptome auftreten. Bei letzterer Störung findet sich auch quälende Beschäftigung mit der Möglichkeit, dass eine ernsthafte Erkrankung vorliegt, was bei Somatisierungsstörungen keine wesentliche Rolle spielt. Bei der hypochondrischen Störung (F45.2) tritt die Beschäftigung mit der bedrohlichen Krankheit ganz in den Vordergrund, nicht die mit den Symptomen selbst. Auch die pathologische Angst vor einer bestimmten Erkrankung (Nosophobie) wäre unter Hypochondrie zu klassifizieren, nicht in die Kategorie phobische Störungen (s. 6.2) einzuordnen; bei der anhaltenden somatoformen Schmerzstörung (F45.4) steht der zeitlich und lokalisatorisch weitgehend konstante Schmerz, nicht die vegetative Symptomatik im Vordergrund; anders bei der Somatisierungsstörung, wo die Schmerzen wechseln und das Beschwerdebild wenig prägen; die Furcht vor schwerer Krankheit scheint auch bei der somatoformen Schmerzstörung nicht die Bedeutung zu haben wie bei der Hypochondrie. Selbstverständlich sind alle diese Diagnosen Ausschlussdiagnosen; zuvor muss die fehlende körperliche Grundlage und die Harmlosigkeit der Beschwerden eindeutig nachgewiesen sein. Tatsächliche körperliche Erkrankungen, bei denen psychische Faktoren für Genese und Aufrechterhaltung eine wesentliche Rolle spielen (sogenannte psychosomatische Krankheiten; s. Köhler, 1995), wären nicht unter somatoforme Störungen einzuordnen, sondern in Kategorie F54 („psychische Faktoren und Verhaltenseinflüsse bei andernorts klassifizierten Krankheiten"; s. 7.1). Schwierig und in ICD-10 so gut wie gar nicht thematisiert ist die Unterscheidung von den dissoziativen Störungen.

Hier besteht eine auffällige terminologische Uneinheitlichkeit: Während in ICD-10 dissoziative bzw. Konversionsstörungen von den somatoformen Störungen klar unterschieden werden, führt DSM-IV unter somatoformer Störung sowohl die Somatisierungs- als auch die Konversionsstörung auf.

Angesichts der teilweise nicht einfach zu stellenden Diagnosen und der erwähnten terminologischen Uneinheitlichkeit sind *epidemiologische Angaben* mit Zurückhaltung zur Kenntnis zu nehmen. Unzweifelhaft ist, dass solche somatoformen Störungen in der Praxis eine erhebliche Rolle spielen und durch das Aufsuchen immer neuer Ärzte mit der Folge teurer Doppeldiagnosen volkswirtschaftlich erheblich zu Buche schlagen.

6.7.2 Erklärungsansätze

Eine von Freud ausgearbeitete *psychoanalytische Theorie* der somatoformen Störungen findet sich nicht; gewisse somatoforme Schmerzzustände rechnete er zur Konversionshysterie und sah ihre Genese in der Verdrängung von traumatischen Eindrücken sowie in der Umwandlung der zugehörigen affektiven Energie in körperliche Symptome (Konversion; s. 6.6). Die Hypochondrie, die ängstliche Sorge um die eigene Gesundheit, betrachtete er weitgehend als angstneurotisches Symptom und rechnete sie zu den Aktualneurosen (Freud, 1895b), als Ursache vermutete er einen Aufstau von Sexualerregung (s. 6.3). Neuere psychoanalytische Überlegungen zur Genese körperlicher Symptome, sowohl in Gestalt somatoformer Störungen als auch psychisch mitbedingter körperlicher Erkrankungen, wurden im Rahmen des *Alexithymie-Konzepts* angestellt. Alexithymie, die Unfähigkeit, eigene Gefühle wahrzunehmen und zu äußern, soll häufig bei Patienten mit körperlichen Störungen vorkommen, nicht aber bei solchen mit Psychoneurosen; es wird daher – vereinfacht dargestellt – diskutiert, ob diese somatischen Symptome dann auftreten, wenn die Fähigkeit, psychische Probleme mittels Phantasietätigkeit zu lösen, nicht vorhanden ist (s. Köhler 1995, S. 23 ff. und die dort angeführte Literatur).

Ältere *lerntheoretische Erklärungen* der somatoformen Störungen betrachten diese als verstärktes Verhalten, etwa über Beachtung und Schonung durch die Umgebung im Rahmen der Krankenrolle. Wie bei Phobien und Zwängen ist hier schwer zu verstehen, dass das Leiden an den Symptomen die vergleichsweise banalen anderweitigen Verstärkungen nicht weit übertreffen sollte. Auf die Hypochondrie, die der Umgebung oft gar nicht bekannt wird, wäre dieses Modell kaum anzuwenden.

Neuere *kognitiv-verhaltenstherapeutische Ansätze*, die beispielsweise bei Bleichhardt und Rief (2005) dargestellt sind, gehen von einer Fehlbewertung körperlicher Symptome mit Entwicklung eines Circulus vitiosus aus (ähnlich wie bei der Panikstörung; s. 6.3): So könnte erhöhte physiologische Erregung zu körperlichen Symptomen führen, die als bedrohlich wahrgenommen werden und eine verstärkte Aktivierung bedingen. Durch häufige Selbstuntersuchung würden schmerzhafte Veränderungen entstehen, Schonung riefe zunehmend deutlichere Symptome von Leistungseinschränkung hervor, aggressive Forderungen nach immer intensiverer Diagnostik würden das Krankheitsverhalten fixieren. Diese Modelle setzen nicht ein verstärkendes Verhalten anderer Personen voraus und sind deshalb auch auf still ertragene Hypochondrie anwendbar. Das Erklärungsproblem verschiebt sich auf die Herleitung der erhöhten psychophysiologischen Aktivierung, der übertriebenen Sorge um die eigene Gesundheit und der mangelnden Bereitschaft, einem ärztlichen Befund Glauben zu schenken.

6.7.3 Therapie

Bei somatoformen Störungen *ist eine medikamentöse Behandlung* die Regel, um so mehr, als sie von den Patienten, die ja von der organischen Bedingtheit ihrer Leiden überzeugt sind, gefordert wird. So findet sich insbesondere bei der Somatisierungsstörung häufig ein Abusus von Beruhigungsmitteln und Analgetika. Hypochondrie, wie sie nicht selten im Rahmen depressiver Störungen auftritt, muss vornehmlich mit der Grundkrankheit behandelt werden, beispielsweise durch Antidepressiva; ähnliches gilt für andere somatoforme Störungen sekundärer Natur. Die *Therapie* würde nach Freud davon abhängen, ob die Symptomatik im Rahmen einer Konversionsneurose entsteht oder als aktualneurotisch aufzufassen ist. Im ersteren Falle müsste eine Psychoanalyse zur Aufhebung der Verdrängung vorgenommen werden; im zweiten Fall wäre diese Therapie nicht indiziert, stattdessen würde eine Umstellung des Verhaltens, insbesondere im sexuellen Bereich, angestrebt. In der Praxis werden diese Unterschiede kaum mehr gemacht, nachdem viele Analytiker dem Freudschen Konzept der Aktualneurosen entschieden kritisch gegenüberstehen.

Verhaltenstherapeutische Techniken im engeren und älteren Verständnis versuchen, an den Konsequenzen des Verhaltens anzusetzen, zielen also u. a. auf eine Nichtverstärkung der körperlichen Symptomatik. Neuere *kognitiv-verhaltenstherapeutische Ansätze*, wie bei Bleichhardt und Rief (2005) dargestellt, setzen sich vornehmlich die Veränderung von Einstellungen sowie die Neubewertung der Symptome zum Ziel. Dabei werden falsche Überzeugungen modifiziert, das Fokussieren auf körperliche Symptome zu beseitigen versucht und Verhaltensweisen abgebaut, die der Selbstverstärkung der Symptomatik dienen, beispielsweise Hyperventilation. Auch Entspannungstechniken zur Reduktion von Angst, wie sie als Folge von körperlichen Symptomen auftritt und umgekehrt somatische Reaktionen verstärkt, kommen zum Einsatz.

7 Ess- und Schlafstörungen; sexuelle Funktionsstörungen

7.1 Vorbemerkungen

Unter der ungelenken und wenig prägnanten Überschrift „Verhaltensauffälligkeiten in Verbindung mit körperlichen Störungen oder Faktoren" sind in ICD-10 (S. 215 ff.) eine Reihe körperlicher Syndrome aufgelistet, bei deren Genese und Aufrechterhaltung psychischen Faktoren eine gewisse Rolle zugeschrieben wird. Neben den Essstörungen in Form von Anorexie und Bulimie sind dies Schlaf- und sexuelle Funktionsstörungen nichtorganischer Natur. Weiter finden sich in der Kategorie F5 psychische Störungen im Wochenbett, „psychische Faktoren und Verhaltenseinflüsse bei andernorts klassifizierten Krankheiten" und schließlich „Missbrauch von nicht abhängigkeitserzeugenden Substanzen", worunter u. a. Antidepressiva, Abführ- und Schmerzmittel sowie Hormone aufgeführt werden (s. **Tab. 7.1**).

Psychische Störungen im Wochenbett wurden an anderer Stelle kurz beschrieben (5.3), der theoretisch wenig interessante Missbrauch nicht abhängigkeitserzeugender Substanzen rechtfertigt in dem knapp gesetzten Rahmen keine Besprechung. In die Kategorie „psychische Faktoren und Verhaltenseinflüsse bei andernorts klassifizierten Krankheiten" wären typischerweise die „psychosomatischen Krankheiten" einzureihen und zwar zusätzlich mit der Codenummer für die Krankheit (beispielsweise J45 für Asthma); F54 und J45 bezeichnet dann Asthma, wenn bei dessen Genese psychische Faktoren nach Ansicht des diagnostizierenden Arztes eine Rolle spielen. Für die Darstellung dieser psychosomatischen Krankheiten und Diskussion der Belege, die für eine solche Psychogenese oder psychische Aufrechterhaltung sprechen, sei auf Köhler (1995) verwiesen. In diesem Kapitel kommen lediglich Essstörungen sowie die nichtorganischen Schlaf- und sexuellen Funktionsstörungen zur Darstellung.

Tab. 7.1: Gliederung von Abschnitt F5 in ICD-10 (nach Köhler, 2005, S. 195)

Code-Nr.	Störung
F50	Essstörungen, u. a. – Anorexia nervosa – Bulimia nervosa
F51	nichtorganische Schlafstörungen, u. a. – Insomnie (Schlaflosigkeit) – Hypersomnie (vermehrtes Schlafbedürfnis) – Schlafwandeln (Somnambulismus) – Pavor nocturnus – Albträume
F52	nichtorganische sexuelle Funktionsstörungen, u. a. – Mangel oder Verlust von sexuellem Verlangen – sexuelle Aversion und mangelnde sexuelle Befriedigung – Versagen genitaler Reaktionen (Impotenz) – Orgasmusstörung – Ejaculatio praecox (vorzeitiger Samenerguss) – Vaginismus – Dyspareunie (Schmerzen beim Geschlechtsverkehr) – gesteigertes sexuelles Verlangen
F53	psychische und Verhaltensstörungen im Wochenbett, nicht andernorts klassifizierbar
F54	psychische Faktoren und Verhaltenseinflüsse bei andernorts klassifizierten Krankheiten
F55	Missbrauch von nicht abhängigkeitserzeugenden Substanzen
F59	nicht näher bezeichnete Verhaltensauffälligkeiten mit körperlichen Störungen und Faktoren

7.2 Essstörungen: Anorexia und Bulimia nervosa

7.2.1 Symptomatik, Klassifikation, Epidemiologie

Die *Anorexia nervosa* (*nervöse Magersucht*) ist nach ICD-10 (S. 215 ff.) charakterisiert durch einen „absichtlich selbst herbeigeführten oder aufrechterhaltenen Gewichtsverlust“, indem nicht nur hochkalorische Speisen vermieden werden, sondern zum Verlieren des Gewichts oft auch selbst induziertes Erbrechen (beispielsweise durch Einführen des Fingers in den Rachen), Abführmittel (Laxantien) sowie Appetitzügler oder Diuretika (Entwässerungsmittel) zum Einsatz kommen und eine übertriebene körperliche Aktivität an den Tag gelegt wird.

Der gewichtsreduzierende Effekt von Laxantien ist bestenfalls gering, da sie im Allg. auf die Dickdarmaktivität wirken und die wesentlichen kalorischen Stoffe schon im Dünndarm resorbiert werden. Diuretika schwemmen lediglich Wasser aus und führen daher nur zu kurzfristigem Gewichtsverlust, nicht selten mit dem Nebeneffekt vermehrter Ausscheidung von wichtigen Elektrolyten wie Kalium; weitere Elektrolytverluste resultieren aus dem Laxantienabusus.

Es besteht eine Störung des „Körperschemas" in Form der überwertigen Idee, zu dick zu sein oder zu werden. Bei Frauen findet sich typischerweise Ausbleiben der Regel (Amenorrhoe), bei Männern ein Verlust von Libido und Potenz. Tritt Anorexia nervosa vor der Pubertät ein, sind die Reifevorgänge gehemmt (Verzögerung oder Ausbleiben der ersten Monatsblutung und fehlende Brustentwicklung bei Mädchen, schwache Ausbildung der Genitalien bei Knaben; Wachstumsstopp). Dabei ist das Körpergewicht mindestens 15 % unter der Norm beziehungsweise liegt der Body-Mass-Index (definiert als Körpergewicht in Kilogramm dividiert durch die quadrierte Körpergröße in Metern) unter 17,5. Laessle und Pirke (1997) beschreiben genauer Essverhalten, Einstellungen und Interessen der Betroffenen: Kleinste Mengen werden „zumeist alleine im Rahmen spezifischer Essrituale" eingenommen, beispielsweise in winzige Stücke zerlegt und mit einem kleinen Löffel gegessen. Trotz abgemagerten Zustandes halten sich die Patientinnen für normalgewichtig oder gar für zu dick; die Schwere der Erkrankung wird geleugnet, eine Therapie oft abgelehnt. Das Thema „Essen" beschäftigt die Betroffenen in hohem Maße: So werden stundenlang Kochbücher gelesen, Rezepte auswendig gelernt und umfangreiche Mahlzeiten für andere zubereitet; insofern ist die Bezeichnung „anorexia" (Appetitlosigkeit) ausgesprochen missverständlich. Bei etwa der Hälfte der Patientinnen kommt es zu Heißhungeranfällen mit anschließendem selbstinduzierten Erbrechen (bulimics im Gegensatz zu restrictors, die ihr niedriges Gewicht ausschließlich durch Diät erreichen).

Die *Bulimia nervosa* (Bulimie) ist gekennzeichnet durch „wiederholte Anfälle von Heißhunger (Essattacken)", bei denen große Nahrungsmengen in kurzer Zeit konsumiert werden; weiter besteht eine „übertriebene Beschäftigung mit der Kontrolle des Körpergewichts", was zu extremen Maßnahmen führt, den Effekt der Nahrungszufuhr zu reduzieren.[19] Diese entsprechen weitgehend denen von Personen mit Anorexie (selbstinduziertes Erbrechen, Gebrauch von Abführ- und Entwässerungsmitteln, Hungerperioden, Einsatz von Appetitzüglern oder der gewichtsreduzierenden Schilddrüsenhormone). Das wiederholte Erbrechen kann zu Verschiebungen im Elektrolythaushalt und körperlichen Symptomen wie Herzrhythmusstörungen oder epileptischen Krämpfen führen. Anorexia und Bulimia nervosa können nacheinander bei ein und derselben Person auftreten (nach ICD-10, S. 218 ff.). Diese Essanfälle (despektierlich, aber treffend zuweilen „Fressattacken" genannt, im angloamerikanischen Sprachgebrauch „binges") treten bei manchen Patientinnen mehrere Male pro Woche, bei anderen mehrmals täglich auf; die dabei aufgenommene Kalorienmenge kann beträchtlich sein: Untersuchungen an klinischen Stichproben berichten von einer durchschnittlichen Aufnahme von etwa 2000 kcal und einem Maximum von 8500 kcal (s. Laessle & Pirke, 1997 und die dort zitierte Literatur).

Anorexia nervosa (F50.0) wird diagnostiziert, wenn die erwähnten Merkmale wie Untergewicht, selbst herbeigeführter Gewichtsverlust (durch mindestens eine der beschriebenen Maßnahmen), Störung des Körperschemas und die hormonell bedingten Symptome wie Sistieren der Regel oder Ausbleiben der ersten Monatsblutung vorliegen. Ausgeschlossen werden müssen dabei somatische Ursachen des Gewichtsverlustes, beispielsweise Tumoren oder Darmerkrankungen. Werden keine aktiven Maßnahmen zur Gewichtsreduktion wie induziertes

---

19 In DSM-IV, nicht aber in ICD-10, gibt es die Kategorie „Binge-Eating-Störung", die allein durch solche unkontrollierten Essanfälle gekennzeichnet ist.

Erbrechen oder Einnahme von Abführmitteln eingesetzt, ist dies mit F50.00 zu verschlüsseln; wenn dies, beispielsweise in Zusammenhang mit Heißhungerattacken, geschieht, ist F50.01 zu verwenden. Bulimia nervosa (F50.2) wird dann diagnostiziert, wenn drei Kriterien erfüllt sind: 1) andauernde Beschäftigung mit Essen, Gier nach Nahrungsmitteln, Essattacken, 2) drastische Maßnahmen zur Gewichtsreduktion und 3) krankhafte Furcht, dick zu werden. Treffen nicht alle Punkte für Anorexia nervosa zu (fehlen etwa die Kernmerkmale Amenorrhoe oder „signifikanter Gewichtsverlust"), ist die Diagnose „atypische Anorexia nervosa" (F50.1) zu stellen; „atypische Bulimia nervosa" (F50.3) wäre zu diagnostizieren, wenn Normal- oder Übergewicht vorliegt. Die Stellung beider Diagnosen wird aber nicht empfohlen. Demnach scheint es nicht eindeutig festgelegt, wie Anorexie und Bulimie zu unterscheiden sind: Untergewicht, unerlässliches Kriterium für das Vorliegen einer Anorexie, kann demnach ebenso bei Bulimie vorkommen, die für die letztere Störung charakteristischen Heißhungerattacken mit anschließendem Erbrechen sind auch bei der Anorexia nervosa zu beobachten; am meisten typisch wäre somit die Amenorrhoe, welche bei Anorexie obligatorisch vorliegt, bei der Bulimie anscheinend aber nicht erwartet wird.

Auch in DSM-IV sind die Kriterien nur bedingt zur Unterscheidung nützlich: Bei der Bulimie werden im Schnitt mindestens zwei Essanfälle pro Woche über einen Zeitraum von wenigstens drei Monaten gefordert, bei Anorexie das Ausbleiben von drei Monatsblutungen hintereinander – Kriterien, die letztendlich keine Eindeutigkeit schaffen, denn auch bei Patientinnen mit Bulimie sind vermehrt Zyklusstörungen zu beobachten (Laessle & Pirke, 1997). In der Praxis scheint sich die Unterscheidung zu bewähren, Patientinnen mit entsprechender Symptomatik und extremem Untergewicht als Anorektikerinnen, normal- oder leicht untergewichtige Patientinnen als Bulimikerinnen zu betrachten. Bulimie ist, um es zu betonen, keineswegs das Gegenteil von Anorexie, verhält sich also nicht zu ihr wie Manie zu Depression. Bulimie hat auch nichts mit Fresssucht in umgangssprachlicher Bedeutung eines ungehemmten Konsumierens zu tun; im Gegenteil sind die viele Bulimikerinnen sogar (mäßig) untergewichtig.

Anorexie beginnt meist im Jugend- und frühen Erwachsenenalter, etwa zwischen 14 und 18 Jahren, bei weiblichen Personen häufig kurz nach Auftreten der ersten Monatsblutungen. Bei etwa 25 % der Betroffenen dauert die Störung mehr als zwei Jahre, der Rest erreicht langsam wieder normales Gewicht. Es ist davon auszugehen, dass circa 5 %, nach anderen Angaben sogar bis 18 % an den Folgen der Erkrankung sterben; Todesursachen sind v. a. Schädigungen der Nieren, Elektrolytstörungen, kardiale Komplikationen, Folgen der Auszehrung sowie Erkrankungen im Gastrointestinalsystem, beispielsweise Rupturen von Speiseröhre und Magen oder Darmlähmungen; auch Suizide sind häufig. 90 % bis 95 % der betroffenen Personen sind weiblichen Geschlechts; die Lebenszeitprävalenz unter Frauen wird auf etwa 0,5 % geschätzt. Die Häufigkeit der Störung hat in den letzten Jahrzehnten zugenommen, was nicht allein ein diagnostisches Artefakt darstellt. Familiäre Häufung ist sicher gegeben; auch werden deutliche genetische Zusammenhänge angenommen (Bulik, Slof-Op't Land, van Furth & Sullivan, 2007).

Bulimie tritt ebenfalls fast ausschließlich bei Frauen auf; Lebenszeitprävalenzraten werden auf 1 %–6 % geschätzt, also recht hoch. Das Erstmanifestationsalter liegt etwas später als bei der Anorexie; die wenigsten entwickeln die Störung aber noch nach dem 30. Lebensjahr. Familiäre Häufung ist gut belegt, genetische Zusammenhänge zeigen sich aus hohen Konkordanzraten eineiiger Zwillinge (Sipos & Schweiger, 2005). Der Verlauf ist im Allg. chronisch: Bis zum Beginn der Therapie hat ein Drittel bereits mehr als zehn Jahre Symptome aufgewiesen; auch nach Behandlung bleiben etwa die Hälfte weiter erkrankt. Todesfälle zumeist kardialer Ursache werden beschrieben, sind aber seltener als bei der Anorexie; Schädigungen der Zähne und des Mund-Rachen-Bereiches durch das häufige Erbrechen werden vielfach beobachtet. Dass nicht selten auf eine Anorexie eine Bulimie folgt und umgekehrt, wurde schon erwähnt.

7.2.2 Erklärungsansätze

Biologische Modelle der Essstörungen haben sich einerseits auf die Funktionen des Hypothalamus, andererseits auf den Transmitter Serotonin konzentriert. Strukturen des Hypothalamus sind, vereinfacht ausgedrückt, für die Regulation der Nahrungsaufnahme verantwortlich. Dabei hat der ventromediale Teil die Funktion, diese zu dämpfen, während der laterale sie stimuliert (Köhler, 2010b, S. 209). Physiologische Theorien nehmen daher eine hypothalamische Dysregulation an, wozu die Zyklusstörungen passen würden; diesbezügliche Formulierungen sind jedoch vage und sind nicht auf die Genese dieser Dysfunktion festgelegt; mit gleichem Recht lassen sich die neuroendokrinen Veränderungen als Folge des gestörten Essverhaltens auffassen. Die Bedeutung von Serotonin für Entstehung und Aufrechterhaltung von Essstörungen ist u. a. daraus zu erschließen, dass insbesondere Bulimia nervosa häufig mit Depression vergesellschaftet ist, weiter dass selektive Serotonin-Wiederaufnahme-Hemmer sowohl bei depressiver Symptomatik wie gestörtem Essverhalten Besserung bringen; auch Nachweise niedriger Konzentrationen von Abbauprodukten des Serotonin im Liquor bulimischer Patientinnen deuten in diese Richtung. Allerdings bleiben die kausalen Beziehungen ungeklärt: Nachdem kohlehydratarme und dabei proteinreiche Ernährung, wie sie bei Essgestörten typisch ist, zu verminderter Produktion von Serotonin führt, sind der niedrige Serotoninspiegel ebenso wie depressive Verstimmungen möglicherweise Resultat des Essverhaltens, nicht seine Ursache. Andererseits zeigen tierexperimentelle Untersuchungen, dass der Transmitterspiegel die Nahrungsaufnahme beeinflusst, bei erhöhter Serotoninkonzentration weniger aufgenommen wird und das Körpergewicht zurückgeht.

Tiefergreifende, wesentlich über genauere Symptombeschreibung hinausgehende und empirisch gut belegte *psychologische Genesemodelle* der Anorexia und Bulimie existieren nicht. Freud beschäftigte sich nicht explizit mit Essstörungen; spätere Analytiker betonen die Bedeutung einer oralen Fixierung und Regression, ohne damit größeres Licht auf die Entstehungsbedingungen zu werfen. Durchaus plausibel ist die Annahme, dass die Folgen und Begleiterscheinungen der Anorexia nervosa, nämlich mangelnde Ausbildung weiblicher Körperformen sowie Ausbleiben der Regelblutungen, eine Ablehnung der weiblichen Rolle darstellen.

Die zeitweise recht populäre *Theorie der Ich-Schwäche* von Hilde Bruch geht, verkürzt formuliert, davon aus, dass Patientinnen mit Anorexie in der Kindheit nicht eigene Bedürfnisse entwickeln konnten und auch nicht gelernt haben, ihre Körpersignale richtig zu interpretieren; dies wird als Folge einer Erziehung gesehen, bei der dem Kind die elterlichen Interessen gewissermaßen „übergestülpt" würden. Der Versuch, zu Beginn der Adoleszenz Autonomie zu gewinnen, drücke sich in dem Bestreben aus, das Körpergewicht zu kontrollieren (s. Comer, 2008, S. 307 f.). Auch hier sind die empirischen Belege letztlich schwach, was insofern als besonderes Manko angesehen werden muss, als bei dieser Theorie in eindeutiger Weise eine Schuldzuschreibung erfolgt. Ähnliches gilt für *familientheoretische Genesemodelle*, die von gegenseitigen Verstrickungen innerhalb der Familie Essgestörter ausgehen, wobei jeder in unangemessener Weise um das Wohlergehen der anderen besorgt sei. Damit es nicht in der Adoleszenzphase zur üblichen Lösung dieser Beziehungsmuster komme, werde die Essstörung entwickelt.

Kognitive Theorien der Genese von Essstörungen (s. etwa Jacobi, 2005) gehen von den unangemessenen Einstellungen der Patientinnen zu Gewicht und Körpergestalt aus. Diese verzerrten Ansichten bedürfen jedoch wiederum selbst der Erklärung, wobei hier zweifellos soziokulturelle Faktoren, besonders das westliche Schönheitsideal extremer Schlankheit, sicher eine nicht geringe pathogenetische Bedeutung besitzen. Weitere in diesen Modellen berücksichtigte Faktoren sind kognitive Defizite etwa in Form einer Verleugnung des reduzierten körperlichen Zustandes oder von Körperwahrnehmungsstörungen; auch auf mangelnde Problemlösungsstrategien, die dazu veranlassen, Hungern beim Austragen familiärer Konflikte einzusetzen, wird hingewiesen. Mittlerweile favorisiert man *multidimensionale Erklärungsansätze*, die neben der Bedeutung kognitiver Faktoren die soziokultureller Vorgaben, biologischer Gegebenheiten und pathogener Familienmuster betonen.

7.2.3 Therapie

Vordringlichstes Behandlungsziel bei Anorexiepatientinnen ist vielfach die unmittelbare *Gewichtszunahme*, was häufig nur durch stationäre Betreuung mit Sondenernährung und Infusionstherapie erreicht werden kann. Längerfristige *medikamentöse Behandlung* der Anorexia nervosa geschieht heute bevorzugt mit selektiv auf Serotonin wirkenden Antidepressiva, deren Effekt hierbei unterschiedlich beurteilt wird. *Psychotherapeutische Verfahren* zur Behandlung der Anorexie sind unterschiedlich strukturiert, je nach dem favorisierten pathogenetischen Grundmodell. *Klassische psychoanalytische Vorgehensweisen* zur Aufdeckung regelrecht unbewusster Sachverhalte werden eher selten angewendet; die meisten psychodynamisch orientierten Behandlungen setzen sich zum Ziel, Zusammenhänge zwischen seelischen Problemen und Essstörungen adäquat zu realisieren und Autonomie aufzubauen, verstehen sich also weitgehend als stützend. *Familientherapeutische Verfahren* versuchen, die Verstrickungen innerhalb der Familien Essgestörter abzubauen und die Betroffenen aus diesen angenommenen krankmachenden Bedingungen zu befreien (etwa bei der bekannten Familientherapie nach Minuchin); generell scheint die Einbeziehung der Familie in die Therapie die Effekte stabiler zu machen (Lock et al., 2010). *Kognitiv-verhaltenstherapeutische Verfahren*, wie sie bei Jacobi (2005) beschrieben sind, halten die Patientinnen u. a. zur genauen Beobachtung und Protokollierung des Essverhaltens inklusive vorausgehender Bedingungen und nachfolgender Konsequenzen an, versuchen Verständnis für Zusammenhänge zu vermitteln (etwa zwischen individuellen Konfliktsituationen und Essverhalten oder hinsichtlich pathophysiologischer Konsequenzen reduzierten Essens) und unternehmen es, mittels kognitiver Umstrukturierung die Einstellung zu Gewicht und Körperformen zu verändern; angesichts der unzureichend entwickelten Problemlösefähigkeiten werden auch solche eingeübt. Wie wirksam diese Verfahren bei Anorexie sind, ist noch nicht eindeutig geklärt.

Besser sprechen nach bisherigen Erfahrungen Patientinnen mit Bulimia nervosa an; dort ist auch der Effekt von SSRI (Serotonin-Wiederaufnahme-Hemmern) deutlicher. *Psychotherapeutische Verfahren* unterscheiden sich wenig von denen zur Behandlung der Anorexia; in besonderem Maße werden hier *Stimuluskontrolltechniken* zur Verhinderung der Fressanfälle eingesetzt; auch *Exposition in vivo*, wie Konfrontation mit einem gefüllten Kühlschrank und Reaktionsverhinderung, kommt hier zur Anwendung. Durch eine Anzahl von Studien ist die Wirksamkeit *kognitiv-verhaltenstherapeutischer* Maßnahmen belegt. Weniger gut dokumentiert ist dies für andere Verfahren, etwa Familientherapie oder sogenannte interpersonale Therapie (bei der direkte Veränderung von Essverhalten und Einstellungen nicht versucht wird); immerhin liegen Anhaltspunkte für deren Effektivität vor (Laessle & Pirke, 1997). Mehr und mehr setzt man multimodale Verfahren ein, kombiniert etwa kognitiv-verhaltenstherapeutisches Vorgehen mit Familientherapie.

7.3 Schlafstörungen

7.3.1 Symptomatik, Klassifikation, Epidemiologie

Die Gruppe der nichtorganischen Schlafstörungen in ICD-10 umfasst die *Dyssomnien*, „primär psychogene" Störungen hinsichtlich Dauer, Qualität oder Zeitpunkt des Schlafes sowie die *Parasomnien*, während des Schlafes auftretende „abnorme Episoden", beispielsweise Schlafwandeln. Von den Dyssomnien ist die *nichtorganische Insomnie*, die *Schlaflosigkeit*, die wichtigste und soll hier als einzige etwas ausführlicher besprochen werden, während die anderen beiden Störungen dieser Gruppe, die *nichtorganische Hypersomnie* (entweder in Form eines verlängerten Aufwachvorgangs oder vermehrter Schläfrigkeit beziehungsweise von Schlafanfällen während des Tages) nur knapp, die *nichtorganische Störung des Schlaf-Wach-Rhythmus* gar nicht zur Darstellung kommen; auch die an sich sehr interessanten, aber unzureichend erforschten Parasomnien *Schlafwandeln*, *Pavor nocturnus* und *Alpträume* können nur kurz behandelt werden.

Bei den nichtorganischen Insomnien ist die Dauer oder die Qualität des Schlafes über einen gewissen Zeitraum gestört. Am häufigsten wird über *Einschlafstörungen* geklagt, gefolgt von *Durchschlafstörungen* und *frühem Erwachen in den Morgenstunden*; oft treten die Beschwerden kombiniert auf. Bekanntermaßen setzen Schlafstörungen häufig in Zusammenhang mit psychosozialen Belastungen ein. Die Angst vor der Schlaflosigkeit kann diese durch Erhöhung des Aktivierungsniveaus noch beträchtlich verstärken und so zu einer Chronifizierung des Leidens führen. Die Diagnose „nichtorganische Insomnie“ (F51.0) wird gestellt, wenn die genannten Störungen wenigstens dreimal pro Woche über einen Zeitraum von einem Monat aufgetreten sind. Weiter muss die Schlafstörung und die Sorge über negative Konsequenzen die betroffene Person beschäftigen und zu Leidensdruck führen oder sich störend auf Alltagsaktivitäten auswirken. Organische Faktoren als Ursache der Schlaflosigkeit, etwa schmerzhafte Erkrankungen oder Nebenwirkungen bestimmter Medikamente, müssen ausgeschlossen werden, ebenso psychische Störungen, bei denen Schlaflosigkeit vorkommt, etwa Depressionen (nach ICD-10, S. 223 f.). Insomnie ist ausgesprochen häufig, speziell bei älteren weiblichen Personen, wobei nur ein Teil deswegen ärztliche Behandlung sucht.

7.3.2 Erklärungsansätze und Therapie

Erklärungen für die *nichtorganische Schlaflosigkeit* gehen sehr allgemein von einem erhöhten psychophysiologischen Erregungsniveau aus (Riemann et al., 2010); genetische Zusammenhänge sind deutlich und beruhen nicht zuletzt auf Veränderungen im serotonergen System (Deuschle et al., 2010). Die *medikamentöse Therapie* geschieht vorzugsweise mit Benzodiazepinen. Um einen morgendlichen „Hangover“ zu vermeiden, bevorzugt man jene mit kurzer Halbwertszeit, etwa Triazolam (Halcion®), Temazepam (z. B. Planum®), Flunitrazepam (Rohypnol®) oder Flurazepam (etwa Dalmadorm®), in den letzten Jahren auch die Nicht-Benzodiazepinhypnotika Zaleplon, Zolpidem und Zopiclon, welchen man ein geringeres Abhängigkeitspotential nachsagt. *Psychologische Maßnahmen* sind Entspannungsverfahren verschiedener Art (Autogenes Training, Progressive Muskelentspannung, Meditation), systematische Desensibilisierung (wenn Stimuli, die mit der Bettruhe assoziiert sind, Angst oder Nervosität hervorrufen) oder Stimuluskontrolle (etwa Bettgehen nur bei Müdigkeit, Verlassen des Bettes, wenn Schlaf nicht eintritt); eingesetzt wird auch die „paradoxe Intention“, bei der die Betroffenen aufgefordert werden, sich auf das Wachbleiben zu konzentrieren und so aus dem Teufelskreis von vergeblichem Bemühen um Einschlafen und immer stärkerer Aktivierung geraten sollen. Zunehmend kommen hier psychoedukative Maßnahmen zum Einsatz („Schlafhygiene“; s. Zulley, 2005), beispielsweise wenig und früh zu Abend zu essen, vor dem Schlafengehen bereits weniger aufwühlende Tätigkeiten zu verrichten, Entwickeln von Einschlafritualen. Die Wirksamkeit dieser elementaren Techniken ist gut evaluiert (Buysse, 2008).

Die *nichtorganische Hypersomnie* (F51.1) findet im Rahmen psychischer Störungen, insbesondere affektiver; organische Ursachen, etwa Infektionskrankheiten des Zentralnervensystems, sind auszuschließen, ebenso die Hypersomnie bei der Schlafapnoe. Letztere, als neurologische Erkrankung nach ICD-10 mit G47.3 zu verschlüsseln, ist gekennzeichnet durch wiederholte, längere Atempausen während des Nachtschlafes. Die Prävalenz ist mit 1–2 % ausgesprochen hoch; Männer sind deutlich häufiger betroffen. Die Schlafanfälle dauern meist längere Zeit (im Gegensatz zu den sehr kurzen bei der organisch bedingten Narkolepsie) und sind nicht durch fehlenden Nachtschlaf zu erklären, da dieser bei den Betroffenen zumeist verlängert ist; zudem haben die Patienten Schwierigkeiten, nach dem Aufwachen den Wachzustand zu erreichen (Schlaftrunkenheit). Pathogenese und Ätiologie sind unklar.

Schlafwandeln (Somnambulismus) ist die bekannteste Parasomnie; dabei verlässt der Patient, zumeist während des ersten Drittels des Nachtschlafes, das Bett und wandelt umher, geht dabei zuweilen aus dem Zimmer oder sogar dem Haus; motorische Fähigkeiten sowie Reaktivität sind eingeschränkt, sodass erhebliche Verletzungsgefahr besteht. Meist kehren die Betroffenen jedoch unversehrt ins Bett zurück, häufig geführt von einer anderen Person; nach dem Erwachen besteht zumeist keine Erinnerung an das Vorkommnis (nach ICD-10, S. 228 f.). Um die Diagnose zu stellen (zu verschlüsseln mit F51.3) müssen die geschilderten charakteristischen Verhaltensweisen nachgewiesen sein; psychomotorische epileptische Anfälle ebenso wie dissoziative Störungen (s. 6.6) sind auszuschließen. Kinder sind mit Sicherheit häufiger betroffen; manchmal tritt Schlafwandeln im Rahmen fiebriger Erkrankungen auf. Ursache könnte eine *Dis-*

soziation höherer zentralnervöser und motorischer Funktionen sein: Während bei den ersteren eine deutliche Hemmung während der somnambulen Phasen auftrete (kenntlich an niedrigen EEG-Frequenzen), sei die der motorischen Funktionen wesentlich geringer; gewissermaßen liegt somit beim Schlafwandeln das Spiegelbild zu den REM-Phasen vor, welche durch ausgeprägte zentralnervöse und deutlich erniedrigte motorische Aktivität gekennzeichnet sind (nach Schulz & Paterok, 1997). Da sich kindlicher Somnambulismus zumeist später verliert, nimmt man mit der Entwicklung zusammenhängende Faktoren an.

Pavor nocturnus (F51.4) kommt ebenfalls gehäuft bei Kindern vor und ist meist mit Schlafwandeln assoziiert; er ist gekennzeichnet durch „nächtliche Episoden äußerster Furcht und Panik mit heftigem Schreien, Bewegung und starker autonomer Erregung"; dabei setzt sich die betroffene Person auf oder stürzt zur Tür, „wie um zu entfliehen", wobei der Raum nur selten verlassen wird. Auf die Bemühungen anderer, den Zustand zu beeinflussen, wird oft nur noch mit größerer Angst reagiert; nach dem Erwachen liegt meist keine Erinnerung an die Episode vor. Pathogenetisch besteht deutliche Ähnlichkeit mit Schlafwandeln, sodass beide als Spielarten ein und derselben Störung betrachtet werden. *Albträume* werden mit F51.5 verschlüsselt und sind gekennzeichnet durch „Traumerleben voller Angst und Furcht mit sehr detaillierter Erinnerung an den Trauminhalt". Im Gegensatz zu Pavor nocturnus und Somnambulismus bemerkt man kein Schreien oder Bewegungen; auch ist der Betroffene nach dem Aufwachen rasch orientiert. Vorkommen im Kindesalter ist häufig, wobei Zusammenhänge mit emotionalen Entwicklungsphasen festzustellen sind und oft sonst keine psychopathologischen Auffälligkeiten bestehen. Bei erwachsenen Personen treten Albträume nicht selten als Folge von Einnahme von Psychopharmaka auf, oft auch nach Absetzen von Schlafmitteln; Erwachsene mit Albträumen sollen häufig psychopathologische Auffälligkeiten zeigen, meist in Form einer Persönlichkeitsstörung (nach ICD-10, S.230 ff.).

7.4 Nichtorganische sexuelle Funktionsstörungen

7.4.1 Symptomatik, Klassifikation, Epidemiologie

Sexuelle Funktionsstörungen, also Störungen im normalen Ablauf des Sexualzyklus wie Erektionsschwäche oder Orgasmusstörung, werden in der Subkategorie F52 von ICD-10 klassifiziert; hingegen sind andere Abweichungen auf dem Gebiet des Sexualerlebens, nämlich Störungen der Geschlechtsidentität (beispielsweise Transvestitismus) und der Sexualpräferenz (etwa Fetischismus, Sadomasochismus, Pädophilie) unter F6 (Persönlichkeits- und Verhaltensstörungen) aufgelistet. Anders ist es in DSM-IV, wo im Abschnitt „Sexuelle und Geschlechtsidentitätsstörungen" sämtliche genannten Störungsgruppen aufgeführt werden.

Gemäß der Unterteilung des Sexualzyklus in Appetenz-, Erregungs-, Orgasmus- und Entspannungsphase erfolgt in den meisten Lehrbüchern und in DSM-IV – weniger konsequent in ICD-10 – die Gliederung der sexuellen Funktionsstörungen (oft funktionelle Sexualstörungen oder sexuelle Dysfunktionen genannt). Gerade auf dem Gebiet der Sexualität lässt sich – dies sei vorausgeschickt – die Grenze zwischen Störung und Normalität mitunter schwer ziehen; ebenso problematisch ist die Abtrennung der einzelnen Störungsbilder voneinander, indem etwa Störungen der Appetenz oft mit denen der Erregung und diese wiederum mit Orgasmusstörungen einhergehen; auch die Unterscheidung zwischen nichtorganischen (psychischen oder psychogenen) und ausschließlich organisch zu erklärenden Sexualstörungen ist in der Praxis oft mit erheblichen Schwierigkeiten verbunden.

Appetenzstörungen: Bei der in ICD-10 (S. 233 ff.) „Mangel oder Verlust von sexuellem Verlangen" genannten Störung (verschlüsselt mit F52.0) ist der „Verlust des sexuellen Verlangens" das „Grundproblem" und beruht nicht „auf anderen sexuellen Schwierigkeiten wie Erektionsstörungen oder Dyspareunie". Sexuelle Befriedigung oder Erregung ist dabei nicht ausgeschlossen, lediglich werden sexuelle Aktivitäten „seltener initiiert".

Weiter aufgeführt wird „sexuelle Aversion und mangelnde sexuelle Befriedigung" (F52.1), was sich noch einmal unterteilen lässt in „sexuelle Aversion" (F52.10) und „mangelnde sexuelle Befriedigung" (F52.11). Beim ersten Störungsbild ist die „Vorstellung von einer sexuellen Partnerbeziehung" stark mit „negativen Gefühlen verbunden" und erzeugt „so viel Furcht oder Angst", dass „sexuelle Handlungen vermieden werden". Bei der zweiten Störung verlaufen sexuelle Reaktionen „normal", aber der Orgasmus wird „ohne entsprechendes Lustgefühl erlebt", eine Störung, über die Frauen häufiger als Männer klagen.

Ebenfalls zu den Appetenzstörungen ließe sich das „gesteigerte sexuelle Verlangen" (F52.7) rechnen (früher häufig Satyriasis bei Männern, Nymphomanie bei Frauen genannt), welches nur dann als eigenständiges Störungsbild klassifiziert wird, wenn es nicht im Rahmen anderer psychischer, zum Beispiel affektiver Störungen auftritt.

Dass die exakte Prävalenz von „Mangel oder Verlust von sexuellem Verlangen" und von sexueller Aversion kaum zu ermitteln ist, liegt auf der Hand, um so mehr, als klare diagnostische Kriterien fehlen; insofern erstaunen die sehr unterschiedlich angegebenen Häufigkeiten (s. Beutel, Weidner, Daig, & Brähler, 2007) keineswegs. Realistisch dürfte die Annahme sein, das 10–20 % der Männer unter 60 Jahren davon betroffen sind, etwa doppelt so viel bei älteren; nur ein geringer Teil begibt sich in Behandlung. Bei Frauen geben West et al. (2008) die Häufigkeit dieser Störung vor der Menopause mit etwa 27 % an; nach dieser ist der Prozentsatz etwa doppelt so hoch. 40 % der Frauen, denen vor der natürlichen Menopause beide Eierstöcke entfernt werden, weisen anschließend mangelndes sexuelles Verlangen auf.

Störungen der sexuellen Erregung: „Versagen genitaler Reaktionen" (F52.2) bezieht sich bei Männern so gut wie ausschließlich auf das Erlangen oder Aufrechterhalten einer für einen befriedigenden Geschlechtsverkehr notwendigen Erektion („Impotenz"). Die entsprechende Störung bei der Frau ist die fehlende oder unzureichende Lubrikation (Feuchtwerden der Scheide). Erektionsstörungen sind zweifellos häufig, wobei die Angaben in der Literatur sich zuweilen um den Faktor 2 oder gar 3 unterscheiden. Nach der Zusammenstellung in Beutel et al. (2007)

dürfte die erektile Dysfunktion (in einer Ausprägung, dass sie nicht mehr für eine befriedigende sexuelle Aktivität ausreicht) für Männer unter 40 Jahren bei etwa 2 % liegen, bei denen zwischen 40 und 50 circa 15–20 % betragen, bei den zwischen 60 und 70 etwa 30–40 % und schließlich in noch höherem Alter über 50 %. Oft ist die Potenz nicht völlig eingeschränkt; es verzögert sich jedoch das Einsetzen der Erektion und verkürzt sich die Zeit ihres Aufrechterhaltens, zudem wird das Glied nicht mehr ganz steif. Bei Frauen dürfte die Häufigkeit von Erregungsstörungen zwischen 10 % und 50 % liegen, wobei die Prävalenzrate nach der Menopause deutlich steigt.

Orgasmusstörungen: Eine Orgasmusstörung (F52.3) liegt vor, wenn der Orgasmus nicht oder „nur stark verzögert" eintritt (ICD-10, S. 234) – eine wenig präzise Definition. Bei Frauen ist dieses Bild ausgesprochen häufig: Nach bei Burri, Cherkas und Spector (2009) zitierten Daten kommen etwa 10–15 % der Frauen nie zum Orgasmus (auch nicht durch Masturbation[20]), während ein ähnlich hoher Prozentsatz angibt, diesbezüglich nie Probleme zu haben. Weniger bekannt ist, dass auch bei Männern, speziell in höherem Lebensalter, bei erhaltener Erektionsfähigkeit während des Verkehrs Ejakulation und Orgasmus entweder sehr verzögert sind oder ganz ausbleiben bzw. sehr viel schwächer mit geringerem Samenerguss und weniger starkem Lustgefühl ausfallen. In einer Längsschnittstudie an Männern zwischen 40 und Jahren 70 berichteten 46 %, zwar zur Erektion fähig zu

20 Generell scheint beim Hervorrufen eines Orgasmus die Masturbation erfolgreicher als der Geschlechtsverkehr zu sein; nicht geht aus diesen Daten hervor, ob unter Masturbation die reine manuelle Klitorisreizung verstanden wird oder auch die Einführung geeigneter mechanischer Instrumente dazu gerechnet wird. Im Rahmen des Geschlechtsverkehrs bleibt der Orgasmus bei einem unbestimmten Prozentsatz der Frauen zwar aufgrund der Penetration und der Penisbewegungen aus, kann jedoch durch manuelle Klitorisstimulation nachgeholt werden. Es geht hier um die in ihrer Sinnhaftigkeit kontrovers diskutierte Unterscheidung zwischen klitoralem und vaginalem Orgasmus. Keineswegs richtig übrigens ist die häufig zu findende Behauptung, Freud habe von einer „Überlegenheit" des vaginalen gegenüber dem klitoralen Orgasmus gesprochen.

sein, aber die genannten Orgasmusprobleme zu haben; bei 60jährigen und älteren gaben dies etwa Dreiviertel der Befragten an (Beutel et al., 2007).

Speziell in jungen Jahren sehr häufig ist der vorzeitige Samenerguss (Ejaculatio praecox), welcher in DSM-IV wie in ICD-10 (S. 235) als eigene Störung aufgeführt wird (F52.4). Die dabei gegebene Definition, nämlich „die Unfähigkeit, die Ejakulation so zu kontrollieren, sodass der Geschlechtsverkehr für beide Partner befriedigend ist", ist nicht unproblematisch, da sie vage Begriffe verwendet und in die Definition die Orgasmusfähigkeit der Partnerin eingeht. Entsprechend sind epidemiologische Angaben mit aller Zurückhaltung zu betrachten; nach der Zusammenstellung von Beutel et al. (2007) beklagen sich etwa 14 % über regelmäßigen bzw. mindestens sehr häufig auftretenden vorzeitigen Samenerguss.

Weitere funktionelle Sexualstörungen: Einige Störungen lassen sich nicht eindeutig den Phasen des Sexualzyklus zuordnen. Es ist dies zum einen der „nichtorganische Vaginismus" (F52.5), ein (nicht sekundär als Folge von Schmerzen auftretender) Spasmus der die Vagina umgebenden Beckenmuskulatur, wodurch Eindringen des Penis unmöglich gemacht wird oder nur noch unter großen Schmerzen geschehen kann. Er dürfte bei weniger als einem Prozent der weiblichen Bevölkerung zu beobachten sein. Die „nichtorganische Dyspareunie" (F52.6) bezeichnet Schmerzen beim Geschlechtsverkehr, die nicht organisch (etwa durch Infektion oder anatomische Besonderheiten) zu erklären sind und auch nicht im Rahmen von Vaginismus oder fehlender Lubrikation auftreten. Bei Frauen werden Prävalenzraten zwischen 8 % und 23 % (inklusive organischer Formen) angegeben; schmerzhafte Ejakulationen sind bei jüngeren Männern selten, während etwa 8 % der sexuell aktiven Personen über 60 diese Probleme nennen.

7.4.2 Erklärungsansätze

Biologische Ursachen: Obwohl bei den hier vorgestellten „ psychischen", d. h. in ICD-10 gelisteten Störungsbildern definitionsgemäß nicht vorhanden, müssen elementare Kenntnisse biologischer Ursachen natürlich vorliegen, um sie ausschließen zu können; in diesem Zusammenhang sei noch einmal auf die *schwierige Trennung somatischer* und *psychischer Faktoren* hingewiesen.

Hormonelle Veränderungen haben zweifellos Einfluss auf sexuelles Empfinden und Verhalten, wobei die Zusammenhänge beim Menschen kompliziert sind und nur bedingt aus Tierstudien abgeleitet werden können. Testosteronmangel beim Mann (etwa nach Hodenentfernung zur Therapie des Prostatakarzinoms, bei der Rückbildung der Hodenfunktionen im Alter) reduziert im Allg. sowohl Appetenz wie Erregung. Bei der Frau sind die Beziehungen zwischen Hormonhaushalt und sexuellen Funktionen weniger eindeutig. Erniedrigung des Östrogenspiegels (in der natürlichen Menopause, nach Entfernung der Eierstöcke in jüngeren Jahren) nimmt sicher Einfluss auf die Appetenz. Schwer auszuschließen ist aber, dass das verminderte sexuelle Verlangen auf die Schmerzen beim Geschlechtsverkehr zurückzuführen ist, nachdem verminderte Östrogenproduktion Veränderungen im Scheidengewebe und Erschwerung der Lubrikation bedingt. Es gibt Hinweise, dass – möglicherweise mehr als die Östrogene – „männliche" Sexualhormone, wie sie in den Ovarien und v. a. in der Nebennierenrinde gebildet werden, die weibliche sexuelle Aktivität beeinflussen (Köhler, 2010b, S. 235 ff.).

Weitere Ursachen für *Verlust der Appetenz* sind u. a. konsumierende Krankheiten, chronischer Alkoholmissbrauch sowie Einnahme diverser Medikamente (speziell von Neuroleptika und SSRI). *Vermehrte Appetenz* kann im Rahmen psychischer Störungen auftreten, zudem bei Konsum psychotroper Substanzen, speziell der dopaminagonistisch wirkenden Amphetamine und von Kokain.

Störungen der Erregung können ebenfalls *medikamentös* bedingt sein (beispielsweise Beeinträchtigungen der Erektionsfähigkeit als Nebenwirkung von Blutdruckmitteln, Neuroleptika und SSRI), teils durch Erkrankungen hervorgerufen werden; neben Stoffwechselstörungen und neurologischen Erkrankungen ist speziell die alkoholbedingte Erektionsschwäche zu erwähnen, Folge teils sicher mangelnden Östrogenabbaus bei Leberzellinsuffizienz (s. 3.2.5), noch mehr wohl der Zerstörung der das Genitale versorgenden Nerven im Rahmen der alkoholischen Polyneuropathie. Bei der v. a. ältere Männer betreffenden Impotenz liegt die Störung jedoch typischerweise in der Füllung der Schwellkörper, ist also gefäßbedingt (daher auch die oft gute Wirksamkeit von Phosphodiesterasehemmern).

Gesicherte organische Ursachen der *Ejaculatio praecox* sind nicht bekannt; besondere Reizbarkeit der Penisschleimhaut und gesteigerte ejakulatorische Reflexe spielen eine wichtige Rolle. Die Pathophysiologie der im Alter oft verzögerten Ejakulation ist unklar. Somatische Bedingungen für die *weibliche Orgasmusstörung* lassen sich zuweilen nachweisen (etwa neurologische Erkrankungen, Stoffwechselstörungen, Einnahme von Medikamenten, wobei wiederum SSRI zu nennen sind; s. Burri, Cherkas & Spector, 2009); zahlenmäßig besitzen sie untergeordnete Bedeutung. Physiologische Ursachen des *Vaginismus* sind nicht sicher bekannt; zeitweise können Infektionen im Scheidenbereich aber zu dieser reflektorischen Verkrampfung beitragen. *Dyspareunie* ist in den seltensten Fällen psychogen; sie ist u. a. auf entbindungsbedingte Schäden (Verwachsungen), Infektionen oder Endometriose (Einwachsen von Uterusgewebe in die Vagina) zurückzuführen, besonders häufig auf die Atrophie und verminderte Befeuchtung der Vaginalschleimhaut als Folge von Östrogenmangel (in der Postmenopause, nach Entfernung der Eierstöcke).

Psychologische Theorien funktioneller Sexualstörungen sind vage formuliert und beziehen sich meist nicht klar auf eine Störungsgruppe (etwa Störungen der Appetenz oder der Erregung). Meist werden lediglich Faktoren aufgelistet, welche die Entstehung begünstigen können. Als solche werden häufig genannt: Erfahrungen in der Ursprungsfamilie (Funktionieren der elterlichen Ehe, gute Kontakte zu Mutter und Vater, welche Determinanten für die spätere sexuelle Zufriedenheit von Frauen darstellen sollen); aversive Lernerfahrungen, wobei hier v. a. kindlicher Missbrauch und Vergewaltigung in späteren Jahren als schädigende Momente, insbesondere als Ursachen der sexuellen Aversion, gelten; weiter werden Eindrücke des ehelichen Sexuallebens, darunter Schwangerschaft und Geburt, zuweilen belastende Lebensereignisse wie Verlust des Arbeitsplatzes genannt (Hoyndorf, 2005). In ihrem bekannten Modell heben Masters und Johnson (1970, nach Davison et al., 2007, S. 531 ff.) weitere bedingende Momente hervor, so sexualfeindliche religiöse Einstellungen, Internalisierung gesellschaftlicher Normen, homosexuelle Neigungen. Aufrechterhaltende Bedingungen sexueller Störungen sind trivialerweise Paarkonflikte, wobei die sexuellen Schwierigkeiten im Sinne eines Circulus vitiosus die emotionalen Diskrepanzen noch verstärken können; insofern gehen typischerweise Sexualtherapie und Behandlung nichtsexueller partnerschaftlicher Schwierigkeiten Hand in Hand. Erwartungs- und Versagensangst auch in guter partnerschaftlicher Beziehung (gerade oft da) wird allgemein als wichtiges aufrechterhaltendes Moment von Störungen speziell der Erregungs- und der Orgasmusphase angesehen.

Sexuelle Funktionsstörungen haben – im Gegensatz zu Abweichungen der sexuellen Präferenz wie etwa Fetischismus oder Sadomasochismus – Freud wenig beschäftigt. Eher beiläufig versucht er, die psychische Impotenz auf eine Diskrepanz zwischen Objekten der zärtlichen und der sinnlichen „Libidoströmung" zurückzuführen. Spätere Analytiker betonen ebenfalls die Konfliktkomponente sexueller Störungen und ihre Funktionalität, ohne deshalb die negativen Wirkungen der Selbstverstärkung durch Versagensängste zu ignorieren.

7.4.3 Therapie

Medikamentöse Behandlung sexueller Funktionsstörungen gestaltet sich zunehmend erfolgreicher. Störungen der sexuellen Appetenz, die im Rahmen von psychischen Erkrankungen auftreten, etwa bei Depression, können durch Behandlung letzterer meist beseitigt werden. Bei Männern steigert Testosteronzufuhr häufig das sexuelle Verlangen, wobei mögliche Entwicklungen von Prostatakarzinomen zu beachten sind. Die (ebenfalls nicht nebenwirkungsfreie) Östrogensubstitution bei Frauen nach der Menopause bessert häufig die durch Scheidentrockenheit bedingte Dyspareunie, erhöht möglicherweise auch direkt die Appetenz. Ansonsten wurden mit dem Dopaminagonisten Bupropion gute Erfahrungen gemacht; mit dem in komplizierter Weise in das serotonerge System eingreifenden Stoff Flibanserin steht möglicherweise demnächst ein weiteres pharmakologisches „Aphrodisiakum" zur Verfügung. Zur Hebung der Erektionsfähigkeit setzt man zunehmend Phosphodiesterasehemmer wie Sildenafil (Viagra®), Tadalafil (Cialis®) und Vardenafil (Levitra®) ein; diese Substanzen verstärken indirekt die Wirkung von Rezeptorbesetzung im Genitalbereich (setzen damit weitgehend intakte Nervenversorgung dieser Region voraus) und verlängern die Zeit, in der sich die Schwellkörper mit Blut füllen. Bei Nervenschädigungen, etwa nach Prostataoperation, können in die Schwellkörper eingespritzte oder in die Harnröhre eingebrachte Prostaglandine Erektionen ermöglichen (Rösing et al., 2009). *Chirurgische Verfahren* wie Gefäßoperationen im Schwellkörperbereich oder Implantate dürften zunehmend seltener zum Einsatz kommen. *Lubrikationsstörungen* und daraus resultierende Schmerzen beim Geschlechtsverkehr können häufig durch Östrogenersatz gebessert werden; auch Verwendung von Gleitmitteln (wie Vaseline) ist üblich. Wenig medikamentöse Möglichkeiten existieren zur Behandlung der verzögerten Ejakulation und weiblichen Orgasmusstörungen. Hingegen hat die Beobachtung, dass SSRI häufig den Samenerguss verzögern, zu ihrem wirkungsvollen Einsatz bei Ejaculatio praecox geführt. Mit Dapoxetin (Priligy®) ist eine Substanz explizit für diese Indikation im Handel.

Psychologische Maßnahmen bei funktionellen Sexualstörungen sollten möglichst beide Partner einbeziehen und werden häufig mit Therapien der Partnerschaftsproblematik verknüpft. Besondere Probleme stellt die Behandlung der mangelnden sexuellen Appetenz, die v. a. mit klärenden Gesprächen und kognitiver Umstrukturierung geändert werden soll. Grundlage vieler heutiger Sexualtherapien sind nach wie vor die von Masters und Johnson (1970) entwickelten Techniken, die besonders auf Störungen der Erregung und Orgasmusstörungen abzielen; spätere Therapeuten haben das Spektrum dieser im Wesentlichen *kognitiv-verhaltenstherapeutischen* Techniken noch erweitert. Dazu gehören Aufklärung über anatomisch-physiologische Sachverhalte, weiter die Ausbildung einer freieren Kommunikation über sexuelle Themen sowie Änderung von behindernden Einstellungen zur Sexualität (etwa Beseitigung des Leistungsgedankens). Hinzu kommen Verfahren zur Angstreduktion, beispielsweise In-vivo-Desensibilisierung gegenüber bedrohlich empfundenen sexuellen Situationen und sensorische Fokussierung, die Entdeckung neuer sexueller Aktivitäten unter dem Verbot des Geschlechtsverkehrs. Auch konkrete Sexualtechniken werden vermittelt, etwa die der angeleiteten Masturbation, speziell für Frauen, die Schwierigkeiten haben, zum Orgasmus zu gelangen; Frauen mit Vaginismus sollen ihre verkrampfte Vagina mittels eines Sortiments von Dilatatoren sukzessiv weiten; bei Ejaculatio praecox wird beispielsweise durch Unterbrechen und Wiederaufnehmen der Stimulation (stop and go) oder mittels manueller Kompression (Squeeze-Technik) systematisch die Verzögerung des Samenergusses trainiert (im Wesentlichen nach Davison et al., 2007, S. 535 ff.).

8 Persönlichkeitsstörungen, Störungen der Geschlechtsidentität und der Sexualpräferenz

8.1 Allgemeines

Abschnitt 6 von ICD-10 (S. 244 ff.) ist überschrieben „Persönlichkeits- und Verhaltensstörungen“ und enthält eine Reihe von „meist lang anhaltenden Zustandsbildern und Verhaltensmustern“, welche Ausdruck „des charakteristischen, individuellen Lebensstils, des Verhältnisses zur eigenen Person und zu anderen Menschen“ sind.

Hierzu zählen die Persönlichkeitsstörungen (F60 und F61) als relativ früh beginnende, lang andauernde, persönliches Empfinden und soziale Funktionsfähigkeit beeinträchtigende Verhaltensmuster, weiter die erst später erworbenen „andauernden Persönlichkeitsveränderungen“ (F62) und „abnorme Gewohnheiten und Störungen der Impulskontrolle“ (F63), wozu pathologisches Glücksspiel, Pyromanie und Kleptomanie zählen. Weiter werden, nicht sofort nachvollziehbar, in diesem Abschnitt die Störungen der Geschlechtsidentität im Sinne von Transsexualismus und Störungen der Sexualpräferenz, etwa Fetischismus, Exhibitionismus, Pädophilie oder Sadomasochismus aufgelistet. Hier werden lediglich die Persönlichkeitsstörungen und Störungen von Geschlechtsidentität und Sexualpräferenz etwas genauer behandelt, einerseits aufgrund ihrer klinischen Bedeutung, andererseits aus theoretischem Interesse, da sich an ihnen einflussreiche Denkmodelle zur Entstehung psychischer Abweichungen darstellen lassen.

8.2 Persönlichkeitsstörungen

8.2.1 Symptomatik und Klassifikation

Persönlichkeitsstörungen umfassen laut ICD-10 „tief verwurzelte, anhaltende“, weitgehend situationsübergreifende Verhaltensmuster, die sich in „starren Reaktionen“ auf diverse Lebenslagen zeigen; häufig gehen sie „mit persönlichem Leiden und gestörter sozialer Funktions- und Leistungsfähigkeit“ einher. Die Betroffenen zeigen „deutliche Abweichungen im Wahrnehmen, Denken, Fühlen und in den Beziehungen zu anderen“. Die Störungen beginnen in der Kindheit und Adoleszenz und reichen in das Erwachsenenalter hinein; dies unterscheidet sie von den erst später erworbenen *Persönlichkeitsveränderungen*. Persönlichkeitsstörungen dürfen sich nicht auf Hirnerkrankungen oder andere psychische Störungen zurückführen lassen, können ihnen aber voraus- oder mit ihnen einhergehen; häufig ergibt sich daher die Notwendigkeit einer Doppeldiagnose. In DSM-IV sind die Persönlichkeitsstörungen nicht mit den anderen psychischen Störungen auf Achse I zu finden, sondern auf Achse II zur Klassifizierung stärker überdauernder psychischer Eigenheiten. Zuweilen findet man noch heute die ältere Bezeichnung „Psychopathie“; auch „Charakterneurose“ wird mitunter synonym verwendet, besonders in der psychoanalytischen Literatur.

Um eine (spezifische[21]) Persönlichkeitsstörung zu diagnostizieren und einem der acht bis zehn Subtypen zuzuordnen, müssen gewisse generelle Voraussetzungen erfüllt sein; die speziellen Denk- und Empfindungseigenheiten der Betroffenen sowie die Art der gezeigten Verhaltensmuster bestimmen den diagnostischen Subtyp, eine häufig nur unter Schwierigkeiten und Vorbehalten zu leistende Einordnung. Leitlinien für die Diagnose

21 Neben der Gruppe der spezifischen Persönlichkeitsstörungen (F60) findet sich in ICD-10 die der „kombinierten und sonstigen Persönlichkeitsstörungen“ (F61), wo Symptombilder einzuordnen sind, die in den Kategorien von F60 keinen rechten Platz finden. Der Übersichtlichkeit halber wird hier eine kleine Ungenauigkeit begangen und „spezifische Persönlichkeitsstörungen“ mit „Persönlichkeitsstörungen“ gleichgesetzt.

einer Persönlichkeitsstörung (gleich welcher Art) sind zum einen „deutliche Unausgeglichenheit in den Einstellungen und im Verhalten in mehreren Funktionsbereichen"; hier werden beispielhaft „Affektivität, Antrieb, Impulskontrolle, Wahrnehmen und Denken" sowie „Beziehungen zu anderen" genannt. Das auffällige Verhaltensmuster muss mit gewisser Gleichförmigkeit und Dauer auftreten und darf nicht „auf Episoden psychischer Krankheiten" begrenzt sein; zudem muss es „tiefgreifend" sein und in vielen Situationen „eindeutig unpassend". Verlangt wird, dass die Störung – wenigstens im späteren Verlauf – zu „deutlichem subjektivem Leiden" führt; zudem ist sie „meistens mit deutlichen Einschränkungen der beruflichen und sozialen Leistungsfähigkeit" verbunden. Schließlich wird noch eine Angabe zum Verlauf gemacht: „Die Störungen beginnen immer in der Kindheit oder Jugend und manifestieren sich auf Dauer im Erwachsenenalter"; insofern sei die Diagnose einer Persönlichkeitsstörung vor dem Alter von 16 oder 17 Jahren „wahrscheinlich unangemessen". Zur Diagnosestellung ist das Vorliegen von wenigstens drei dieser Eigenschaften erforderlich; auch sollen die Zustandsbilder „nicht direkt auf beträchtlichere Hirnschädigungen oder -krankheiten oder auf eine andere psychiatrische Störung" zurückzuführen sein (verkürzt nach ICD-10, S. 246 f.). Diagnostik von Persönlichkeitsstörungen erfolgt in der Praxis typischerweise anhand der Eigen- und Fremdanamnese und der klinischen Befunderhebung durch Gespräch; für Forschungszwecke werden zunehmend standardisierte Interviews eingesetzt, beispielsweise das „Diagnostische Interview für Borderline-Patienten".

Wie aus der Darstellung der einzelnen Störungsbilder hervorgehen wird, sind die diagnostischen Kriterien für Persönlichkeitsstörungen allgemein und die Subtypen im Speziellen mitunter recht ungenau und beinhalten so unscharfe Begriffe wie „übertrieben" oder „unverhältnismäßig", sodass eine gewisse diagnostische Willkür vorliegt. Tatsächlich wird die Interrater-Reliabilität (Übereinstimmung verschiedener Experten hinsichtlich der Diagnosen) bei der Klassifikation von Persönlichkeitsstörungen kontrovers diskutiert. Hinzu kommt, dass zur Diagnose der Subtypen die Anzahl der notwendigen Kriterien in ICD-10 nicht vorgegeben ist und somit die Festlegung erschwert wird; problematisch ist auch, dass sich die Beschreibungen der einzelnen Subtypen nicht unbeträchtlich überschneiden (etwa hinsichtlich Borderline- und dissozialer Persönlichkeitsstörung). Entsprechend sind Doppel- oder gar Dreifachdiagnosen nicht selten: Nach einer bei Davison et al. (2007, S. 464) dargestellten Untersuchung erfüllten von Personen mit einer Borderline-Persönlichkeitsstörung 55 % auch die Kriterien der schizotypischen, 47 % die der antisozialen (dissozialen nach ICD-10) und schließlich 57 % die der histrionischen Persönlichkeitsstörung. Ein Hinweis darauf, dass Diagnostik und Klassifikation hier keineswegs als befriedigend gelöst betrachtet werden können, ist die Tatsache, dass die beiden großen Systeme sich gerade hinsichtlich der Einteilung von Persönlichkeitsstörungen und der angelegten Kriterien beträchtlich unterscheiden: So taucht die narzisstische Persönlichkeitsstörung als Subkategorie zwar in DSM-IV, nicht aber in ICD-10 auf; auch sind die diagnostischen Kriterien in DSM-IV sehr viel genauer definiert, während in ICD-10 offenbar eine vorzeitige Festlegung gescheut wird. Bemerkenswert ist zudem, dass zwischen den verschiedenen Ausgaben der diagnostisch-klassifikatorischen Systeme die Zuordnung und Einteilung der Persönlichkeitsstörungen raschen und gründlichen Veränderungen unterworfen war, etwa die „zyklothyme Persönlichkeitsstörung“ von ICD-9 nach Revision als „Zyklothymia“ zu den anhaltenden affektiven Störungen (F34) gerechnet wird und die „passiv-aggressive Persönlichkeitsstörung“, die noch in DSM-III-R vorhanden war, in DSM-IV nicht mehr erscheint.

8.2.2 Erklärungsansätze

Die erste ausgearbeitete *Theorie der Charakterbildung* (und damit implizit der Persönlichkeitsstörungen) wurde von Freud entwickelt, zunächst unsystematisch und ausschließlich auf den „analen Charakter“ bezogen. In der kleinen Schrift „Charakter und Analerotik“ führt er jenen Charakter, der durch besondere Ordentlichkeit, Sparsamkeit und Eigensinn gekennzeichnet ist, auf eine „Aufzehrung der Analerotik“ zurück: Bei den betreffenden

Personen habe in früher Kindheit ein ausgesprochenes analerotisches Interesse bestanden (kenntlich an besonderen Stuhlpraktiken und ausgiebiger Beschäftigung mit dem produzierten Kot), welches in der Latenzzeit sublimiert und zum Aufbau der Gegenkräfte wie Scham, Ekel und Moral verwendet worden sei: „Da nun die Analerotik zu jenen Komponenten des Triebes gehört, die im Laufe der Entwicklung und im Sinne unserer heutigen Kulturerziehung für sexuelle Zwecke unverwendbar werden, läge es nahe, in den bei ehemaligen Analerotikern so häufig hervortretenden Charaktereigenschaften – Ordentlichkeit, Sparsamkeit und Eigensinn – die nächsten und konstantesten Ergebnisse der Sublimierung der Analerotik zu erkennen" (Freud 1908b, S. 205). In der Schrift „Die Disposition zur Zwangsneurose" (1913i), wo die anale Fixierung als begünstigendes Moment für die Ausbildung zwangsneurotischer Symptomatik eingeführt wird (s. 6.4), klärt Freud die Beziehung zwischen Charakterbildung und Entwicklung neurotischer Symptomatik: Beiden sei die Erledigung von Wünschen gemeinsam, welche aus der libidinösen Fixierung resultierten; bei der Charakterbildung gelinge dies problemlos durch Reaktionsbildungen und Sublimierung, während bei der Neurose die Wiederkehr des Verdrängten nur unter Symptombildung abgewehrt werden könne. Später versucht Freud auch die Erstellung einer Typologie, indem er einen „erotischen", einen „narzisstischen" und einen „Zwangstypus" einführt, und die Beziehungen zu möglichen Erkrankungen und Abweichungen herstellt: So sei der Zwangstypus zur Entwicklung einer Zwangsneurose disponiert, narzisstische Typen hätten eine besondere Disposition zur Psychose, wie sie auch „wesentliche Bedingungen des Verbrechertums" beistellten (Freud 1931a, S. 513).

Während Freud die Charakterbildung eher beiläufig abhandelte, haben spätere Analytiker, darunter solche wie Wilhelm Reich, die nur bedingt auf dem Boden der Freudschen Lehre stehen, die Typologie und die Theorie der Charakterneurosen weiterentwickelt; die Idee der *libidinösen Fixierung*, des Mitschleppens sexueller Empfindungen und Eindrücke der Kindheit als Basis der Charakterentwicklung, bleibt dabei häufig erhalten. Auch heute noch stammen wohl die meisten theoretischen Beiträge zu Persönlichkeitsstörungen von analytischer Seite, und die diesbezügliche Begrifflichkeit in den Klassifikationssystemen, etwa die Bezeichnung „narzisstische Persönlichkeitsstörung", spiegelt deutlich diesen Einfluss wider. Allerdings ist das Konzept der Libidofixierung zur Erklärung der Persönlichkeitsstörungen zunehmend von anderen Genesemodellen, insbesondere dem *gestörter Objektbeziehungen* (s. u.), abgelöst worden.

Nachdem mittlerweile nichtpsychoanalytisch orientierte Psychologen ihren anfänglichen Widerstand gegen die Einführung jenes nicht unproblematischen Konstruktes der Persönlichkeitsstörungen aufgegeben haben (s. Fiedler, 1997), werden auch von dieser Seite Erklärungskonzepte entwickelt, etwa *kognitive*, die u. a. die Bedeutung gestörter Aufmerksamkeitsprozesse oder verzerrter Einstellungen betonen; bei diesen Theorien wird im Allg. *biologischen* Befunden Rechnung getragen, wie übrigens sich H.-J. Eysenck schon vor Jahrzehnten um eine biologisch-psychologische Erklärung der Psychopathie (im Sinne dissozialer Persönlichkeitsstörung) bemüht hat. *Rein biologische* Erklärungen von Persönlichkeitsstörungen ähneln denen anderer psychischer Störungen und konzentrieren sich vornehmlich auf genetische Faktoren sowie die Rolle der Neurotransmitter.

8.2.3 Therapie

Freud betrachtete, anders als zuweilen dargestellt, Charakterveränderungen keineswegs als psychoanalytisch unbehandelbar, bezeichnet sie explizit neben den Übertragungsneurosen als Arbeitsgebiet der Psychoanalyse (1923a, S. 226). Andererseits betrachtete er das Fehlen der Übertragung als höchst ungünstig für den Erfolg psychoanalytischer Therapie (s. 4.2.8), womit narzisstische Persönlichkeitsstörungen als bestenfalls sehr bedingt psychoanalytisch behandelbar anzusehen wären. Spätere Analytiker, insbesondere jene, die ihren Schwerpunkt auf *Ich-Psychologie* oder *Objektbeziehungstheorie* legen, teilen diese Auffassung nicht, sodass etwa Borderline- und narzisstische Persönlichkeitsstörungen therapeutisches Interesse gerade von dieser Seite erfahren haben. Einig ist man sich, dass es hier weniger um Bewusstmachung von Unbewusstem geht, sondern dass die *kognitive Bearbeitung* nicht notwendig unbewusster Abwehrmechanismen im Vordergrund steht; im Rahmen einer teilweisen Rückkehr zu der von Freud als generelles Erklärungsprinzip aufgegebenen Traumatheorie[22] wird auch wieder die *Auseinandersetzung mit objektiven frühkindlichen Gegebenheiten* (sexuellem Missbrauch, elterlicher Ablehnung) ein wesentliches therapeutisches Element. Anders als Freud, der seine Aufgabe nicht in der Hilfe bei der Lebensgestaltung der Patienten sah, verhalten sich analytische Therapeuten bei der Behandlung von Persönlichkeitsstörungen wesentlich *direktiver*.

Aufgrund der selbst auferlegten Zurückhaltung auf dem Gebiet der Persönlichkeitsstörungen haben *Verhaltenstherapeuten* lange keine Strategien zur Behandlung entwickelt. Angesichts der Situationsinvarianz der dabei gezeigten Verhaltensmuster wären auch viele klassische verhaltenstherapeutische Techniken wie Stimuluskontrolle oder Konfrontationstherapien nicht oder nur unter Modifikationen anwendbar. Augenblicklich sind es v. a. *Trainings sozialer Fertigkeiten*, die insbesondere bei Patienten mit ängstlichen und abhängigen Persönlichkeitsstörungen eingesetzt werden. Auch Einübung neuer Verhaltensmuster im Fall impulsiver oder dissozialer Persönlichkeitsstörungen sowie Vermittlung von Problemlösungsstrategien werden zunehmend versucht (Fiedler, 1997).

Kognitive Behandlungen von Persönlichkeitsstörungen versuchen in Anlehnung an die Becksche Therapie der Depression (s. 5.9) vorwiegend die *Veränderung unangemessener Einstellungen*. So soll beispielsweise bei Personen mit zwanghafter Persönlichkeitsstörung die Vorstellung korrigiert werden, perfekte Leistungen erbringen zu müssen. Während ihr Erfolg bei zwanghaften oder abhängigen Persönlichkeitsstörungen zwar noch nicht hinreichend dokumentiert ist, aber durchaus für möglich gehalten wird, erscheinen Versuche, bei dissozialen Persönlich-

22 Wie bereits gesagt, leugnete Freud keineswegs das Vorkommen kindlichen Missbrauchs. Lediglich ist in seinem Verständnis der Psychoanalyse die Aufdeckung traumatischer Eindrücke von untergeordneter Bedeutung im Vergleich zur Bewusstmachung infantil-sexueller Wünsche.

keitsstörungen mit Einsichtstherapien moralische Werte neu zu strukturieren, doch von eher großem Optimismus getragen.

Pharmakologische Therapie von Persönlichkeitsstörungen wird eher selten angewandt. Wenn, so kommen üblicherweise die Medikamente zum Einsatz, die auch beim entsprechenden Vollbild gegeben würden, also die zur Behandlung der Schizophrenie verwandten Neuroleptika eventuell bei schizoider und schizotypischer Persönlichkeitsstörung, Antidepressiva nicht nur bei zwangsneurotischer Symptomatik, sondern auch bei zwanghafter Persönlichkeitsstörung. Zur Behandlung impulsiver Persönlichkeitsstörungen werden vorsichtig Stimmungsstabilisierer sowie mit Einschränkungen Antidepressiva und Neuroleptika (vorzugsweise atypische) empfohlen.

Wie bei der anschließenden Darstellung der einzelnen spezifischen Persönlichkeitsstörungen deutlich wird, sind die therapeutischen Erfolge begrenzt; nicht zuletzt hängt dies damit zusammen, dass vielfach Leidensdruck erst in späteren Stadien auftritt; die Behandlung aktueller, aus dem gestörten Verhalten resultierender Schwierigkeiten (Partnerprobleme, Konflikte mit dem Gesetz) tritt dann gegenüber der Veränderung chronischer Verhaltensmuster in den Vordergrund. Ansonsten ist die *Therapiemotivation* von Patienten mit Persönlichkeitsstörungen, solchen mit histrionischer, ängstlicher und abhängiger ausgenommen, letztlich gering und entsprechend hoch die Zahl der Therapieabbrecher. Hinzu kommt, dass die Verhaltensmuster schon lange bestehen und kaum in wenigen Therapiestunden dauerhaft zu beseitigen sind.

Im Folgenden werden die einzelnen Subtypen von Persönlichkeitsstörungen in ihrer Symptomatik dargestellt und dazu entwickelte Entstehungsmodelle skizziert, weiter augenblicklich praktizierte Therapien knapp erläutert. Die Darstellung der Symptomatik geschieht weitgehend in Anlehnung an ICD-10, bei einigen Störungsbildern auch unter Benutzung des DSM-IV, das meist schärfere diagnostische Kriterien angibt.

Erwähntermaßen finden sich diesbezügliche Unterschiede der Klassifikationssysteme: In DSM-IV gibt es eigene Kategorien „narzisstische“ und „Borderline“-Persönlichkeitsstörung, die in ICD-10 Unterkategorien anderer Persönlichkeitsstörungen bilden oder einer Restklasse zugeordnet werden. Auch sind die DSM-Kriterien strenger; so ist das Zutreffen einer Mindestanzahl von Merkmalen gefordert, während in ICD-10 lediglich charakteristische Einstellungen oder Verhaltensweisen aufgelistet werden. DSM-IV unternimmt auch den sinnvollen Versuch, in diese Vielfalt Ordnung zu bringen. In Cluster A (sonderbar, exzentrisch) werden die schizotypische, schizoide und paranoide Persönlichkeitsstörung eingeordnet, in Cluster B (dramatisch, emotional betont, launisch impulsiv) die Borderline-Persönlichkeitsstörung, weiter histrionische, antisoziale und narzisstische; Cluster C (ängstlich, unsicher) umfasst schließlich die ängstlich-vermeidende, abhängige und zwanghafte Persönlichkeitsstörung (Begriffe meist hier nach ICD-10).

Zur Darstellung der Theorie und Therapiemöglichkeiten wird im Folgenden v. a. auf Comer (2008, S. 415 ff.), Davison et al. (2007) sowie Fiedler (1997; 2007) Bezug genommen. Ausführlicher kommen lediglich die schizoide, die dissoziale, die Borderline- sowie die narzisstische Persönlichkeitsstörung zur Sprache.

8.2.4 Spezifische Persönlichkeitsstörungen

Paranoide Persönlichkeitsstörung

Diese Störung (F60.0, ICD-10) ist zum einen durch „übertriebene Empfindlichkeit“, häufigen Groll gegenüber anderen und streitsüchtiges, unangemessenes Bestehen auf eigenen Rechten gekennzeichnet; zum anderen fällt sie auf durch extremes Misstrauen, auch gegen Personen der nächsten Umgebung. Ihre Häufigkeit wird mit 0,5 % bis 2,5 % der erwachsenen Bevölkerung angegeben, wobei Männer überwiegen.

Erklärungen zur Genese sind vage und gehen verkürzt dargestellt davon aus, dass das Misstrauen sich früh aufgrund unbefriedigender Familienzustände entwickelt hat und dann das spätere Verhalten bestimmt, auch wenn sich die Gegebenheiten objektiv gebessert haben.

Die *Therapie* gilt als sehr schwierig; wenige Betroffene begeben sich überhaupt in Behandlung und wenn, so gestaltet sich diese aufgrund des Misstrauens häufig unbefriedigend. Psychodynamische Therapien versuchen grundlegende Konflikte aufzuarbeiten, wobei diese Interventionsform hier noch schlechter als bei anderen Persönlichkeitsstörungen wirken soll. Kognitive

Therapien setzen sich zum Ziel, den Patienten das Gefühl für die eigene Kompetenz zu vermitteln und in diesem Rahmen das grundlegende Misstrauen abzubauen. Medikamentöse Behandlung geschieht am ehesten mit atypischen Neuroleptika.

Schizoide Persönlichkeitsstörung und Schizotypie (schizotypische Persönlichkeitsstörung)

Erstere wird mit F60.1 codiert und lässt sich charakterisieren durch emotionale Kühle und affektive Unbeteiligtheit, geringes Interesse an sozialen Kontakten, auch solchen sexueller Art; die Personen sind gekennzeichnet durch einen bestenfalls kleinen Freundeskreis, was auch nicht weiter bedauert wird, verhalten sich gleichgültig gegenüber Lob und Kritik und fallen durch „deutlich mangelnde Sensibilität im Erkennen und Befolgen gesellschaftlicher Regeln" auf. Dazu passt die Vorliebe für „einzelgängerische" Beschäftigungen und die „übermäßige Inanspruchnahme durch Phantasie und Introspektion"; „wenige oder überhaupt keine Tätigkeiten" bereiten den Betreffenden Vergnügen (nach ICD-10, S. 248). Zum Vergleich sei an die schizotype Störung (Schizotypie) erinnert, die in DSM-IV als schizotypische Persönlichkeitsstörung aufgelistet wird, laut ICD-10 aber in die Rubrik „Schizophrenie, schizotype und wahnhafte Störungen" (F2) einzureihen ist (s. 4.3). Auch sie ist durch affektive Kälte und sozialen Rückzug gekennzeichnet; hinzukommen neben exzentrischem Verhalten und gekünstelter Sprache Symptome, die an Schizophrenie erinnern, nämlich regelrechte vorübergehende „quasipsychotische Episoden" mit Halluzinationen und ungewöhnliche Wahrnehmungserlebnisse. In ICD-10 wurde daher dieses eigenständige Syndrom eingeführt und klassifikatorisch in die Nähe der Schizophrenie gerückt. Die Prävalenz der schizoiden Persönlichkeitsstörung ist schwer anzugeben, Männer scheinen häufiger betroffen und stärker beeinträchtigt. Unter Verwandten von Schizophrenen kommen die genannten Persönlichkeitsstörungen deutlich gehäuft vor; deshalb und aufgrund der teilweise ähnlichen Symptomatik zählt man sie zu den *Schizophreniespektrumsstörungen* und sieht sie als abgeschwächte Formen schwerer psychotischer Zustandsbilder an (s. 4.2.5).

In DSM-IV, welche die zahlreichen Persönlichkeitsstörungen zu drei großen Gruppen (Clustern) zusammenfasst, werden paranoide, schizoide und schizotype Persönlichkeitsstörung zu jenen gerechnet, die „von sonderbarem oder exzentrischem Verhalten“ geprägt sind.

Erklärungsansätze der schizoiden Persönlichkeitsstörung (sowie der schizotypischen nach DSM-IV) gehen von der Nähe zur Schizophrenie aus und postulieren ähnliche Genesebedingungen; bezüglich der *kognitiven Störungen*, speziell der Aufmerksamkeitsdefizite, konnten sowohl bei Personen mit schizoider als auch insbesondere mit schizotypischer Störung ähnliche Befunde wie bei schizophrenen Patienten erhoben werden (s. Köhler, 2005, S. 223 ff.). Wie bei Schizophrenen sollen angesichts der Leistungseinschränkungen im kognitiven Bereich psychosoziale Stressoren, welche von der großen Mehrheit toleriert werden, pathogen sein, worauf mit sozialem Rückzug reagiert werde. P*sychodynamische* Ansätze betrachten die Selbstisolation als Folge mangelnder Zuwendung in der Familie.

Therapeutisch ist man bei der schizoiden Persönlichkeitsstörung etwas erfolgreicher als bei der paranoiden, obwohl auch hier die Patienten selten aus eigenen Stücken in Behandlung kommen und wenn, dann vornehmlich wegen anderer Probleme, etwa Alkoholmissbrauch. Vielen sind Einzelsitzungen zu intim; sie profitieren eher von gruppentherapeutischen Verfahren, da diese einen vergleichsweise sicheren Rahmen für soziale Kontakte bieten. *Kognitiv-verhaltenstherapeutische* Interventionen versuchen, positive Gefühle bewusster zu machen, daneben werden soziale Fertigkeiten trainiert. Über die begrenzten Möglichkeiten, mittels solcher Strategien tief verwurzelte Verhaltensmuster und Einstellungen zu ändern, dürfte man sich in Therapeutenkreisen durchaus im Klaren sein.

Nicht viel anders ist die Herangehensweise bei Personen mit schizotypischer Persönlichkeitsstörung: Bewusstmachung positiver Gefühle, Aufbau sozialer Fertigkeiten, wobei auch psychoedukative Maßnahmen zur Anwendung kommen, beispielsweise Erziehung zur Pünktlichkeit. Mittels kognitiver Methoden sollen die ungewöhnlichen Gedanken und Wahrnehmungserlebnisse bekämpft werden, indem etwa die Patienten Einsicht in deren Unangemessenheit erhalten. Neuroleptika werden ebenfalls eingesetzt, wobei Personen mit Schizotypie wohl besser ansprechen als die mit schizoider Persönlichkeitsstörung.

Dissoziale Persönlichkeitsstörung

Die nach ICD-10 mit F.60.2 zu verschlüsselnde dissoziale Persönlichkeitsstörung fällt durch eine „große Diskrepanz zwischen dem Verhalten und den geltenden sozialen Normen" auf und lässt sich u. a. charakterisieren durch „herzloses Unbeteiligtsein gegenüber den Gefühlen anderer", „Verantwortungslosigkeit" und Missachtung sozialer Regeln, „Unvermögen zur Beibehaltung längerfristiger Beziehungen" (während keine Schwierigkeiten bestehen, Beziehungen einzugehen), „sehr geringe Frustrationstoleranz und niedrige Schwelle für aggressives, auch gewalttätiges Verhalten". Hervorgehoben werden außerdem die „Unfähigkeit zum Erleben von Schuldbewusstsein" oder zum „Lernen aus Erfahrung" – wobei insbesondere Bestrafung keinen entsprechenden Effekt haben soll –, schließlich die Neigung, „andere zu beschuldigen" oder das eigene Fehlverhalten zu rationalisieren (nach ICD-10, S. 248 f.). Die Prävalenz wird mit 1,5 % bis 3 % der erwachsenen Bevölkerung angegeben, wäre somit ausgesprochen hoch; bei Männern kommt sie häufiger vor. Nicht überraschend ist die Häufigkeit unter Gefängnisinsassen sehr viel größer, speziell unter jenen, welche wegen Gewalttaten verurteilt wurden; auch besteht enger Zusammenhang mit Alkoholabusus sowie Missbrauch anderer psychotroper Substanzen (etwa Kokain).

In DSM-IV wird der Terminus „antisoziale Persönlichkeitsstörung" verwendet. Er deckt sich weitgehend mit dem älteren Psychopathiebegriff, welcher jedoch, um die Verwirrung noch zu steigern, von verschiedenen Autoren als Synonym für Persönlichkeitsstörung allgemein verwendet wird. Vielfach werden „Psychopathie" und „antisoziale Persönlichkeitsstörung" synonym gebraucht.

Von den *Theorien der antisozialen Persönlichkeitsstörung* sind die *biologischen* am besten empirisch begründet. Sie gehen von der familiären Häufung der Störung aus, welche nicht allein über ein ähnliches Milieu erklärt werden kann; Adoptionsstudien zeigen, dass diesbezügliche Übereinstimmung eher mit den leiblichen Eltern besteht (s. Davison et al., 2007, S. 477). Ein wichtiger Befund ist eine reduzierte psychophysiologische Grundaktivität, was sich in langsameren EEG-Wellen und verminderter reizgebundener elektrodermaler Aktivität zeigt. Ähnlich wie bei hyperaktiven Kindern (s. 9.4) wird das antisoziale Verhalten als eine Form der Selbststimulation angesehen. Zur Verminderung der Grundaktivität passt die Beobachtung, dass Psychopathen weniger Angst haben, was aus gering ausgeprägtem Vermeidungslernen angesichts schmerzhafter Stimuli gefolgert wird.

Etwas in Vergessenheit geraten ist der aus verschiedenen Gründen kritisierbare, gleichwohl originelle Versuch Eysencks (1980), Personen mit antisozialer Persönlichkeit hinsichtlich der drei Persönlichkeitsdimensionen Neurotizismus, Extraversion und Psychotizismus einzuordnen. Die Betroffenen zeigen gesteigerte emotionale Labilität, höhere Extraversion (damit schlechtere Konditionierbarkeit, also verminderte Lernfähigkeit) und schließlich stärkere Ausprägung von „toughmindedness", was grob als Einzelgängertum, Gefühlsarmut, Gleichgültigkeit gegenüber Gefahren beschrieben werden könnte. Die Ausprägungen auf diesen Dimensionen sind nach Eysenck weitgehend genetisch determiniert und besitzen biologische Korrelate.

Weniger biologisch ausgerichtete Theorien basieren auf der Tatsache, dass Eltern, insbesondere die Väter der Betroffenen, ebenfalls häufig antisoziales Verhalten aufweisen; von verschiedenen Seiten wurde daher *Modellernen* zur Erklärung herangezogen. *Psychodynamische* Ansätze gehen davon aus, dass Kinder, die in diesem Milieu aufwachsen, häufig von ihren Eltern Zurückweisung erfahren und sich folglich bald aller Bindungen entledigen.

Nicht überraschend ist die *Therapie* der dissozialen Persönlichkeitsstörung besonders schwierig, v. a. weil keine echte diesbezügliche Motivation besteht und die wenigen, die überhaupt nur in Behandlung kommen, dies häufig unter Druck von Schule oder Arbeitgeber tun, oft durch Gerichtsbeschluss dazu verpflichtet werden; Abbruchraten von 70 % sind deshalb wenig erstaunlich. Die Effizienz der in letzter Zeit verstärkt unternommenen *kognitiv-verhaltenstherapeutischen* Versuche, eine stärker moralische und weniger eigennützige Sichtweise zu vermitteln, ist nicht geklärt. In Diskussion steht die Zweckmäßigkeit milieutherapeutischen Vorgehens und diverser Programme, die soziales Engagement fördern sollen, etwa von Überlebenstrainings. Auch medikamentöse Behandlung führt nur bedingt weiter; Anxiolytika wirken in hoher Dosierung zuweilen aggressionsmindernd; auch Neuroleptika und Stimmungsstabilisierer bringen vereinzelt Erfolge. Fest steht, dass Psychopathen häufig in späteren Jahren, etwa ab 40, „zur Ruhe kommen" und sich, aus welchen Gründen immer, besser eingliedern.

Borderline-Persönlichkeitsstörung (emotional instabile Persönlichkeitsstörung vom Borderline-Typus[23])

Bei der *emotional instabilen Persönlichkeitsstörung* (F60.3) findet sich neben der „wechselnden, instabilen Stimmung" die deutliche Tendenz, „impulsiv", ohne Berücksichtigung der Konsequenzen zu handeln. Die Fähigkeit „vorauszuplanen" ist gering; „Ausbrüche intensiven Ärgers" führen häufig zu „gewalttätigem und explosiblem" Verhalten; dieses wird leicht ausgelöst, wenn andere die impulsiven Handlungen kritisieren oder zu verhindern versuchen. Zwei Unterformen werden in ICD-10 angeführt, der *impulsive Typus* (F60.30), der im Wesentlichen durch die beschriebenen Verhaltensweisen charakterisiert ist und der *Bor-*

23 Anzumerken ist, dass der Begriff „Borderline-Störung" früher anders verwendet wurde, sodass man sich zunächst Eindruck von der verwendeten Terminologie verschaffen muss. „Borderline-Störung" oder „Borderline-Psychose" wurde zumeist als Grenzfall zwischen schizophrener Psychose und neurotischer Symptomatik aufgefasst und sollte durch gewisse schizophrene Minussymptome wie Ambivalenz oder Autismus gekennzeichnet sein, während akzessorische Symptome, etwa voll ausgebildete paranoid-halluzinatorische Episoden, fehlten; sie hätte also am ehesten der Schizotypie im heutigen Sprachgebrauch entsprochen. Bei der „Borderline-Persönlichkeitsstörung" nach DSM-IV bzw. der emotional instabilen Persönlichkeitsstörung vom Borderline-Typus nach ICD-10 ist hingegen die konzeptuelle Nähe zur Schizophrenie und den verwandten Störungen verloren gegangen; hier wird v. a. die unkontrollierte Impulsivität als Merkmal hervorgehoben sowie die Neigung zu intensiven, aber unbeständigen Beziehungen (also geradezu konträr zum mangelnden Interesse an sexuellen Erfahrungen bei der schizoiden Persönlichkeitsstörung).

derline Typus (F60.31). Dieser ist nicht nur durch emotionale Instabilität gekennzeichnet; zusätzlich ist oft das „eigene Selbstbild“ unklar und gestört, zudem Neigungen und Intentionen wenig eindeutig umrissen; weiter als charakteristisch angesehen wird ein „chronisches Gefühl innerer Leere“. Im Rahmen der Suche nach „intensiven, aber unbeständigen Beziehungen“ kommt es zu „wiederholten emotionalen Krisen“ mit „übermäßigen Anstrengungen, nicht verlassen zu werden“; dabei werden Suiziddrohungen vorgebracht oder „selbstschädigende Handlungen“ vorgenommen. Die Kriterien der „Borderline Persönlichkeitsstörung“ in DSM-IV sind ähnlich, dabei genauer ausgeführt; erwähnt werden zusätzlich vorübergehende paranoide Vorstellungen oder dissoziative Symptome, beispielsweise Depersonalisation.

Zu den selbstzerstörerischen Aktivitäten zählen neben Alkohol- und Drogenmissbrauch gefährliche Sexualpraktiken, riskantes Fahren und delinquentes Verhalten; Suizid ist auffallend häufig. Es wird vermutet, dass diese autoaggressiven Akte nicht zuletzt dazu dienen, die Langeweile und das Leeregefühl zu bekämpfen. Prävalenzraten werden durchschnittlich mit 1–2 % angegeben, wobei Frauen – nicht unbestritten – öfter betroffen sein sollen. Auffällig ist die familiäre Häufung des Störungsbildes; unter Angehörigen kommt es fünfmal häufiger als in der Allgemeinbevölkerung vor. Erbliche Einflüsse gelten als beträchtlich; vermutete „Kanditatengene“ bestimmen den Serotoninhaushalt, speziell die Ausbildung der Serotonintransporterproteine (Leichsenring, Leibing, Kruse, New & Leweke 2011).

Nur zur *Borderline-Persönlichkeitsstörung* existieren ausgearbeitete *Genesemodelle*, die vornehmlich psychoanalytischer Provenienz sind und im knapp gesetzten Rahmen nicht adäquat dargestellt werden können; diesbezüglich sei etwa auf Rohde-Dachser (1995) sowie die Beiträge in Dulz, Herpertz, Kernberg und Sachsse (2011) verwiesen. Nur so viel sei angedeutet, dass man eine frühe Beeinträchtigung der Objektbeziehung annimmt, also speziell der zu den Eltern. Als besondere konstitutionelle Anfälligkeit für solche Beziehungsstörungen wird eine Unfähigkeit zur Affektregulation in zwischenmenschlichen Beziehungen vermutet, als exogene Faktoren v. a. frühe traumatisierende Erlebnisse, wobei die Rolle sexuellen Missbrauchs betont wird. Die Symptome der Borderline-Störung werden so als Selbstschutz vor weiteren traumatischen Erfahrungen im zwischenmenschlichen Bereich aufgefasst (nach Fiedler, 1997). Neuerdings werden Abweichungen im Transmitterhaushalt angenommen, speziell Serotonin betreffend (Köhler, 2005, S. 226 f.).

Von allen Persönlichkeitsstörungen wurde die Borderline-Störung am häufigsten mit *psychoanalytischer Therapie* behandelt, wobei hier die klassische Freudsche Analyse nach allgemeiner Überzeugung wenig sinnvoll ist. Stattdessen wird gezielt am Abbau der angenommenen Ich-Schwäche gearbeitet und dazu die Abwehrhaltungen der Patienten besprochen sowie zur Neubewertung von anderen und der eigenen Person angeregt, weiter die traumatisierenden Erlebnisse bearbeitet. Die Therapie beinhaltet auch Elemente *kognitiver* Verfahren und nimmt zuweilen einen *psychoedukativen* Charakter mit Anleitungen zur Lebensgestaltung an. Die Prognose ist – trotz nicht seltener Spontanremissionen – eher ungünstig, wobei die zahlreichen Therapieabbrüche eine wesentliche Rolle spielen; von der allgemeinen Instabilität der Beziehungen bei Borderline-Patienten ist die zum Therapeuten nicht ausgenommen. Speziell zur Behandlung von Borderline-Patienten wurde als Variante der kognitiven Verhaltenstherapie die sogenannte *dialektische Verhaltenstherapie* entwickelt und scheint – wenigstens hinsichtlich Verbesserung bestimmter Einzelsymptome – anderen psychotherapeutischen Verfahren in gewissem Maße überlegen zu sein (Leichsenring et al., 2011). Dabei werden in Einzeltherapie Problembereiche angesprochen und in Gruppensitzungen soziale Fertigkeiten trainiert sowie Möglichkeiten der Kommunikation eingeübt. Vereinzelt gute Effekte werden mit Psychopharmaka erzielt, speziell atypischen Neuroleptika und Antidepressiva aus der Gruppe der SSRI, hauptsächlich hinsichtlich Depressivität und Aggressivität; diesbezüglich allzu große Erwartungen sind aber nicht begründet (weitgehend nach Davison et al., 2007, S. 486 ff. sowie Fiedler, 1997; dort auch Details der hier skizzierten Behandlungen).

Histrionische Persönlichkeitsstörung

Sie wird mit (F60.4) verschlüsselt und entspricht der hysterischen Persönlichkeit der älteren Literatur, welcher Begriff umgangssprachlich vorbelastet ist und daher zunehmend aufgegeben wird. Vom lateinischen „histrio" (Schauspieler) abgeleitet, gibt die Bezeichnung bereits wesentliche Hinweise auf das charakteristische theatralische Verhalten mit übertriebenem Gefühlsausdruck und die Sucht, im Mittelpunkt zu stehen; hinzu kommen „leichte Beeinflussbarkeit durch andere Personen oder Umstände" sowie „oberflächliche und labile" Affektivität. Die Personen geben sich „unangemessen verführerisch in Erscheinung und Verhalten" und zeigen „übermäßiges Interesse an körperlicher Attraktivität" (nach ICD-10, S. 250 f.).

Die histrionische Persönlichkeitsstörung entspricht der hysterischen Persönlichkeitsstörung oder hysterischen Neurosenstruktur der älteren Literatur; daher wurde wie bei der Hysterie eine ödipale Regression angenommen, die hier jedoch weniger tiefgreifende Symptombildung zur Folge haben soll. Neuere *psychodynamische Ansätze* unterscheiden sich insofern nicht allzu sehr, als für weibliche Betroffene eine Abwendung von der Mutter und Hinwendung zum Vater angenommen wird; dies wird aber weniger auf eine regelrechte ödipale Problematik zurückgeführt, sondern v. a. die Ablehnung des Kindes durch die Mutter hervorgehoben und die theatralische Symptomatik als Versuch betrachtet, beim Vater die kompensatorische Aufmerksamkeit und Zuwendung zu erhalten. *Kognitive* Theorien gehen von einer geringen Einschätzung der eigenen Kompetenzen durch die Betroffenen aus, weshalb sie mehr in Äußerlichkeiten ihre Bestätigung suchen und dabei gleichzeitig im Sinne eines Circulus vitiosus noch weiter die Entwicklung kognitiver Fähigkeiten vernachlässigen.

Im Gegensatz zu Patienten mit anderen Persönlichkeitsstörungen kommen solche mit histrionischer Persönlichkeitsstörung häufig von selbst in Therapie, und die entsprechende Motivation ist somit höher; jedoch scheint ihre Behandlung ebenfalls nicht einfach zu sein und wird kompliziert durch unvernünftige Ansprüche, Temperamentsausbrüche und die nicht selten im

Rahmen der Behandlung unternommene Verführungsversuche. Versucht werden verschiedene Verfahren, neben *psychodynamischer* Therapie auch *kognitive* Methoden; wenigstens in Einzeldarstellungen wird von guten Erfolgen berichtet.

Narzisstische Persönlichkeitsstörung

Sie taucht als eigene diagnostische Kategorie in ICD-10 nicht auf, sondern müsste mit F60.8 (sonstige spezifische Persönlichkeitsstörungen) verschlüsselt werden. DSM-IV führt hingegen dieses heute in der klinisch-psychologischen Literatur ausgiebig behandelte Störungsbild auf; es ist im Wesentlichen gekennzeichnet durch ein Gefühl der eigenen Wichtigkeit, Großartigkeit und Überlegenheit, gepaart mit mangelndem Einfühlungsvermögen und Überempfindlichkeit gegenüber den Einschätzungen anderer Personen. Diagnostische Kriterien stellen daher übertriebenes Selbstwertgefühl, ausschweifende Erfolgsphantasien, das Gefühl der Einzigartigkeit, überzogenes Anspruchsdenken, die Sucht nach Aufmerksamkeit und Empfindlichkeit gegenüber Kritik dar, daneben Mangel an Einfühlungsvermögen und Ausnutzen zwischenmenschlicher Beziehungen zur Erreichung eigener Ziele (Fiedler, 1997). Die Prävalenz schätzt man auf etwas unter 1 %, wobei Männer geringfügig häufiger betroffen sind. Dissoziale (antisoziale), Borderline-, histrionische und narzisstische Persönlichkeitsstörung werden zur Gruppe der „von dramatischem, emotionalem, oder launenhaftem Verhalten geprägten" Persönlichkeitsstörungen zusammengefasst (Cluster B nach DSM-IV).

Das Konzept der narzisstischen Persönlichkeitsstörung wurde, wie aus der Namensgebung abzuleiten, im Wesentlichen von *Analytikern* entwickelt, und entsprechend wurden v. a. von dieser Seite Entstehungsmodelle erstellt. Freud (1914c) führte den primären Narzissmus (die Ichliebe, benannt nach dem in sein Spiegelbild verliebten Jüngling Narziss der griechischen Mythologie) als erstes Stadium der Objektfindung ein, wo das ganze libidinöse Interesse dem eigenen Ich gelte, bevor es sich zunehmend auf äußere Objekte wie die Eltern richte; letzterer Prozess könne aber wieder rückgängig gemacht werden (sekundärer

Narzissmus), was die Grundlage narzisstischer Neurosen wie Paranoia, Schizophrenie oder Melancholie darstelle (s. 4.2.8 und 5.8). Letztlich geht auch die moderne analytische Theorie der narzisstischen Persönlichkeitsstörungen von einem solchen Modell der Objektfindung aus, wobei allerdings der Bezug zur Freudschen Terminologie nicht immer eindeutig ist.

Dessen Narzissmuskonzept ist bei genauerem Hinsehen auch eher verschwommen und enthält gewisse innere Widersprüche (s. Köhler, 2000b, S. 439 ff.). Bedauerlicherweise wurde es von den folgenden Analytikergenerationen nicht präzisiert. Im Übrigen gilt zu beachten, dass neuere Begrifflichkeiten teilweise erheblich abweichen, „narzisstische Neurose" etwa, von Freud im Sinne von Psychose verwendet, mittlerweile vielfach mehr oder weniger als Synonym für narzisstische Persönlichkeitsstörung gebraucht wird.

Nach der bekannten Auffassung Kernbergs besteht insofern eine Nähe der narzisstischen zur Borderline-Persönlichkeitsstörung, als erstere bei prinzipiell ähnlichem Entstehungsmechanismus als weniger tiefgreifende Störung aufgefasst wird. Bei der narzisstischen Persönlichkeitsstörung werde mittels Größenphantasien eine gewisse Immunisierung gegenüber den tatsächlichen oder angenommenen äußeren Bedrohungen erreicht, während es bei der Borderline-Störung zu weitgehendem Rückzug und Zerfall der Persönlichkeit komme. Ansonsten sollen sich die Entstehungsbedingungen (konstitutionelle Bereitschaft im Sinne von Defiziten im Interaktionsstil, traumatisierende Erfahrungen als exogene Momente) nicht wesentlich unterscheiden. *Lerntheoretisch* werden als Entstehungsfaktoren hier nicht traumatische Erfahrungen im Elternhaus angesehen, sondern geradezu im Gegenteil übermäßige Verwöhnung des Kindes und Verstärkung seiner Größenphantasien (s. Comer, 2008, S. 436).

Therapien werden im Wesentlichen von Psychoanalytikern durchgeführt und unterscheiden sich wenig von der Behandlung der Borderline-Persönlichkeit, verlaufen also häufig vergleichsweise direktiv. *Kognitive* Verfahren versuchen, die Denkweisen der Patienten zu verändern, insbesondere eine realistische Einschätzung der eigenen Möglichkeiten zu erreichen, Überempfindlichkeit gegenüber Kritik abzubauen und das Einfühlungsvermögen in die Situation anderer zu verbessern. Weder mit psychodynamischen noch kognitiven Verfahren scheinen bisher besondere Erfolge erzielt worden zu sein.

Zwanghafte, ängstliche (vermeidende) und abhängige Persönlichkeitsstörung

Eine letzte Gruppe wird überschrieben mit „angst- und furchtgeprägte Persönlichkeitsstörungen" und umfasst die selbstunsichere, die dependente und die zwanghafte Persönlichkeitsstörung nach DSM-IV, denen in ICD-10 im Wesentlichen die ängstliche, abhängige und anankastische Persönlichkeitsstörung entsprechen. Sie sollen gemeinsam besprochen werden, da gewisse Ähnlichkeiten vorliegen und zu keiner von ihnen letztlich Bemerkenswertes mitgeteilt werden kann.

Bei Personen mit *anankastischer* (F60.5 nach ICD-10) oder *zwanghafter Persönlichkeitsstörung* laut DSM-IV findet sich übermäßiger Zweifel und Vorsicht, übergroße Gewissenhaftigkeit, Pedanterie, Perfektionismus, weiter Eigensinn und das „unbegründete Bestehen auf der Unterordnung anderer unter eigene Gewohnheiten", schließlich – hier zeigen sich deutliche Beziehungen zur Zwangsstörung – „Andrängen beharrlicher und unerwünschter Gedanken oder Impulse". Die *ängstliche (vermeidende) Persönlichkeitsstörung* (F60.6) ist gekennzeichnet durch andauernde Anspannung und Sorge, insbesondere die, in sozialen Situationen „kritisiert oder abgelehnt" zu werden. Die Betroffenen sind der Überzeugung, „selbst sozial unbeholfen, unattraktiv und minderwertig im Vergleich mit anderen zu sein" und vermeiden daher zwischenmenschliche Kontakte. Bei der *abhängigen Persönlichkeitsstörung* (F60.7) fällt zum einen die Unfähigkeit auf, Entscheidungen zu treffen, ohne sich diesbezüglich ausgiebigen Rat und Vergewisserung zu holen, weiter übertriebene Unterordnung und Nachgiebigkeit, schließlich die übergroße Angst, verlassen zu werden und auf sich selbst angewiesen zu sein (verkürzt nach ICD-10, S. 250 ff.). Die Prävalenz der genannten Persönlichkeitsstörungen dürfte jeweils 1 % bis 2 % betragen; bei der zwanghaften Persönlichkeitsstörung sind Männer etwa doppelt so häufig betroffen.

Die *Freudsche Erklärung* der zwanghaften (anankastischen) Persönlichkeitsstörung wurde schon erwähnt: extreme Unterdrückung ursprünglich intensiver Analerotik durch Reaktionsbildungen der Latenzzeit. Spätere im weiteren Sinne psychodynamische Erklärungen sind weniger triebtheoretischer Natur, sondern betonen andere Faktoren wie überkontrollierende Eltern, die starres Festhalten an Normen anerziehen. *Kognitive* Theoretiker weisen auf verzerrte Einstellungen bei den Betroffenen hin, etwa die Überbewertung von unbedeutenden Fehlern mit resultierenden Bestrebungen nach Perfektion.

Erklärungsansätze der selbstunsicheren Persönlichkeitsstörung (ungefähr der ängstlich vermeidenden Persönlichkeitsstörung in ICD-10 entsprechend) gehen im Wesentlichen übereinstimmend davon aus, dass die Grundlagen dafür in der Kindheit von den Eltern gelegt werden, etwa durch übermäßige Kritik; auch eine genetische Prädisposition im Sinne chronischer Ängstlichkeit mit biologischen Korrelaten wie bei den Angststörungen ist wahrscheinlich. In ähnlicher Weise betonen Modelle der dependenten (abhängigen) Persönlichkeitsstörung v. a. die Rolle früher Erfahrungen, hier im Sinne übermäßiger Behütung und Verhinderung der Selbständigkeit; kognitive Theoretiker weisen auf die Fehleinschätzungen der Betroffenen bezüglich eigener Leistungsfähigkeit hin, ohne die Entstehung dieser kognitiven Verzerrungen wiederum zu untersuchen; die psychoanalytische Erklärung einer oralen Regression in ein Stadium der Behütetheit hat mittlerweile an Beachtung verloren.

Die *Therapien* der drei genannten Persönlichkeitsstörungen sind vergleichsweise ähnlich: bei psychodynamischem Vorgehen Aufarbeitung der angenommenen Konfliktsituationen, im Rahmen kognitiver Therapien Veränderung der verzerrten Einstellungen, etwa des Strebens nach perfektem Handeln bei Personen mit Zwangsstörung. Sowohl bei der ängstlichen wie bei der abhängigen Persönlichkeitsstörung werden zudem Selbstsicherheitstrainings durchgeführt. Medikamentös versucht man, zumeist zusätzlich zur psychotherapeutischen Behandlung, die Symptomatik mit Antidepressiva oder Anxiolytika zu bessern. Die Prognose ist insgesamt günstiger als bei den anderen Persönlichkeitsstörungen, nicht zuletzt weil die Betroffenen aufgrund des starken Leidensdrucks eine hohe Therapiemotivation besitzen.

8.3 Störungen der Geschlechtsidentität

Unter Störungen der Geschlechtsidentität (F64) werden in ICD-10 (S. 263 ff.) im Wesentlichen der Transsexualismus sowie zwei weitere spezielle Formen aufgeführt, der Transvestitismus unter Beibehaltung beider Geschlechtsrollen und die Störung der Geschlechtsidentität im Kindesalter.

Transsexualismus (F64.0) ist durch den Wunsch gekennzeichnet, als „Angehöriger des anderen anatomischen Geschlechtes zu leben und anerkannt" zu werden, meist verbunden mit dem „Gefühl des Unbehagens oder der Nichtzugehörigkeit zum eigenen Geschlecht". Zudem besteht der bestehende Wunsch nach „hormoneller und chirurgischer Behandlung, um den eigenen Körper dem bevorzugten Geschlecht soweit wie möglich anzugleichen" (ICD-10, S. 263). Um diese Diagnose zu stellen, muss die veränderte Geschlechtsidentität für mindestens zwei Jahre bestanden haben, darf nicht als Symptom einer anderen psychischen Störung (etwa Schizophrenie) auftreten und nicht auf bekannte biologische Ursachen[24] zurückzuführen sein.

Beim *Transvestitismus unter Beibehaltung beider Geschlechtsrollen* (F64.1) wird gegengeschlechtliche Bekleidung getragen, um „zeitweilig die Erfahrung der Zugehörigkeit zum anderen Geschlecht zu erleben", wobei anders als beim Transsexualismus kein Wunsch „nach langfristiger Geschlechtsumwandlung oder chirurgischer Korrektur" besteht. Anzumerken ist, dass das Umkleiden nicht von sexueller Erregung begleitet ist, was wichtig für die Unterscheidung vom später zu besprechenden fetischistischen Transvestitismus ist.

Die *Störung der Geschlechtsidentität des Kindesalters* (F64.2) zeigt sich lange vor der Pubertät, zumeist in der frühen Kindheit und ist durch ein „anhaltendes und starkes Unbehagen über das

24 Bei den „echten Zwittern" sind männliche und weibliche Keimdrüsen vorhanden. Wesentlich häufiger ist jedoch der Pseudohermaphroditismus, wo neben Keimdrüsen ausschließlich eines Geschlechts körperliche Merkmale des anderen vorliegen, etwa Zwischenformen von weiblichen und männlichen äußeren Genitalien.

angeborene Geschlecht“ charakterisiert, zusammen mit dem „starken Wunsch (oder der Beteuerung), zum anderen Geschlecht zu gehören“. Es besteht eine „beständige Beschäftigung mit der Kleidung oder den Aktivitäten des anderen Geschlechtes oder eine Ablehnung des eigenen Geschlechtes“. In den diagnostischen Leitlinien wird dieses Verhaltensmuster genauer beschrieben: Vom Vorschulalter an beschäftigen sich betroffene Jungen mit „mädchenspezifischen Spielen und Aktivitäten“ und tragen „gerne Mädchen- oder Frauenkleider“; weibliche Puppen sind oft ihr Lieblingsspielzeug und „Mädchen gewöhnlich ihre liebsten Spielgefährten“. Bei einem Teil lässt dieses feminine Verhalten während in der frühen Adoleszenz nach, weitere weisen später eine homosexuelle Orientierung auf, nur wenige entwickeln Transsexualismus. Mädchen mit dieser Störung haben „typischerweise männliche Spielkameraden“ und zeigen „ein lebhaftes Interesse an Sport, rauem Spiel und Raufereien“; an Spielen, in denen sie weibliche Rollen übernehmen sollen (Vater-Mutter-Spielen), haben sie ebenso wenig Interesse wie an Puppen. Meistens wird in der Adoleszenz das „übertriebene Verlangen nach männlichen Aktivitäten und Kleidung“ aufgegeben, einige „behalten ihre männliche Identifikation“ und können später eine „homosexuelle Orientierung“ zeigen. Betont wird, dass diese Diagnose nicht leichtfertig gestellt werden darf: Es muss eine „tiefgreifende Störung des normalen Gefühls für Männlichkeit und Weiblichkeit“ vorliegen; „bloße Knabenhaftigkeit bei Mädchen und mädchenhaftes Verhalten bei Knaben“ ist nicht ausreichend.

Transsexualität findet man unter Männern deutlich öfter; unter den ersteren schätzt man die Häufigkeit auf 1:30 000, auf ungefähr 1:100 000 bei Frauen. Genaue Daten zur Prävalenz der Störung der Geschlechtsidentität des Kindesalters liegen nicht vor. Sie scheint selten, offenbar eher bei Jungen auftretend.

Erklärungsversuche des Transsexualismus sind bis jetzt wenig überzeugend ausgefallen. Insbesondere ist es nicht gelungen, konsistent biologische Auffälligkeiten bei den Betroffenen nachzuweisen (überdurchschnittliche Androgenkonzentrationen bei transsexuellen Frauen, erhöhte Östrogenspiegel bei transsexuellen Männern); möglicherweise allerdings finden sich bei letzteren gehäuft genetisch determinierte Veränderungen von Androgenrezeptoren (Hare et al., 2009). Freud selbst befasste sich nicht mit gestörter Geschlechtsidentität; sein Konzept der *natürlichen Bisexualität*, das gleichzeitig männliche wie weibliche Verhaltensweisen in ein und demselben Individuum annimmt und von libidinösen Interessen sowohl für Personen des eigenen als auch des anderen Geschlechts ausgeht (etwa 1905d), hätte eine Basis abgegeben. Spätere psychodynamische Theorien gehen – ohne überzeugende Belege – von bedingenden Besonderheiten in den Familien späterer Transsexueller aus (etwa Fehlen des Vaters). *Lerntheoretische* Auffassungen der kindlichen Störung der Geschlechtsidentität weisen darauf hin, dass das geschlechtsuntypische Verhalten, etwa Tragen von Mädchenkleidern durch Jungen, häufig von nahen Angehörigen gerne gesehen und verstärkt wurde (Davison et al., 2007, S. 497).

Psychotherapeutische Versuche, die Betroffenen zur Identifikation mit dem eigenen Geschlecht zu bringen, werden selten unternommen und haben nur dann gewisse Erfolgschancen, wenn ein wirkliches diesbezügliches Bedürfnis besteht; verhaltenstherapeutische Behandlung im klassischen Sinne, bei der mittels Aversionstherapie sexuelles Empfinden für gleichgeschlechtliche Personen abgebaut und durch klassische Konditionierung Interesse an Personen des anderen Geschlechts erzeugt wurde (s. Davison et al. 2007, S. 502), hat bestenfalls historische Bedeutung. Vielfach drängen die Betroffenen auf Geschlechtsumwandlung, die zunehmend häufiger durchgeführt wird. Man schätzt, dass in Europa sich jährlich etwa 1 000 Transsexuelle, vorwiegend Männer, dieser Operation unterziehen. Der eigentlichen Geschlechtskorrektur geht eine längere Beobachtungszeit voraus, in der die Stabilität des Wunsches geprüft wird und erste Versuche eines Rollentausches unternommen werden. Danach beginnt eine Phase der Behandlung mit gegengeschlechtlichen Sexualhormonen, die bereits zu gewünschten – noch reversiblen – Veränderungen führt (wie Wachsen der Brüste beim Mann). Bei Männern werden dann die äußeren Genitalien weitgehend entfernt und eine Vagina geschaffen, sodass die Möglichkeit zur vaginalen Penetration beim Geschlechtsverkehr gegeben ist. Häufig werden plastische Operationen im Gesichts- und Halsbereich durchgeführt, etwa die Entfernung des Adamsapfels. Bei Frauen lässt sich ein kleiner, nicht normal erigierender Penis bilden; dabei funktioniert das Urinieren auf öffentlichen Männertoiletten problemlos. Was den Erfolg der Geschlechtsumwandlung betrifft, so betont der weitaus überwiegende Teil, dass sich die Entscheidung für den Eingriff als richtig erwiesen habe (dargestellt nach Davison et al., 2007, S. 499 ff. sowie Strauß, 2002).

8.4 Störungen der Sexualpräferenz (Paraphilien[25])

Unter der Rubrik Störungen der Sexualpräferenz (F65) werden in ICD-10 sechs wichtige Formen aufgeführt; hinzu kommt eine Kategorie *multiple Formen der Sexualpräferenz* (F65.6), worunter Kombinationen dieser Störungen ohne besonderes Heraustreten einer einzelnen zu subsumieren sind, weiter eine Restklasse *sonstige Störungen der Sexualpräferenz* (F65.8), in die seltenere Varianten wie Nekrophilie oder Sodomie (sexuelle Handlungen an Toten bzw. an Tieren) und Frotteurismus (Erregung durch Reibung der Genitalien an Personen in Menschenansammlungen) einzureihen wären. *Fetischismus* (F65.0) definiert sich als „Gebrauch gegenständlicher Objekte als Stimuli für die sexuelle Erregung und zur sexuellen Befriedigung". Viele Fetische sollen „einen Ersatz für den menschlichen Körper" darstellen, so „Kleidungsstücke oder Schuhwerk"; weitere Beispiele sind „Gegenstände aus Gummi, Plastik oder Leder". Beim *fetischistischen Transvestitismus* (F65.1) wird Kleidung des anderen Geschlechts „hauptsächlich zur Erreichung sexu-

25 Der Terminus Paraphilien, von griechisch: para = neben und philein = lieben, also Abweichungen hinsichtlich Art und Objekt sexueller Praxis, wird vielfach der umständlichen Bezeichnung „Störungen der Sexualpräferenz" vorgezogen.

eller Erregung" getragen; im Gegensatz zum transsexuellen Transvestitismus hat die Kleidung hier deutlich erregende Funktion, sie wird nach eingetretenem Orgasmus und Nachlassen der Erregung wieder abgelegt. Beim *Exhibitionismus* (F65.2) besteht „die wiederholte oder ständige Neigung, das Genitale vor meist gegengeschlechtlichen Fremden in der Öffentlichkeit zu entblößen, ohne zu einem näheren Kontakt aufzufordern oder diesen zu wünschen"; meist wird das Zeigen von „sexueller Erregung" begleitet, und kommt es zur Masturbation. Die meisten Exhibitionisten empfinden „ihren inneren Drang als schwer kontrollierbar und persönlichkeitsfremd"; ist „das Opfer erschrocken, ängstlich oder beeindruckt", erhöht dies oft die Erregung. Beim *Voyeurismus* (F65.3) findet sich der „Drang, anderen Menschen bei sexuellen Aktivitäten" oder bei Intimitäten (wie Entkleiden) zuzusehen. Es „passiert in der Regel heimlich und führt zu sexueller Erregung und Masturbation". Unter *Pädophilie* (F65.4) versteht man „sexuelle Präferenz für Kinder, die sich zumeist in der Vorpubertät oder im frühen Stadium der Pubertät befinden". Manche Pädophile, wird ergänzt, haben nur an Mädchen, andere nur an Knaben Interesse, wieder andere sind sowohl an Mädchen als auch an Knaben interessiert. Beim *Sadomasochismus* (F65.5) werden „sexuelle Aktivitäten mit Zufügung von Schmerzen, Erniedrigung oder Fesseln" bevorzugt. Wenn die betreffende Person „diese Art der Stimulation gerne" erleidet, handelt es sich um *Masochismus*, fügt sie sie jemand anderem zu, um *Sadismus*; oft empfindet die betreffende Person „sowohl bei masochistischen als auch bei sadistischen Aktivitäten sexuelle Erregung" (nach ICD-10, S. 266 ff.).

Für Stellung dieser Diagnosen muss ein wiederholtes Auftreten der abweichenden sexuellen Handlungen oder eine gewisse Intensität gegeben sein: Einmaliger entsprechender Kontakt würde beispielsweise nicht zur Diagnose Pädophilie führen, insbesondere dann nicht, wenn der „Handelnde selbst noch ein Jugendlicher" ist; Fetischismus bzw. Sadomasochismus sollen nur diagnostiziert werden, wenn der Fetisch oder die sadomasochistischen Betätigungen die „wichtigste Quelle sexueller Erregung" darstellen oder „für die sexuelle Befriedigung unerlässlich" sind. Eine ähnliche Auffassung hatte vor mehr als einem Jahrhundert Freud (1905d; S. 60 f.) vertreten: „In der Mehrzahl der Fälle können wir den Charakter des Krankhaften bei der Perversion nicht im Inhalt des neuen Sexualzieles, sondern in dessen Verhältnis zum normalen finden", schreibt er in den „Drei Abhandlungen zur Sexualtheorie" und erläutert: „Wenn die Perversion nicht *neben* dem Normalen (Sexualziel und Sexualobjekt) auftritt [..], sondern wenn sie das Normale unter allen Umständen verdrängt und ersetzt hat; in der *Ausschließlichkeit* und in der *Fixierung* also der Perversion sehen wir zu allermeist die Berechtigung, sie als ein krankhaftes Symptom zu beurteilen."

Homosexualität wird in ICD-10 nicht als psychische Störung aufgeführt, Gleiches gilt für die neueren Ausgaben des DSM. Auch die noch in DSM-III als Störungsbild betrachtete „ichdystone Homosexualität" (eine Neigung, unter der die betreffende Person leidet und die sie zugunsten einer heterosexuellen Orientierung aufgeben möchte) taucht in den späteren Revisionen nicht mehr auf.

Über die Häufigkeit von Störungen der sexuellen Präferenz lassen sich keine sicheren Angaben machen. Übereinstimmung besteht darin, dass Paraphilien wie Exhibitionismus, Voyeurismus, Fetischismus fast ausschließlich bei Männern vorkommen, zumeist heterosexuellen, Pädophilie sowohl bei hetero- wie homosexuellen Männern, selten bei Frauen. Lediglich unter Masochisten gibt es einen gewissen Anteil von weiblichen Betroffenen, der jedoch ebenfalls weit unter dem der Männer bleibt.

Überzeugende *biologische Erklärungsansätze* zu den Paraphilien existieren nicht; insbesondere ist es nicht gelungen, an betroffenen Personen zentralnervöse Besonderheiten nachzuweisen. Die wesentlichen diskutierten Entstehungsmodelle sind daher *psychologischer* Art. Das erste und am genauesten ausgearbeitete, zudem nach wie vor auch das eigenständigste, wurde von Freud in den „Drei Abhandlungen zur Sexualtheorie" (1905d) sowie in der Fallgeschichte Dora („Bruchstück einer Hysterie-Analyse"; 1905e) entwickelt und später, etwa in den „Vorlesungen zur Einführung in die Psychoanalyse" (1916–17a), präzisiert. Danach sind Perversionen[26] dadurch gekennzeichnet, dass Partialtriebe sich verselbständigt haben, deren Befriedigung bei Erwachsenen im Normalfall nur der weiteren Vorbereitung des Geschlechtsaktes dient. Da diese Partialtriebe in der üblichen kindlichen Entwicklung deutlich zutage treten, später aber sich dem „Primat der Genitalien" unterordnen, ergeben sich Perversionen als *Entwicklungshemmungen*. So heißt es prägnant: Der psychoanalytischen Auffassung erklärten sich auch die „absonderlichsten und abstoßendsten Perversionen als Äußerungen von sexuellen Partialtrieben, die sich dem Genitalprimat entzogen haben und wie in den Urzeiten der Libidoentwicklung selbständig dem Lusterwerb" nachgingen (Freud, 1925d, S. 63). Bedingungen für solche *Fixierungen* sind einerseits konstitutionelle Gegebenheiten, beispielsweise besondere Ausprägung erogener Zonen, andererseits Erlebnisse der Kinderjahre (wobei Freud nach wie vor dem Missbrauch durch Erwachsene diesbezügliche ätiologische Bedeutung zuweist); hinzu kommt in oder nach der Pubertät eine Frustration in der normalen Sexualentwicklung, welche die Regression, die manifeste Rückkehr zu den nie vollständig aufgegebenen (fixierten) Sexualtrieben begünstigt. Anders als bei Neurosen, wo die regressiven Wünsche verdrängt werden, kommen diese bei der Perversion in bewussten Phantasien oder Handlungen zum Ausdruck.

Lerntheoretische Erklärungen insbesondere von Fetischismus und Sadomasochismus gehen von einem mehr oder weniger zufälligen Zusammentreffen entsprechender Stimuli (Objekte, Schmerzreize) mit sexueller Erregung aus, nehmen also für die

---

26 Freud verwendet den Begriff „Perversion" zur Beschreibung einer Abweichung von einem (fiktiven) normalen Sexualverhalten, aber ohne moralische Wertung: „Was wir die sexuellen Perversionen heißen, die Überschreitungen der Sexualfunktion nach Körpergebiet und Sexualobjekt, davon muss man ohne Entrüstung reden können" heißt es in „Bruchstück einer Hysterie-Analyse" und: „Ein Stückchen weit, bald hier, bald dort, überschreitet jeder von uns die fürs Normale gezogenen engen Grenzen in seinem eigenen Sexualleben. Die Perversionen sind weder Bestialitäten noch Entartungen im pathetischen Sinne des Wortes." (Freud 1905e, S. 210).

Entstehung eine klassische Konditionierung an. Ob sich solches verlässlich in der Lerngeschichte nachweisen lässt, ist fraglich; auch wäre zu klären, warum die gelernte sexuelle Reaktion die unkonditionierte so sehr an Intensität übertrifft, dass der neutrale Stimulus schließlich dem unkonditionierten vorgezogen wird. Auch Modelllernen, bezüglich Sadismus etwa durch die einschlägige pornographische Literatur, wird diskutiert.

Somatische Therapien bei gestörter Sexualpräferenz zielen in der Regel nicht darauf ab, spezifisch die sexuelle Praktik zu ändern oder eine Abkehr von den bevorzugten Sexualobjekten zu weniger problematischen zu bewirken, sondern versuchen generell eine Dämpfung des Sexualtriebes, insbesondere im Fall von Delinquenz oder starkem subjektiven Leiden. Hier werden bevorzugt Antiandrogene eingesetzt, etwa Cyproteron (Androcur®), welches die Testosteronwirkung herabsetzt („chemische Kastration"); mit den libidodämpfenden SSRI stehen möglicherweise weniger stark in den Hormonhaushalt eingreifende Medikamente zur Verfügung. Zunehmend seltener werden psychochirurgische Eingriffe vorgenommen, speziell Zerstörung von Hypothalamusregionen, denen man stimulierende Wirkung auf das männliche Sexualverhalten zuschreibt.

Die *psychoanalytische Therapie* von Störungen der Sexualpräferenz dürfte wenig praktiziert werden und wenn, so sind die Ergebnisse nicht ausreichend dokumentiert; zudem liegen Paraphilien nach dem Freudschen Genesemodell bewusste Wünsche zugrunde, sodass Verfahren zur Aufhebung der Verdrängung wenig Sinn machen würden. Die psychologische Behandlung sexueller Abweichungen geschieht im Allg. mittels *verhaltenstherapeutischer Methoden*, häufig kombiniert mit einsichtsorientierten Verfahren oder Familientherapie. *Aversionstherapie* wurde – zumindest früher – eingesetzt bei Fetischismus, Exhibitionismus, Sadismus oder Pädophilie, wobei die Präsentation des erregenden Stimulus mit einem aversiven Reiz (Schmerz, unangenehmen Gerüchen, Übelkeit erzeugenden Substanzen) kombiniert wird. Als Varianten der Aversionstherapie wurden bei Paraphilien auch verdeckte Sensibilisierung (gleichzeitiges Vorstellen des als Stimulus zu verändernden erregenden Objektes und unangenehmer Reize) und „masturbatorische Sättigung" eingesetzt (anhaltendes

Vorstellen des erregenden Objektes über den masturbatorisch herbeigeführten Orgasmus hinaus). Ein weiteres Verfahren zur Veränderung der sexuellen Präferenz ist die „orgasmische Neuorientierung", bei der die Klienten sich mit Bildern des unerwünschten Stimulus (etwa von Kindern) erregen und während der Onanie konventionelle Reize (beispielsweise eine nackte erwachsene Person) präsentiert bekommen, sodass sich die sexuelle Erregtheit damit verbinden kann. Weniger mechanische Behandlungsmethoden, etwa bei Exhibitionisten und Pädophilen, sind Stimuluskontrolle zur Vermeidung der das unerwünschte Verhalten auslösenden Situationen sowie Einüben von Bewältigungsstrategien.

9 Intelligenzminderung, Entwicklungsstörungen und psychische Störungen mit Beginn in Kindheit und Jugend

9.1 Vorbemerkungen

In den letzten drei Abschnitten von Kapitel V in ICD-10 sind Störungen aufgelistet, die entweder bereits in der Kindheit einsetzen oder sich vornehmlich auf das Kindes-und Jugendalter beschränken. Es handelt sich dabei zum einen um die verschiedenen Schweregrade von Intelligenzminderung (F7), zum anderen um die im Abschnitt Entwicklungsstörungen (F8) angeführten psychischen Störungen, die sich im Gegensatz zur Intelligenzminderung auf einzelne „umschriebene" Leistungsbereiche beschränken; dazu gehören Störungen in der Entwicklung des Sprechens (Artikulationsstörungen) und der Sprache (Ausdrucks- und Verständnisschwierigkeiten), Lese-, Rechtschreib- und Rechenstörungen sowie Entwicklungsstörungen der motorischen Funktionen. In diesen Abschnitt wurde auch der frühkindliche Autismus aufgenommen, der u. a. zusammen mit dem Rett- und dem Asperger-Syndrom unter „tiefgreifende Entwicklungsstörungen" (F84) subsumiert wird, eine wenig klar konzipierte Subgruppe, deren Zuordnung zu den genannten „umschriebenen" Entwicklungsstörungen nicht sofort einsichtig ist. Abschnitt F9 schließlich ist überschrieben „Verhaltens- und emotionale Störungen mit Beginn in der Kindheit und Jugend" und umfasst Störungen, die sich weniger auf Leistung und Intelligenz als auf Verhalten und Empfinden beziehen. Dazu gehören u. a. die hyperkinetischen Störungen, Störungen des Sozialverhaltens und emotionale Störungen im Kindesalter (Phobien, soziale Ängstlichkeit), Tics und einige weitere wie Enuresis (Einnässen), Enkopresis (Einkoten) oder Stottern. Die Gründe für die Zusammenfassung dieser recht heterogenen Symptombilder sind in ICD-10 nicht befriedigend dargelegt. Von den zahlreichen angeführten Störungen werden im Folgenden (s. Überblick in **Tab. 9.1**) nur jene herausgegriffen, die eine gewisse zahlenmäßige Bedeutsamkeit haben und zu denen interessante Forschungsergebnisse vorliegen.

Tab. 9.1: Überblick über die Abschnitte F7, F8 und F9 in ICD-10 (nach Köhler, 2005)

Code-Nr.	Bezeichnung u. Kurzcharakterisierung	Unterformen
F7	**Intelligenzminderung:** – Unvollständigkeit der generellen geistigen Entwicklung	– F70: leichte Intelligenzminderung – F71: mittelgradige Intelligenzminderung – F72: schwere Intelligenzminderung – F73: schwerste Intelligenzminderung
F8	**Entwicklungsstörungen:** – Beginn in Kindheit – Einschränkung oder Verzögerung der Entwicklung spezieller Funktionen – stetiger Verlauf (keine Remissionen und Rezidive)	– F80: umschriebene Entwicklungsstörungen d. Sprechens u. d. Sprache (z. B. Artikulationsstörung) – F81: umschriebene Entwicklungsstörungen schulischer Fertigkeiten (z. B. Lese- u. Schreibstörung) – F82: umschriebene Entwicklungsstörung der motorischen Funktionen (Störungen d. Grob- oder Feinmotorik) – F83: kombinierte umschriebene Entwicklungsstörungen – F84: tiefgreifende Entwicklungsstörungen (z. B. frühkindlicher Autismus = Kanner-Syndrom; Asperger-Syndrom)
F9	**Verhaltens- und emotionale Störungen mit Beginn in der Kindheit und Jugend:** – diverse Störungen des Verhaltens (ohne notwendige Einschränkung kognitiver Funktionen)	– F90: hyperkinetische Störungen (z. B. ADHS) – F91: Störungen des Sozialverhaltens – F92: kombinierte Störungen des Sozialverhaltens u. der Emotionen (z. B. Störung des Sozialverhaltens mit depressiver Störung) – F93: emotionale Störungen der Kindesalters (z. B. isolierte kindliche Phobien) – F94: Störungen sozialer Funktionen mit Beginn in Kindheit und Jugend (z. B. elektiver Mutismus = situationsgebundenes Nichtsprechen) – F95: Ticstörungen (z. B. motorische Tics, etwa Blinzeln) – F98: sonstige Verhaltens- oder emotionale Störungen mit Beginn in Kindheit u. Jugend (z. B. Enuresis = Einnässen)

9.2 Intelligenzminderung

Intelligenzminderung (F7) wird eingeführt als eine „sich in der Entwicklung manifestierende, stehen gebliebene oder unvollständige Entwicklung der geistigen Fähigkeiten, mit besonderer Beeinträchtigung von Fertigkeiten, die zum Intelligenzniveau beitragen, wie z. B. Kognition, Sprache, motorische und soziale Fähigkeiten". Es findet sich eine Beeinträchtigung des Anpassungsverhaltens, welches aber bei leichter Intelligenzminderung „in geschützter Umgebung mit Unterstützungsmöglichkeiten" nicht notwendig auffällt.

Die Diagnose einer Intelligenzminderung soll aufgrund des klinischen Eindrucks, des Anpassungsverhaltens (gemessen am „kulturellen Hintergrund des Individuums") und der psychometrischen Leistungsfähigkeit gestellt werden, wobei die Problematik einer einheitlichen Intelligenzdefinition und einer validen Messung, insbesondere bei zusätzlichen Behinderungen, genau reflektiert wird; insofern wird auch geraten, die zur Abgrenzung der einzelnen Schweregrade angegebenen IQ-Werte nicht zu starr anzuwenden. Auf Anwendung standardisierter Verfahren basiert gleichwohl wesentlich die Diagnose; letztere müsse ohne diese „vorläufig" bleiben (nach ICD-10, S. 275 ff.).

Bei der *leichten Intelligenzminderung* (F70) wird Sprache zwar verzögert erworben, jedoch in solchem Umfang, dass sie für tägliche Anforderungen und normale Konversation ausreicht; auch sind die Betroffenen meist in der Lage, sich selbst zu versorgen (etwa ohne Hilfe zu essen, sich anzuziehen) und können häusliche und praktische Tätigkeiten durchführen. Im schulischen Bereich ergeben sich Schwierigkeiten, besonders hinsichtlich Lesen und Schreiben, die meisten können später jedoch für einfache, praktische Arbeiten angelernt werden. In standardisierten Intelligenztests werden Scores für den Intelligenzquotienten (IQ-Werte) im Bereich zwischen 50 bis 69 als Hinweis für leichte Intelligenzminderung angesehen. Früher und zuweilen noch heute benutzte Bezeichnungen sind

Debilität oder leichte Oligophrenie[27]. *Mittelgradige Intelligenzminderung* (F71) ist durch IQ-Werte zwischen 35 und 49 gekennzeichnet; Sprachverständnis und Sprachgebrauch werden verzögert und nur in begrenztem Maße erworben; bei vielen ist Selbstversorgung nicht möglich, einige Betroffene „benötigen lebenslange Beaufsichtigung". Einfache praktische Tätigkeiten unter Aufsicht können im Erwachsenenalter meist verrichtet werden; Fähigkeit zu Kontakten und einfachen sozialen Aktivitäten besteht. Bei einem gewissen Anteil finden sich Epilepsie sowie „neurologische und körperliche Behinderungen", nicht selten werden frühkindlicher Autismus oder andere tiefgreifende Entwicklungsstörungen beobachtet. Bei der schweren Intelligenzminderung (F72) liegt der Intelligenzquotient im Bereich von 20 bis 34, das Leistungsniveau entsprechend niedriger als bei mittelgradiger Intelligenzminderung; motorische Schwächen und andere Ausfälle sind häufiger und schwerer. Bei Personen mit *schwerster Intelligenzminderung* (F73) wird ein Intelligenzquotient von weniger als 20 angenommen, was eher auf Schätzungen beruht, da die Betroffenen „so gut wie unfähig sind, Aufforderungen oder Anweisungen zu verstehen oder sich danach zu richten". Die meisten sind „immobil oder sehr in ihrer Bewegungsfähigkeit eingeschränkt, inkontinent und zumeist nur zu sehr rudimentären Formen nonverbaler Kommunikation fähig"; sie benötigen „ständige Hilfe und Überwachung". Schwere körperliche Defizite mit Beeinträchtigungen der Motorik und von Seh- und Sinnesfunktionen sind häufig.

Die Häufigkeit von Intelligenzminderung, also der Anteil von Personen mit einem IQ von weniger als 70 beträgt – mehr oder weniger definitionsgemäß, da man die Grenze in mehr als zwei

---

27 Oligophrenie (von griechisch: oligos = wenig und phren = Verstand) ist die zuweilen in psychiatrischen Lehrbüchern zu findende Bezeichnung, daneben der Terminus Schwachsinn; für leichte Formen war zudem die Bezeichnung Debilität, für mittlere Imbezillität, für schwerste Idiotie in Gebrauch. Zunehmend setzen sich die in ICD und DSM empfohlenen, weniger herabsetzenden Bezeichnungen Intelligenzminderung oder geistige Behinderung durch.

Standardabweichungen unterhalb von 100 angesetzt – circa 2,5 %. Der Großteil (etwa 85 %) ist nur leicht behindert, weist also Intelligenzquotienten von 50 oder mehr auf; Angehörige der unteren Einkommensschichten sind deutlich überrepräsentiert, familiäre Häufung sehr ausgeprägt. Adoptionsstudien zeigen, dass die Intelligenz der leiblichen Eltern zweifellos Einfluss auf das intellektuelle Niveau Heranwachsender hat, andererseits gibt es deutliche Belege für die diesbezügliche Bedeutung einer anregenden Umwelt. Die selteneren mäßigen und schweren geistigen Behinderungen sind hingegen weitgehend gleich über die Schichten verteilt, Knaben etwa doppelt so häufig wie Mädchen betroffen.

Bei etwa 25 % der Fälle findet man bekannte *organische Ursachen*, wobei dieser Anteil bei den mittleren und schweren Formen deutlich höher liegt. Dazu gehören Erbkrankheiten, Chromosomenstörungen, weiterhin intrauterine oder im Vorlauf des Geburtsvorganges eingetretene Schädigungen, nach der Geburt v. a. Infektionskrankheiten und nicht zuletzt Unfälle.

Der Unterschied zwischen Erbkrankheiten und Chromosomenstörungen (Chromosomenaberrationen) liegt darin, dass im ersten Fall bereits das Erbgut eines oder beider Elternteile pathologisch verändert ist, im zweiten bei der Bildung der Keimzellen Chromosomen überzählig entstehen, verloren gehen oder partiell zerstört werden. Zu den Chromosomenstörungen, die Intelligenzminderung zugrunde liegen können, gehören neben dem Down-Syndrom u. a. Klinefelter-und Turner-Syndrom mit überzähligen oder fehlenden Geschlechtschromosomen und das Cri-du-chat-Syndrom, wo ein Stück von Chromosom 5 fehlt. Eine weitere Aberration ist fragiles X, bei dem ein X-Chromosom leicht auseinanderbricht, eine häufige Ursache von Intelligenzminderung.

Die diesbezüglich bekannteste Erbkrankheit ist die (letztlich seltene) *Phenylketonurie*, eine rezessiv vererbte Stoffwechselstörung, bei der durch Fehlen eines Enzyms die Aminosäure Phenylalanin nicht in Tyrosin verwandelt werden kann. Die erhöhte Konzentration von Phenylalaninabbauprodukten beeinträchtigt die Myelinscheidenbildung und führt damit zu irreparablen Schäden im Zentralnervensystem; die Abbauprodukte verleihen dem Urin einen charakteristischen Geruch. Mittels eines routinemäßig durchgeführten Tests lässt sich die Krankheit sehr früh feststellen und durch konsequente phenylalaninarme Ernährung Schaden weitgehend verhindern. Häufigste chromosomale Ursache von Intelligenzminderung ist das dreifache Vorhandensein des 21. Chromosoms (Trisomie 21); bei diesem *Down-Syndrom* („Mongolismus"), finden sich neben meist leichter bis mittlerer Intelligenzminderung typische körperliche Erscheinungen wie Kleinwuchs, Mongolenfalte (Epikanthus), kurze und breite Hand mit charakteristischen Furchen, große Zunge; die Lebenserwartung ist reduziert, jedoch im Laufe der letzten Jahrzehnte gestiegen. Die Wahrscheinlichkeit für Trisomie 21 steigt deutlich mit dem Alter der Mutter.

Zu *intrauterinen Schädigungen* mit der Folge von geistiger Behinderung führen Infektionen (z. B. Rötelnembryopathie) und Alkoholmissbrauch der Schwangeren (fetales Alkoholsyndrom oder Alkoholembryopathie, s. 3.2.5), zudem serologische Unverträglichkeiten im AB0- oder im Rhesussystem. Hinzu kommen *Schädigungen durch Geburtskomplikationen*. Spätere exogene Faktoren für Intelligenzminderung sind frühkindliche Infektionen, speziell Formen von Hirnhautentzündung (Meningitis), nicht selten Unfälle oder Misshandlung. Die solcherart nicht erklärbaren Formen von Intelligenzminderung werden *genuin* genannt und betreffen vorzugsweise leichtere Schweregrade; man nimmt einen multifaktoriellen Erbgang an, betont zudem die schädigende Wirkung wenig anregender Umwelt oder belastender Milieubedingungen.

Dass intellektuelle Einschränkungen im Rahmen der Phenylketonurie durch diätetische Maßnahmen weitgehend zu verhindern sind, wurde bereits erwähnt. Untersuchungen Schwangerer testen nicht nur serologische Unverträglichkeiten, sondern richten das Augenmerk auch auf eventuelle Infektionen. In diesem Rahmen sei auf die Rötelnimpfung von Frauen mit Kinderwunsch und fehlenden Antikörpern hingewiesen. Weiter besteht sinnvolle Prävention in öffentlicher Aufklärung über die Folgen von Alkoholkonsum in der Schwangerschaft sowie anderer psychotroper Substanzen wie Cannabis und Kokain. Durch Fruchtwasseruntersuchung können neben erblichen Stoffwechselstörungen Chromosomenaberrationen bereits im frühen Fetalstadium erkannt werden.

Die medikamentöse Behandlung geistiger Behinderung ist wenig chancenreich, oft jedoch wirksam für die begleitenden Verhaltensstörungen. Für Möglichkeiten und Erfolgsaussichten von Förderungsmaßnahmen sowie einzelne Ansätze (etwa computergestütztes Lernen oder kognitiv-verhaltenstherapeutisches Training von Problemlösefähigkeiten) sei auf Davison et al. (2007, S. 545 ff.) oder Butcher, Mineka und Hooley (2009, S. 705 ff.) verwiesen.

9.3 Frühkindlicher Autismus

In Abschnitt 8 von ICD-10 findet sich die Rubrik „tiefgreifende Entwicklungsstörungen", welche einerseits durch Beeinträchtigung von sozialer Interaktion und Kommunikation charakterisiert sind, andererseits durch ein „eingeschränktes, stereotypes, sich wiederholendes Repertoire von Interessen und Aktivitäten" auffallen. Meist besteht eine „gewisse allgemeine kognitive Beeinträchtigung", die Störungen sind „jedoch durch das Verhalten definiert, das nicht dem Intelligenzalter des Individuums" entspricht; in den meisten Fällen bestehe „von frühester Kindheit" an eine „auffällige Entwicklung", die Störungen seien fast ausnahmslos „seit den ersten 5 Lebensjahren" manifest.

Zunächst wird der frühkindliche Autismus (F84.0) genannt, definiert durch eine sich vor dem dritten Lebensjahr manifestierende „abnorme oder beeinträchtigte Entwicklung". Sie ist durch eine „gestörte Funktionsfähigkeit" in drei Bereichen charakterisiert, nämlich der „sozialen Interaktion, der Kommunikation und in eingeschränktem repetitiven Verhalten". Die Beeinträchtigungen der sozialen Interaktionen zeigen sich „in Form einer unangemessenen Einschätzung sozialer und emotionaler Signale wie z. B. im Fehlen von Reaktionen auf Emotionen anderer Menschen"; als Zeichen gestörter Kommunikation werden u. a. angeführt: „Fehlen eines sozialen Gebrauchs vorhandener sprachlicher Fähigkeiten", „Fehlen von Gegenseitigkeit im Gesprächsausdruck", „geringe Flexibilität im Sprachausdruck und ein relativer Mangel an Kreativität und Phantasie im Denkprozess", zudem mangelnde „emotionale Resonanz auf verbale und nonverbale Annäherungen anderer Menschen", beeinträchtigter

Gebrauch von Sprachmelodie und begleitender Gestik als Hilfsmittel der Kommunikation. Weiter genannt werden „eingeschränkte, sich wiederholende und stereotype Verhaltensmuster, Interessen und Aktivitäten", was sich in der Tendenz zeige, „große Teile alltäglicher Aufgaben starr und routiniert" auszuführen; die Kinder bestünden nicht selten darauf, „bestimmte Handlungsroutinen in bedeutungslosen Ritualen" auszuführen, „stereotype Beschäftigungen mit Daten, Fahrtrouten oder Fahrplänen" könnten vorkommen, motorische Stereotypien sind häufig; betont wird der „Widerstand gegenüber Veränderungen" von Handlungsabläufen und Merkmalen der Umgebung (etwa der Wohnungseinrichtung). Es werden weitere, weniger spezifische Charakteristika aufgeführt, so die Neigung zu Selbstverletzung; Autismus könne bei jedem Intelligenzniveau vorkommen, in etwa drei Viertel der Fälle bestehe jedoch „deutliche Intelligenzminderung" (nach ICD-10, S. 306 ff.).

Versucht man, die trockene Beschreibung zu illustrieren, so fällt bei Begegnung mit autistischen Kindern zunächst die mangelnde Emotionalität und Kontaktfreudigkeit auf, das Ignorieren der anderen (Hindurchsehen), die mangelnde Reaktion auf Ansprechen, das Vermeiden von körperlicher Berührung durch Verrenkungen des Körpers; häufig zeigen die Kinder stattdessen große Affinität zu leblosen Objekten, etwa Maschinen; sprachliche Äußerungen, sofern überhaupt vorgebracht, dienen nicht der Mitteilung. Im Verhalten fallen stereotype, endlos wiederholte Bewegungen auf; berichtet wird übereinstimmend von dem Beharren auf Bestehendem, etwa gleichen Grußformeln, gleichen Wegen, gleicher räumlicher Anordnung der Möbel; kleinste Veränderungen werden mit Zeichen von Wut oder Verzweiflung beantwortet. Insofern sind die Kinder durchaus nicht apathisch reaktionslos, wie bei Intelligenzminderung häufig; auch wird betont, dass sie vielfach keineswegs den Eindruck geistig Behinderter machten, oft sogar auffällig hübsch seien; insbesondere ist die motorische Entwicklung häufig unauffällig. Gleichwohl weisen viele neurologische Störungen auf, leiden beispielsweise oft an Epilepsie.

Im Gegensatz zu früheren Ansichten besteht bei autistischen Kindern sehr häufig eine Intelligenzminderung, die sich vorwiegend in Aufgaben bemerkbar macht, die sprachliche Fähigkeiten erfordern, weniger in solchen, bei denen visuell-räumliches Denken gefordert ist. Die oft zitierten Fälle spezieller Hochbegabung, etwa in puncto Rechenfähigkeiten („idiots savants"), sind – zumindest beim Kanner-Syndrom – letztlich Seltenheiten; üblich ist unterdurchschnittliches Abschneiden in allen Teilen von Intelligenztests.

Typischerweise beginnt die Störung sehr früh, äußert sich schon in den ersten Lebensmonaten durch fehlenden emotionalen Kontakt. Die Prognose ist im Allg. schlecht: Etwa die Hälfte lernt überhaupt nicht zu sprechen; nur 5–20 % können später ein leidlich angepasstes Leben führen, der Großteil ist auf Hilfe angewiesen oder dauerhaft in Institutionen untergebracht.

Die Störung ist eher selten (etwa eines von 2 000 Kindern), wobei rund 80 % davon Knaben sind. Entgegen zuweilen vorgebrachten Behauptungen sind Kinder aus den oberen Einkommensklassen nicht häufiger betroffen, vielmehr dürften keine Schichtunterschiede bestehen. Familiäre Häufung ist definitiv gegeben; unter Geschwistern autistischer Kinder ist die Erkrankungshäufigkeit fünfzigfach größer als in der Allgemeinbevölkerung.

Die nosologische Einordnung des 1943 von Leo Kanner zuerst beschriebenen Syndroms[28] (daher die Bezeichnungen *Kannersches Autismus-Syndrom* oder *Kanner-Syndrom*) ist unklar. Zunächst wurde es als eine kindliche Form der Schizophrenie aufgefasst, wovon man abgekommen ist. Seit der dritten Ausgabe des DSM wird es als „tiefgreifende Persönlichkeitsstörung" unter „Störungen, die gewöhnlich zuerst im Kleinkindalter, in der Kindheit oder der Adoleszenz diagnostiziert werden" eingeordnet; auch in ICD-10 ist es als „Entwicklungsstörung" unter F8 zu codieren. Die Ätiologie ist weitgehend ungeklärt. Die häufige Vergesellschaftung mit neurologischen Symptomen wie Epilepsie und bestimmte neuroradiologische Befunde (u. a. Hinweise auf Unterentwicklung des Kleinhirns) legen zumindest für einen

28 Mittlerweile spricht man eher von Autismus-Spektrumsstörungen, zu denen neben dem Kannerschen Autismus-Syndrom das Asperger-Syndrom gerechnet wird mit weniger beeinträchtigter Intelligenz.

Teil der Fälle die Annahme einer hirnorganischen Störung nahe, deren Ursache wiederum zu klären bleibt; die Rolle genetischer Faktoren (etwa eines rezessiv vererbten „fragilen X-Chromosoms") oder intrauteriner Schädigungen (etwa bei Rötelnembryopathie) wird diskutiert. Unklar ist, welche pathogenetische Bedeutung der möglicherweise erhöhten Serotininkonzentration zukommt.

Biologische Erklärungsansätze haben in den letzten Jahren die lange favorisierten und in Laienkreisen verbreiteten *psychologischen* Entstehungsmodelle zurückgedrängt; ausgehend von den ersten Beschreibungen, die Kanner von den Eltern autistischer Kinder gegeben hatte, nämlich als kalt, überintellektuell und abweisend, wurde diesen (beziehungsweise etwas verbrämter: deren Interaktion mit den Kindern) die Schuld an der Entstehung der Störung angelastet: Die Kinder zögen sich aufgrund dieser Abweisung in ihre eigene Welt zurück, eine Ansicht, die etwa Bruno Bettelheim überzeugend zu vertreten wusste. Systematischere Untersuchungen der Eltern autistischer Kinder im Vergleich zu Eltern von Kindern mit anderen Behinderungen konnten Kanners Eindruck nicht bestätigen; auch spricht das sehr frühe Auftreten der Störung sowie die immer deutlicher erkannten somatischen Symptome gegen eine gewichtige Rolle psychologischer Umweltfaktoren. Eine interessante Hypothese sieht frühkindlichen Autismus als primäre Störung der Aufmerksamkeit an, würde ihn damit wieder mehr in Richtung Schizophrenie rücken.

Standardmäßige *medikamentöse Behandlung* existiert nicht. Oft werden Neuroleptika eingesetzt, v. a. bei aggressivem und selbstverletzendem Verhalten. Die Wirksamkeit von Serotoninantagonisten, die unter der Annahme einer Überaktivität dieses Transmittersystems zur Anwendung kommen sowie von Opiatrezeptorenblockern ist nicht gesichert. Gängig sind *operante Verfahren*, welche Ausformung erwünschten Verhaltens mit systematischer Belohnung versuchen; Schwierigkeit ist, einerseits überhaupt Interesse bei den Kindern zu finden, andererseits auch, geeignete Verstärker zu entwickeln, da solche sozialer Natur wie emotionale Zuwendung hier zumindest anfangs wenig Wirkung zeigen. Immerhin weisen kontrollierte Studien mit diesen Verfahren Verbesserung intellektueller Fähigkeiten und Zunahme sozialer Kontakte nach (s. Davison et al., 2007, S. 589).

Merke

▶ Autismus ist einerseits ein Symptom (Rückzug aus sozialen Aktivitäten), wie es beispielsweise bei Schizophrenie auftritt, andererseits ein Störungsbild (Syndrom), nämlich der frühkindliche Autismus, der durch weitere Auffälligkeiten neben sozialer Selbstisolierung gekennzeichnet ist. Das Autismus-Syndrom ist auf verschiedene Ursachen zurückzuführen; selbst das spezifische Kannersche Autismus-Syndrom ist wahrscheinlich ätiologisch mehrdeutig. ◀◀

9.4 Hyperkinetische Störungen und Störungen des Sozialverhaltens

In ICD-10 werden als erste Untergruppe von Abschnitt 9 die *hyperkinetischen Störungen* genannt (F90), als zweite die *Störungen des Sozialverhaltens* (F91); da beide häufig gemeinsam auftreten, seien beide zusammen besprochen, wobei der Schwerpunkt eindeutig auf den hyperkinetischen Störungen liegt. Letzteres entspricht weitgehend dem als ADHS (Aufmerksamkeitsdefizit-Hyperaktivitäts-Störung) bezeichneten Symptombild.

Von der ADHS wird – nicht immer konsequent – die ADS getrennt, bei der allein Defizite in der Aufmerksamkeit die Symptomatik bestimmen. Ob beide Störungen dieselbe Grundlage haben, ist nicht geklärt.

Hyperkinetische Störungen sind charakterisiert durch „frühen Beginn, die Kombination von überaktivem, wenig modulierten Verhalten mit deutlicher Unaufmerksamkeit und Mangel an Ausdauer bei Aufgabenstellungen“; als „Kardinalsymptome“ werden „beeinträchtigte Aufmerksamkeit“ und „Überaktivität“ genannt. Erstere zeige sich darin, dass „Aufgaben vorzeitig abgebrochen und Tätigkeiten nicht beendet“ würden; die Kinder wechselten „häufig von einer Aktivität zur anderen“. Überaktivität bedeute „exzessive Ruhelosigkeit, besonders in Situationen, die relative Ruhe" verlangten. Sie könne sich „im Herumlaufen oder Herumspringen äußern, im Aufstehen, wenn dazu aufgefordert wurde, sitzen zu bleiben, in ausgeprägter Redseligkeit und Lärmen oder im Wackeln und Zappeln". Um die Diagnose zu stellen, sollten Beeinträchtigung der Aufmerksamkeit und Überaktivität, gemessen am Alter und Intelligenzniveau, extrem ausgeprägt sein; beides sollte auch in mehr als einem situationalen Kontext vorkommen (also nicht ausschließlich zu Hause oder im Klassenraum). Einige Begleitmerkmale stützen die Diagnose, werden aber nicht als notwendig erachtet: „Distanzlosigkeit in sozialen Beziehungen, Unbekümmertheit in gefährlichen Situationen und impulsive Missachtung sozialer Regeln (sie äußert sich in Einmischung in oder Unterbrechung von Aktivitäten anderer oder vorschnellem Beantworten noch nicht vollständig gestellter Fragen oder in der Schwierigkeit zu warten, bis man an der Reihe ist)". Lernstörungen und motorische Ungeschicklichkeit sollten nicht Bestandteil der Diagnose sein, auch wenn sie häufig mit den genannten Auffälligkeiten zu finden sind; sie sind getrennt zu verschlüsseln (nach ICD-10, S. 317 ff.). Je nachdem, ob zusätzlich Störungen des Sozialverhaltens vorhanden sind, wird die *einfache Aktivitäts- und Aufmerksamkeitsstörung* (F90.0) von der *hyperkinetischen Störung des Sozialverhaltens* (F90.1) unterschieden; für letztere Diagnose müssen sowohl die Kriterien für eine hyperkinetische Störung wie die einer Störung des Sozialverhaltens erfüllt sein. Anders als es die vornehmlich auf kindliches Verhalten bezogenen Beschreibungen vermuten lassen, kann die Diagnose „hyperkinetische Störung" auch bei Erwachsenen gestellt werden und wäre mit denselben Nummern zu kodieren.

Störungen des Sozialverhaltens (F91) sind „durch ein sich wiederholendes und andauerndes Muster dissozialen, aggressiven und aufsässigen Verhaltens" charakterisiert. Das gezeigte abweichende Verhalten solle „schwerwiegender sein als gewöhnlicher kindischer Unfug oder jugendliche Aufmüpfigkeit"; einzelne „dissoziale oder kriminelle Handlungen" seien allein kein Grund für die Diagnose, für die ein „andauerndes Verhaltensmuster" gefordert werde. Als Beispiele für Verhaltensweisen, welche die Diagnose begründen, werden angegeben: „Extremes Maß an

Streiten oder Tyrannisieren, Grausamkeit gegenüber anderen Menschen oder gegenüber Tieren, erhebliche Destruktivität gegen Eigentum, Feuerlegen, Stehlen, häufiges Lügen, Schulschwänzen und Weglaufen von zu Hause, ungewöhnlich häufige oder schwere Wutausbrüche und Ungehorsam". Jedes dieser Beispiele sei „bei erheblicher Ausprägung" ausreichend für die Diagnose; „isolierte dissoziale Handlungen" genügten hingegen nicht. Nur gestellt werden soll die Diagnose, wenn dieses Verhaltens schon mindestens sechs Monate angedauert hat (nach ICD-10, S. 321 ff.).

Angaben zur Häufigkeit der hyperkinetischen Störung (ADHS) schwanken aufgrund der divergierenden Definitionen und unscharfen Beschreibungen erheblich. Eine realistische Schätzung dürfte sein, dass etwa 3–5 % der Kinder daran leiden.

Mit über 10 % wird die Prävalenz für die *minimale cerebrale Dysfunktion (MCD)* angegeben. Damit wird eine leichte hirnorganische Schädigung bezeichnet, die sich typischerweise in hyperkinetischen Symptomen und Störungen des Sozialverhaltens, zuweilen auch Teilleistungsstörungen, äußert. Der Begriff taucht weder in ICD-10 noch in DSM-IV auf, ist in psychiatrischen Lehrbüchern jedoch häufig zu finden und kommt zunehmend außer Gebrauch.

Jungen sind übereinstimmend von diesen Störungen häufiger betroffen (etwa im Verhältnis 4:1). Prävalenzdaten bei Erwachsenen sind mit großen Unsicherheiten behaftet; mehr als 70 % der Kinder mit Hyperaktivitätsstörung dürften Symptome noch im Erwachsenenalter aufweisen. Die in ICD-10 hervorgehobene Vergesellschaftung mit Lernstörungen zeigt etwa ein Viertel der ADHS-Kinder. Familiäre Häufung ist gut belegt; Konkordanzraten von 51 % für eineiige, von 33 % für zweieiige Zwillinge sprechen für genetische Zusammenhänge (Köhler, 2005, S. 256).

Als Grundlage der hyperkinetischen Störungen nimmt man *Aktivitätsdefizite* im Hirn an, insbesondere in den frontalen Arealen, was aber bis jetzt keineswegs eindeutig durch neuroradiologische Studien (etwa PET-Untersuchungen) belegt wurde. Vermutet wird, dass das hyperaktive Verhalten der Eigenstimulation dient (daher auch Therapie mit Psychostimulantien, s. u.). Die Ursachen sind wenig erforscht; neben einem genetischen Faktor (mit der Folge vermehrter Dopamintransporter und somit synaptischen Dopaminmangels) werden intrauterine, perinatale und frühkindliche Schädigungen diskutiert. Die zeitweise populäre Annahme verursachender *Umweltgifte* (etwa durch Lebensmittelzusätze) ist mittlerweile wieder aus der Mode gekommen. Psychologische Genesetheorien hyperkinetischer Störungen gehen wenig über alltagspsychologische Erklärungsversuche hinaus; nicht versäumt wird, darauf hinzuweisen, dass die Beachtung durch die Umwelt die Störung aufrechterhalten kann. Die Ursache antisozialen Verhaltens bei Kindern ist noch weniger geklärt. Die Vergesellschaftung mit hyperkinetischen Störungen legt eine gewisse neurophysiologische Grundlage nahe; unstrittig ist andererseits, dass negative Umwelteinflüsse (broken homes, Alkoholismus in der Familie, mangelnde positive Modelle) eine nicht geringe ätiologische Bedeutung besitzen.

Die *medikamentöse Therapie* der Aufmerksamkeitsstörungen geschieht typischerweise mit Psychostimulantien wie Methylphenidat (z. B. Ritalin®), daneben mit anderen Vigilanz steigernden Präparaten oder Amphetamin. Nachweislich vermindert sich durch diese Substanzen, die bei Erwachsenen ohne ADHS das Aktivitätsniveau steigern (s. 3.5), bei auffälligen Kindern das hyperkinetische Verhalten (paradoxe Reaktion); man vermutet, dass durch die induzierte zerebrale Aktivitätserhöhung die Notwendigkeit der Eigenstimulation entfällt, ein nicht unstrittiges, jedoch einleuchtendes Modell. Eingesetzt werden daneben Neuroleptika und Antidepressiva; im weitesten Sinne zu letzter Gruppe gehört das seit einiger Zeit für diese Indikation zugelassene Atomoxetin (Strattera®). Früher häufig empfohlene *Diätmaßnahmen* („Feingold-Diät“ mit Verzicht insbesondere auf Lebensmittelzusätze) haben mittlerweile an Popularität eingebüßt. Die *psychologische Therapie* hyperkinetischer Störungen basiert vornehmlich auf operanten Prinzipien, nämlich Belohnung erwünschten und Negierung beziehungsweise Bestrafung fehlangepassten Verhaltens; Erfolge zeigen sich hauptsächlich dann, wenn gleichzeitig pharmakologisch behandelt wird.

Literatur

Afifi, T. O., Asmundson, G. J., Taylor, S. & Jang, K. L. (2010). The role of genes and environment on trauma exposure and posttraumatic stress disorder symptoms: a review of twin studies. *Clinical Psychology Review*, 30, 101–112.

Batra, A. (2005). Rauchen. In H. Reinecker & F. Petermann (Hrsg.), *Handbuch der Klinischen Psychologie und Psychotherapie*. Göttingen: Hogrefe, S. 431–438.

Batra, A. & Buchkremer, G. (2003). *Tabakentwöhnung. Ein Leitfaden*. Stuttgart: Kohlhammer.

Beck, A. T. (1967). *Depression: Clinical, experimental and theoretical aspects*. New York: Harper & Row.

Benkert, O. (2009). *Psychopharmaka: Medikamente, Wirkung, Risiken*. 5. Auflage. München: Beck.

Benkert, O. & Hippius, H. (2011). *Kompendium der Psychiatrischen Pharmakotherapie*. 8. Auflage. Berlin: Springer.

Benkert, O. & Lenzen-Schulte, M. (2004). *Zwangskrankheiten: Ursachen, Symptome, Therapien*. 2. Auflage. München: Beck.

Benowitz, N. L. (2008). Clinical pharmacology of nicotine: implications for understanding, preventing, and treating tobacco addiction. *Clinical Pharmacology & Therapeutics*, 83, 531–541.

Bentz, D. & Margraf, J. (2010). Panikstörung und Agoraphobie. *Verhaltenstherapie & Verhaltensmedizin*, 31, 130–150.

Beutel, M. Weidner, W., Daig, I. & Brähler, E. (2007). Epidemiologie sexueller Dysfunktionen in der männlichen Bevölkerung. *Journal für Reproduktionsmedizin und Endokrinologie*, 4, 244–249.

Bleichhardt, G. & Rief, W. (2005). Somatoforme Störungen. In H. Reinecker & F. Petermann (Hrsg.), *Handbuch der Klinischen Psychologie und Psychotherapie*. Göttingen: Hogrefe, S. 520–527.

Bulik, C. M., Slof-Op't Land, M., van Furth, E. F. & Sullivan, P. F. (2007). The genetics of anorexia nervosa. *Annual Review of Nutrition*, 27, 263–275.

Burri, A. V., Cherkas, L. M. & Spector, T. D. (2009). The genetics and epidemiology of female sexual dysfunction: a review. *Journal of Sexual Medicine*, 6, 646–657.

Butcher, J. N., Mineka, S. & Hooley, J. M. (2009). *Klinische Psychologie*. 13. Auflage. München: Pearson Studium.

Buysse, D. J. (2008). Chronic insomnia. *American Journal of Psychiatry*, 165, 678–686.

Comer, R. J. (2008). *Klinische Psychologie*. 6. Auflage. Heidelberg: Spektrum.

Davison, G. C., Neale, J. M. & Hautzinger, M. (2007). *Klinische Psychologie*. 7. Auflage. Weinheim: Beltz.

Deuschle, M., Schredl. M., Schilling, C., Wüst, S., Frank, J, Witt, S. H. et al. (2010). Association between a serotonin transporter length polymorphism and primary insomnia. *Sleep*, 33, 343–347.

Dilling, H., Mombour, W. & Schmidt, M. H. (Hrsg.). (2010). *Internationale Klassifikation psychischer Störungen. ICD-10 Kapitel V (F)*. 7. Auflage. Bern: Huber.

Domschke, K. & Deckert, J. (2006). Genetik der bipolaren Störungen. In H. J. Assion & W. Vollmoeller (Hrsg.), *Handbuch Bipolare Störungen*. Stuttgart: Kohlhammer, S. 44–52.

DSM-IV Diagnostisches und Statistisches Manual Psychischer Störungen TR (hrsg. von Saß et al., 2003). Göttingen: Hogrefe (s. auch Saß et al., 2003).

Dulz, B., Herpertz, S. C., Kernberg, O. F. & Sachsse, U. (Hrsg.). (2011). *Handbuch der Borderline-Störungen*. 2. Auflage. Stuttgart: Schattauer.

Eaton, W. W. (2006). *Schizophrenia and bipolar disorders: diagnosis, descriptive epidemiology, and natural history*. Bloomberg: Johns Hopkins University Press.

Edenberg, H. J., Xuei, X., Chen, H. J., Tian, H., Wetherill, L. F., Dick, D. M. et al. (2006). Association of alcohol dehydrogenase genes with alcohol dependence: a comprehensive analysis. *Human Molecular Genetics*, 15, 1539–1549.

Enoch, M. A. & Goldman, D. (2002). Molecular and cellular genetics of alcohol addiction. In K. L. Davis, D. Charney, , J. T. Coyle & C. Memeroff (eds.), *Neuropsychopharmacology: the fifth generation of progress*. Philadelphia: Lippincott Williams & Wilkins, pp. 1413–1423.

Eschweiler, G. W., Leyhe, T., Klöppel, S. & Hüll, M. (2010). Neue Entwicklungen der Demenzdiagnostik. *Deutsches Ärzteblatt*, 39, 677–691.

Eysenck, H. J. (1980). *Kriminalität und Persönlichkeit*. Frankfurt/M.: Ullstein.

Fan, M., Liu, B., Jiang, T., Jiang, X., Zhao, H. & Zhang, J. (2010). Meta-analysis of the association between the monoamine oxidase-A gene and mood disorders. *Psychiatric Genetics* 20, 1–7.

Ferguson, D. M., Poulton, R., Smith, P. F. & Boden, J. M. (2006). Cannabis and psychosis. *British Medical Journal*, 332, 172–175.

Fiedler, P. (1997). Persönlichkeitsstörungen. In K. Hahlweg & A. Ehlers, A. (Hrsg.), *Psychische Störungen und ihre Behandlungen*. Göttingen: Hogrefe, S. 799–900.

Fiedler, P. (2007). *Persönlichkeitsstörungen*. 6. Auflage. Weinheim: Beltz.

Foll, B. L., Gallo, A., Strat, Y. L, Lu, L. & Gorword, P. (2009). Genetics of dopamine receptors and drug addiction: a comprehensive review. *Behavioural Pharmacology*, 20, 1–17.

Freud, S. (1940–1952). *Gesammelte Werke* (18 Bände). Frankfurt/M.: S. Fischer; hier abgekürzt als GW, Bezeichnung der Bandnummer mit römischen Ziffern.

(1884e). Ueber Coca. *Zentralblatt für gesamte Therapie* 2, 289–314.

(1895b). Über die Berechtigung, von der Neurasthenie einen bestimmten Symptomenkomplex als „Angst-Neurose" abzutrennen. GW I, S. 315–342.

(1896c). Zur Ätiologie der Hysterie. GW I, S. 425–459.

(1905d). Drei Abhandlungen zur Sexualtheorie. GW V, S. 33–145.

(1905e). Bruchstück einer Hysterie-Analyse. GW V, S. 161–286.

(1907b). Zwangshandlungen und Religionsübungen. GW VII, S. 127–139.

(1908b). Charakter und Analerotik. GW VII, S. 203–209.

(1909b). Analyse der Phobie eines fünfjährigen Knaben. GW VII, S. 241–377.

(1909d). Bemerkungen über einen Fall von Zwangsneurose. GW VII, S. 379–463.

(1911c). Psychoanalytische Bemerkungen über einen autobiographisch beschriebenen Fall von Paranoia (Dementia paranoides). GW VIII, S. 239–316.

(1912–13a). *Totem und Tabu*. GW XI.

(1913i). Die Disposition zur Zwangsneurose. GW VIII, S. 442–452.

(1914c). Zur Einführung des Narzissmus. GW X, S. 137–170.

(1915e). Das Unbewusste. GW X, S. 264–303.

(1916–17a). *Vorlesungen zur Einführung in die Psychoanalyse*. GW XI.

(1916–17g). Trauer und Melancholie. GW X, S.427–446.

(1923a). „Psychoanalyse" und „Libidotheorie". GW XIII, S. 209–233.

(1925d). *Selbstdarstellung*. GW XIV, S. 31–96.

(1931a). Über libidinöse Typen. GW XIV, S. 509–513.

Fromm-Reichmann, F. (1948). Notes on the development of treatment of schizophrenia by psychoanalytic therapy. *Psychiatry* 11, 263–273.

Gaebel, W. (2002). Schizophrenien und wahnhafte Störungen. In H. J. Freyberger, W. Schneider & R. D. Stieglitz (Hrsg.), *Kompendium Psychiatrie, Psychotherapie, Psychosomatische Medizin. 11. Auflage*. Basel: Karger, S. 82–93.

Greist, J. H. & Jefferson, J. W. (2007). Obsessive-compulsive disorder. *Focus*, 5, 283–298.

Grover, S., Mattoo, S. K. & Gupta, N. (2005). Theories on mechanism of action of electroconvulsive therapy. *German Journal of Psychiatry*, 8, 70–84.

Hadley, D., Anderson, B. S., Borckardt, J. J., Arana, A., Xingbao, L. Nahas, Z. et al. (2011). Safety, tolerability, and effectiveness of high doses of adjunctive daily left prefrontal repetitive transcranial magnetic stimulation for treatment-resistant depression in a clinical setting. *Journal of ECT*, 27, 18–25.

Hall, W. & Degenhardt, L. (2009). Adverse health effects of non-medical cannabis use. *Lancet* 374, 1383–1391.

Hare, L., Bernand, P., Sánchez, F. J., Baird, P. N., Vilain, E., Kennedy, T. & Harley, V. R. (2009). Androgen receptor repeat length polymorphism associated with male-to-female transsexualism. *Biological Psychiatry* 65, 93–96.

Hautzinger, M. (2003). Kognitive Verhaltenstherapie bei Depressionen. 6. Auflage. Weinheim: PVU Beltz.

Hautzinger, M. (2005). Depressionen. In H. Reinecker & F. Petermann (Hrsg.), *Handbuch der Klinischen Psychologie und Psychotherapie.* Göttingen: Hogrefe, S. 449–462.

Heidenreich, T., Noyon, A. & Stangier, U. (2010). Soziale Angststörungen. *Verhaltenstherapie & Verhaltensmedizin*, 31, 164–178.

Hoyer, J. & Beesdo-Baum, K. (2010). Generalisierte Angststörung: Sorgen als kognitives Vermeidungsverhalten. *Verhaltenstherapie & Verhaltensmedizin*, 31, 151–163.

Hoyndorf, S. (2005). Sexuelle Störungen. In H. Reinecker & F. Petermann (Hrsg.), *Handbuch der Klinischen Psychologie und Psychotherapie.* Göttingen: Hogrefe, S. 528–535.

ICD-10 Internationale Klassifikation psychischer Störungen. Kapitel V (F). 7. Auflage. (hrsg. von Dilling, H., Mombour, W. & Schmidt, M. H., 2010). Bern: Huber (s. auch Dilling et al., 2010).

Jacobi, S. (2005). Anorexia Nervosa. In H. Reinecker & F. Petermann (Hrsg.), *Handbuch der Klinischen Psychologie und Psychotherapie.* Göttingen: Hogrefe, S. 555–568.

Kalant, H. (2008). Smoked marijuana as medicine: not much future. *Clinical Pharmacology & Therapeutics*, 83, 517–519.

Kendler, K. S., Kuhn, J. W., Vittum, J., Prescott, C. A. & Riley, B. (2005). The interaction of stressful life events and a serotonin transporter polymorphism in the prediction of episodes of major depression. *Archives of General Psychiatry*, 62, 529–535.

Köhler, T. (1995). *Psychosomatische Krankheiten. Eine Einführung in die Allgemeine und Spezielle Psychosomatische Medizin.* 3. Auflage. Stuttgart: Kohlhammer.

Köhler, T. (2000a). *Das Werk Sigmund Freuds.* Lengerich: Pabst.

Köhler, T. (2000b). *Rauschdrogen und andere psychotrope Substanzen: Formen, Wirkungen, Wirkmechanismen.* Stuttgart: Kohlhammer.

Köhler, T. (2005). *Biologische Grundlagen psychischer Störungen.* 2. Auflage. Göttingen: Hogrefe.

Köhler, T. (2007). *Freuds Psychoanalyse. Eine Einführung.* 2. Auflage. Stuttgart: Kohlhammer.

Köhler, T. (2008a). *Rauschdrogen: Geschichte, Substanzen, Wirkung.* München: C. H. Beck.

Köhler, T. (2008b). *Pharmakotherapie in der Psychotherapie. Ein Kompendium für Psychologen und psychologische Psychotherapeuten.* 3. Auflage. Lengerich: Pabst.

Köhler, T. (2010a). *Medizin für Psychologen und Psychotherapeuten. Orientiert an der Approbationsordnung für Psychologische Psychotherapeuten.* 2. Auflage. Stuttgart: Schattauer.

Köhler, T. (2010b). *Biopsychologie – ein kurz gefasstes Lehrbuch.* München: CIP-Medien.

Köhler, T. (2010c). Biologische Grundlagen psychischer Störungen (1. Teil: Demenzformen). *Verhaltenstherapie & Verhaltensmedizin*, 31, 288–304.

Kraemer, S. & Möller, H.-J. (1994). Kognitive Verhaltenstherapie bei schizophrenen Störungen. In M. Hautzinger (Hrsg.), *Kognitive Verhaltenstherapie bei psychischen Erkrankungen.* Berlin: Quintessenz, S. 13–38.

Krishnan, V. & Nestler, E. J. (2010). Linking molecules to mood: new insight into the biology of depression. *American Journal of Psychiatry*, 167, 1305–1320.

Kuhn, J., Gründler, T., Lenartz, D., Sturm, V., Klosterkötter, J. & Huff, W. (2010). Tiefe Hirnstimulation bei psychiatrischen Erkrankungen. *Deutsches Ärzteblatt*, 107, 105–113.

Laessle, R. G. & Pirke, K.-M. (1997). Essstörungen. In K. Hahlweg & A. Ehlers (Hrsg.), *Psychische Störungen und ihre Behandlungen.* Göttingen: Hogrefe, S. 589–654.

Laing, R. D. (1974). *Das geteilte Selbst.* Köln: Kiepenheuer & Witsch.

Lautenbacher, S. & Kunz, M. (2010). Neuropsychologie der Schizophrenie. In S. Lautenbacher & S. Gauggel (Hrsg.), *Neuropsychologie psychischer Störungen.* 2. Auflage. Berlin: Springer, S. 331–346.

Leichsenring, F., Leibing, E., Kruse, J., New, A. S. & Leweke, F. (2011). Borderline personality disorder. *Lancet*, 377, 74–84.

Levinson, D. F. (2003). Molecular genetics of schizophrenia: a review of the recent literature. *Current Opinion in Psychiatry*, 16, 157–170.

Lewinsohn, P. M., Antonuccio, D. O., Steinmetz, J. L. & Teri, L. (1984). *The coping with depression course.* Eugene OR: Castalia.

Lincoln, T. (2006). *Kognitive Verhaltenstherapie der Schizophrenie. Ein individualzentrierter Ansatz zur Veränderung von Wahn, Halluzinationen und Negativsymptomatik*. Göttingen: Hogrefe.

Lock, J., LeGrange, D., Agras, W. S., Moye, A., Bryson, S. W. & Booil, J. (2010). Randomized clinical trial comparing family-based treatment with adolescent-focused individual therapy for adolescents with anorexia nervosa. *Archives of General Psychiatry*, 67, 1025–1032.

Maragkos, M. (2010). Posttraumatische Belastungsstörung. *Verhaltenstherapie & Verhaltensmedizin*, 31, 194–207.

Margraf, J. & Becker, E. (1997). Angststörungen. In K. Hahlweg & A. Ehlers (Hrsg.), *Psychische Störungen und ihre Behandlungen*. Göttingen: Hogrefe, S. 242–307.

Masters, W. H. & Johnson, V. E. (1970). *Human sexual inadequacy*. Boston: Little, Brown.

Mathew, S. J., Manji, H. K. & Charney, D. S. (2008). Novel drugs and therapeutics for severe mood disorders. *Neuropsychopharmacology*, 33, 2080–2092.

Mattson, N., Zetterberg, H., Hansson, O., Andreasen, N., Parnetti, L., Jonsson, M. et al. (2009). CSF biomarkers and incipient Alzheimer disease in patients with mild cognitive impairment. *Journal of the American Medical Association*, 302, 385–393.

Mooney, M. E. & Sofuoglu, M. (2006). Bupropion for the treatment of nicotine withdrawal and craving. *Expert Review of Neurotherapeutics*, 6, 965–981.

Mowrer, O. H. (1939). A stimulus-response analysis of anxiety and its role as a reinforcement agent. *Psychological Review* 46, 553–556.

Quickfall, J. & Crockford, D. (2006). Brain neuroimaging in cannabis use: a review. *Journal of Neuropsychiatry and Clinical Neuroscience* 18, 318–332.

Reinecker, H. (1994). *Zwänge. Diagnose, Theorien und Behandlung* 2. Auflage. Bern: Huber.

Reinecker, H. (2005). Zwangsstörungen. In H. Reinecker & F. Petermann (Hrsg.), *Handbuch der Klinischen Psychologie und Psychotherapie*. Göttingen: Hogrefe, S. 507–519.

Riemann, D., Spiegelhalder, K., Feige, B., Voderholzer, U., Berger, M., Perlis, M. et al. (2010). The hyperarousal model of insomnia: a review of the concept and its evidence. *Sleep Medicine Reviews*, 14, 19–31.

Rihmer, Z. (2007). Suicide risk in mood disorders. *Current Opinion in Psychiatry*, 20, 17–22.

Rohde-Dachser, C. (1995). *Das Borderline-Syndrom*. 5. Auflage. Bern: Huber.

Rösing, D., Klebingat, K. J., Berberich, H. J., Bosinski, H. A., Loewit, K. & Beier, K. M. (2009). Sexualstörungen des Mannes. *Deutsches Ärzteblatt*, 106, 821–828.

Ross, C., Margolis, R. L., Reading, S. A., Pletnikov, M. & Coyle, J. T. (2006). Neurobiology of schizophrenia. *Neuron*, 52, 139–153.

Rot, M., Mathew, S. J. & Charney, D. S. (2009). Neurobiological mechanisms in major depressive disorders. *Canadian Medical Association Journal*, 180, 305–313.

Ruscio, A. M., Stein, D. J., Chiu, W. T. & Kessler, R. C. (2010). The epidemiology of obsessive-compulsive disorder. *Molecular Psychiatry*, 15, 53–63.

Saß, H., Wittchen, H.-U. & Zaudig, M. (Hrsg.). (2003). *Diagnostisches und Statistisches Manual Psychischer Störungen DSM-IV-TR*. Göttingen: Hogrefe.

Schulz, H. & Paterok, B. (1997). Schlafstörungen. In K. Hahlweg & A. Ehlers (Hrsg.), *Psychische Störungen und ihre Behandlungen*. Göttingen: Hogrefe, S. 655–711.

Schulte-Kröne, G. & Allgaier, A. K. (2008). Genetik depressiver Störungen. *Zeitschrift für Kinder- und Jugendpsychiatrie und Psychotherapie*, 36, 27–48.

Seligman, M. E. P. (1971). Phobias and preparedness. *Behavior Therapy* 2, 307–320.

Seligman, M. E. P. (1979). *Erlernte Hilflosigkeit*. München: Urban & Schwarzenberg.

Sipos, V. & Schweiger, U. (2005). Bulimia Nervosa und Binge-Eating-Störung. In H. Reinecker & F. Petermann (Hrsg.), *Handbuch der Klinischen Psychologie und Psychotherapie*. Göttingen: Hogrefe, S. 545–554.

Steward, S. E. & Pauls, D. L. (2010). The genetics of obsessive-compulsive disorder. *Focus*, 8, 350–357.

Strauß, B. (2002). Sexuelle Störungen. In H. J. Freyberger, W. Schneider & R. D. Stieglitz (Hrsg.), *Kompendium Psychiatrie, Psychotherapie, Psychosomatische Medizin. 11. Auflage*. Basel: Karger, S. 174–184.

Szasz, Th. (1974). *Die Fabrikation des Wahnsinns*. Olten: Walter.

Taylor, L., Faraone, S. V. & Tsuang, M. T. (2002). Family, twin and adoption studies in bipolar disease. *Current Psychiatry Reports*, 4, 130–133.

Ullmann, L. P. & Krasner, L. (1975). *A psychological approach to abnormal behavior.* 2nd edition. Englewood Cliffs, NJ: Prentice Hall.

Wade, A. (2010). Spezifische Phobien. *Verhaltenstherapie & Verhaltensmedizin*, 31, 179–193.

Walitza, S., Melfsen, S., Jans, T., Zellmann, H., Wewetzer, C. & Warnke, A. (2011). Zwangsstörung im Kindes- und Jugendalter. *Deutsches Ärzteblatt*, 108, 173–179.

Watson, J. B. & Rayner, R. (1920). Conditioned emotional reactions. *Journal of Experimental Psychology*, 3, 1–14.

Wernicke, C. (2005). Genetische Aspekte der Alkoholerkrankung. *Biospektrum,* 11, 389–392.

West, S. L., D'Aloisio, A. A., Agans, R. P., Kalsbeck, W. D., Borisov, N. N. & Thorp, J. M. (2008). Prevalence of low sexual desire and hypoactive sexual desire disorder in a nationally representative sample of US women. *Archives of Internal Medicine*, 168, 1441–1449.

Zulley, J. (2005). Schlafstörungen. In H. Reinecker & F. Petermann (Hrsg.). *Handbuch der Klinischen Psychologie und Psychotherapie.* Göttingen: Hogrefe, S. 569–578.

Stichwortverzeichnis

A

B

E

F

G

H

I

J

K

L

M

N

O

P

Q

R

S

T

U

V

W

X

Z